Simulação Clínica e Habilidades na Saúde
2ª EDIÇÃO

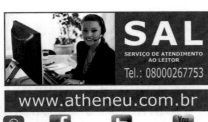

Simulação Clínica e Habilidades na Saúde

2ª EDIÇÃO

EDITORES

Augusto Scalabrini Neto

Ariadne da Silva Fonseca

Carolina Felipe Soares Brandão

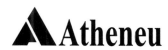

Rio de Janeiro • São Paulo
2020

EDITORA ATHENEU

São Paulo — Rua Avanhandava, 126 - 8º andar
Tel.: (11) 2858-8750
E-mail: atheneu@atheneu.com.br

Rio de Janeiro — Rua Bambina, 74
Tel.: (21) 3094-1295
E-mail: atheneu@atheneu.com.br

PRODUÇÃO EDITORIAL/CAPA: Equipe Atheneu
DIAGRAMAÇÃO: Sandra Regina Santana

CIP-Brasil. Catalogação na Publicação
Sindicato Nacional dos Editores de Livros, RJ

S621
2. ed.

Simulação clínica e habilidades na saúde / edição Augusto Scalabrini Neto, Ariadne da Silva Fonseca, Carolina Felipe Soares Brandão. - 2. ed. - Rio de Janeiro : Atheneu, 2020.
il. ; 25 cm.

Inclui bibliografia e índice
ISBN 978-65-5586-026-9

1. Medicina - Prática. 2. Clínica médica. 3. Educação médica. I. Scalabrini Neto, Augusto. II. Fonseca, Ariadne da Silva. III. Brandão, Carolina Felipe Soares.

20-65860
CDD: 610.7
CDU: 616

Camila Donis Hartmann - Bibliotecária - CRB-7/6472
10/08/2020   11/08/2020

SCALABRINI NETO, A.; FONSECA, A.S.; BRANDÃO, C.F.S.
Simulação Clínica e Habilidades na Saúde – 2ª edição

© EDITORA ATHENEU – São Paulo, Rio de Janeiro, 2020

Dedicatória

Aos professores e profissionais da área da saúde que se empenham todos os dias na imensa responsabilidade e árdua tarefa de ensinar e de assistir. Que esta leitura possa inspirar e contribuir para melhorias significativas em suas práticas e currículos. Esta 2ª edição foi uma grata surpresa, revisada com muita dedicação e gratidão. A todos, pois, pela oportuna atualização, nosso eterno agradecimento.

Augusto, Ariadne e Carolina

Sobre os editores

■ Augusto Scalabrini Neto

Cardiologista graduado pela Faculdade de Medicina da Universidade de São Paulo (FMUSP). Professor-associado do Departamento de Emergências Clínicas da FMUSP. Coordenador do Laboratório de Habilidades da FMUSP. Coordenador Geral e Didático do Laboratório de Habilidades e Simulação da Faculdade de Ciências Médicas Minas Gerais (FCM-MG). Fundador e Ex-presidente reeleito da Associação Brasileira de Simulação na Saúde (ABRASSIM). Fundador e Ex-Presidente da Federación Latinomericana de Simulación Clínica y Seguridad del Paciente (FLASIC). Foi o primeiro latino-americano a ser indicado Presidente do International Meeting for Simulation in Healthcare, São Francisco, EUA. Membro Efetivo do Comitee for Simulation da Association for Medical Education in Europe (AMEE). Membro da Comissão Julgadora do Prêmio Aspire, modalidade Simulação, da AMEE. Médico do Corpo Clínico e Vice-presidente da Comissão de Residência Médica (COREME) do Hospital Sírio-Libanês (HSL). Supervisor do Programa de Residência Médica em Cardiologia do HSL.

■ Ariadne da Silva Fonseca

Mestre e Doutora em Enfermagem pela Universidade Federal de São Paulo (Unifesp). Diretora Científica do Boletim da Rede de Hospitais São Camilo e Gerente do Centro de Simulação e Pesquisa da Rede de Hospitais São Camilo, São Paulo. Professora Convidada da Disciplina Simulação Realística como Metodologia de Ensino para a Prática de Enfermagem do Mestrado Profissional em Tecnologia e Inovação em Enfermagem da Universidade de São Paulo (USP), Ribeirão Preto. Assessora em Ensino e Pesquisa e Pesquisadora da Área de Educação.

■ Carolina Felipe Soares Brandão

Doutora e Mestre em Ciências pela Universidade Federal de São Paulo (Unifesp). Pós-graduada em Administração em Serviços de Saúde pela Universidade de São Paulo (USP). Ex-presidente da Associação Brasileira de Simulação na Saúde (Abrassim), gestão 2014-2016. Coordenadora e Docente do Hospital Simulado do Curso de Medicina da Universidade Cidade de São Paulo (Unicid). Coordenadora e Docente do Laboratório de Simulação do Curso de Medicina da Universidade Municipal de São Caetano do Sul (USCS).

Sobre os colaboradores

■ **Alessandra Mazzo**

Professora Doutora do Departamento de Enfermagem Geral e Especialista da Escola de Enfermagem de Ribeirão Preto – Universidade de São Paulo (EERP-USP).

■ **Alessandro Giraldes Iglesias**

Médico. Especialista em Cardiologia e Ecocardiografia pela Universidade de São Paulo (USP).

■ **Ana Cecília de Medeiros Maciel**

Graduada em Direito pela Universidade São Francisco (USF). Especialista, Mestre e Doutoranda em Educação pela Universidade Estadual de Campinas (Unicamp). Bolsista Fulbright na University of Central Florida, Estados Unidos. Assistente de Pesquisa do TSC – Centro de Estudos e Pesquisas e no Departamento de Pesquisas Educacionais da Fundação Carlos Chagas.

■ **Ana Lygia Pires Melaragno**

Enfermeira e Pedagoga com Licenciatura Plena em Enfermagem, Especialista em Oncologia, MBA em Gestão Estratégica em Saúde, Mestre em Ciências pela Universidade Federal de São Paulo (Unifesp). Presidente do Comitê de Enfermagem da Sociedade Brasileira de Oncologia Pediátrica (Sobope). Diretora Educacional da Educare & Onco Ensino e Desenvolvimento e Coordenadora Científica do Centro de Simulação e Pesquisa São Camilo.

■ **Ana Maria Pueyo Blasco de Magalhães (*in memoriam*)**

Psicóloga. Mestre em Ciências da Saúde pela Universidade Federal do Rio de Janeiro (UFRJ).

■ **Antônio Pazin-Filho**

Professor Titular da Divisão de Medicina de Urgência do Departamento de Clínica. Médica da Faculdade de Medicina de Ribeirão Preto da Universidade de São Paulo (FMRP-USP). Vice-Coordenador do Laboratório de Simulação da FMRP-USP.

■ Ariney Costa de Miranda

Professor Assistente IV da Universidade Federal do Pará (UFPA). Professor Tutor de Habilidades Médicas – Simulação Realística do Centro Universitário do Pará (Cesupa). Médico Preceptor do Programa de Residência Médica em Cirurgia Geral da Fundação do Hospital das Clínicas Gaspar Vianna (FHCGV), Belém-PA.

■ Carlos Fernando Collares

Médico. Doutor em Psicologia pela Universidade São Francisco (USF). Mestre em Psicologia pela Universidade de São Paulo (USP). Especialista em Medicina do Trabalho pela USP. *Assistant Professor of Medical Education,* Department of Educational Development and Research, School of Health Professions Education, Maastricht University, Holanda.

■ Catarina Terumi Abe Mendonça

Mestre em Ciências da Saúde pela Universidade de São Paulo (USP). Graduada em Enfermagem pela Escola de Enfermagem da USP. Especialista em Enfermagem Obstétrica. Enfermeira de Educação Permanente no Conselho Regional de Enfermagem de São Paulo (Coren-SP).

■ Cláudia Prado

Professora-Associada da Escola de Enfermagem da Universidade de São Paulo (USP). Professora Doutora e Livre-docente do Departamento de Orientação Profissional da Escola de Enfermagem da USP.

■ Claudia Regina Dias Siqueira

Médica Intensivista. Docente no Laboratório de Simulação do Centro Universitário do Pará (Cesupa).

■ Cláudio Eduardo Corrêa Teixeira

Biomédico, Doutor e Mestre pela Universidade Federal do Pará (UFPA) – Instituto de Ciências Biológicas (Neurociências e Biologia Celular), instituição onde atua como Pesquisador. Professor Adjunto do Centro Universitário do Estado do Pará (Cesupa), atuando como Docente em Módulos Tutoriais, Morfofuncional, Iniciação Científica e Laboratório de Simulação Clínica.

■ Dario Cecilio-Fernandes

Jovem Pesquisador Fapesp e Pesquisador Colaborador do Departamento de Psicologia Médica e Psiquiatria da Universidade Estadual de Campinas (Unicamp).

■ Denise Maria de Almeida

Doutoranda em Ciências pela Escola de Enfermagem da Universidade de São Paulo (EEUSP). Mestre em Ciências pela EEUSP. *Designer* Instrucional pelo Senac-SP. Especialista em Docência para Educação a Distância pela Escola Superior Aberta do Brasil (ESAB). Licenciada em Pedagogia pela Universidade Guarulhos (UNG).

■ Edenir Aparecida Sartorelli Tomazini

Enfermeira Mestre em Ciências pela Escola de Enfermagem da Universidade de São Paulo (USP). Instrutora em APH do Núcleo de Educação em Urgência do Samu – 192 São Paulo e Enfermeira da Escola Municipal de Saúde Regional da Coordenadoria Oeste – Secretaria Municipal de Saúde (SMS).

■ Eduardo Varjão

Médico Residente de Neurocirurgia do Hospital Santa Marcelina, São Paulo.

■ Eliana Escudero

Enfermera Matrona, Decana da Facultad de Salud y Odontologia, Universidad Diego Portales, Santiago, Chile.

■ Fábio Fernandes Neves

Médico Infectologista. Doutor em Ciências Médicas pela Universidade de São Paulo (USP). Professor-associado do Departamento de Medicina da Universidade Federal de São Carlos (UFSCar). Coordenador do Internato de Clínica Médica do Curso e Graduação em Medicina da UFSCar.

■ Fernanda Paula Moreira Silva

Enfermeira pela Pontifícia Universidade Católica de Minas Gerais (PUC Minas). Especialista em Formação Pedagógica para Profissionais de Saúde pela Universidade Federal de Minas Gerais (UFMG). Mestre em Educação pela Universidade Vale do Rio Verde (UninCor), MG. Educadora e Gestora em Centro de Simulação Realística da Faculdade de Ciências Médicas de Minas Gerais (FCMMG).

■ Gabriela Toutin Dias

Graduada em Psicologia pela Universidade Presbiteriana Mackenzie, São Paulo. Mestrado em Ciências Médicas pela Faculdade de Medicina da Universidade de São Paulo (FMUSP). Doutoranda em Psicologia Clínica na William James College, Boston, Estados Unidos.

■ Gisele Cristina Gentil

Mestranda em Ciências da Saúde pela Faculdade de Ciências Médicas da Santa Casa de São Paulo (FCMSCSP). Pós-graduada em Enfermagem em Cuidados Intensivos Pediátricos, Moldes Residência em Enfermagem, pela Universidade Federal de São Paulo (Unifesp). Graduada em Enfermagem pela Universidade Estadual de Campinas (Unicamp). Enfermeira de Educação Permanente no Conselho Regional de Enfermagem de São Paulo (Coren-SP).

■ Giselle Coelho

Médica graduada pela Universidade Estadual de Campinas (Unicamp), Residência em Neurocirurgia pelo Instituto de Neurologia de Curitiba (INC). *Fellowship* em Neurocirurgia Pediátrica – Universittà Cattolica Del Sacro Cuore – Roma, Itália. *Research Fellow* – Spaulding Rehabilitation Hospital/Harvard Medical School – Boston, Estados Unidos. Mestrado pela Universidade Federal de São Paulo (Unifesp). Doutorado pela Faculdade de Medicina da Universidade de São Paulo (FMUSP) e Harvard Medical School. Diretora Científica do Instituto EDUCSIM e Neurocirurgiã Pediátrica do Hospital Santa Marcelina e Hospital Sabará.

■ Glória Celeste Vasconcelos Rosário Fernandes

Pediatra e Neonatologista. Doutora em Ciências pela Universidade de São Paulo (USP). Docente do Curso de Medicina da Universidade Cidade de São Paulo (Unicid).

■ Heloísa Helena Ciqueto Peres

Professora Titular da Escola de Enfermagem da Universidade de São Paulo (USP). Chefe Técnica do Departamento de Enfermagem do Hospital Universitário da USP. Líder do Grupo de Pesquisa, Grupo de Estudos e Pesquisas de Tecnologia da Informação nos Processos de Trabalho em Enfermagem.

■ João Carlos da Silva Bizario

Médico, Docente em Metodologias Ativas. Mestre e Doutor pela Faculdade de Medicina de Ribeirão Preto da Universidade de São Paulo (FMRP-USP) e Université Paris V, França. Especialista em Mudanças em Formação em Saúde e Processos de Ensino-Aprendizagem. Membro da Comissão de Acompanhamento e Monitoramento das Escolas Médicas (CAMEM) e GT de Especialistas em Educação Médica. Diretor da Faculdade de Medicina e Orientador do Mestrado em Inovação em Educação em Saúde da Universidade Municipal de São Caetano do Sul (USCS).

■ José Carlos Amado Martins

Professor Coordenador na Escola Superior de Enfermagem de Coimbra, Portugal.

■ José Roberto Generoso Junior

Médico Clínico e Intensivista. *Fellow* em Simulação Clínica Avançada pela University of California/San Francisco, Estados Unidos. Veterans Affairs Medical Center Certified Healthcare Simulation Operations Specialist pela Sociedade Americana de Simulação na Saúde.

■ Juan Manuel Fraga Sastrías

Diretor da Asesores en Emergencias y Desastres/SimMx. CEO da Cancer Center Tec 100, México.

■ Lucia Tobase

Doutora em Ciências e Mestre em Enfermagem pela Escola de Enfermagem da Universidade de São Paulo. Docente nos cursos de Graduação em Enfermagem e Pós-graduação no Centro Universitário São Camilo. Atua no Comitê de Ética em Pesquisa da Secretaria Municipal da Saúde de São Paulo.

■ Marcela Avendaño Ben Azul

Enfermeira-chefe, Licenciada em Enfermaria pela Pontifícia Universidade Católica do Chile. Mestre em Ciências da Educação, Referências de Ensino e Pesquisa Universitária pela Universidad Central de Chile.

■ Maria de Fátima Pereira

Doutora em Ciências da Educação. Professora-assistente da Faculdade de Psicologia e Ciências da Educação da Universidade do Porto, Portugal.

■ Maria do Carmo Barros de Melo

Professora Titular do Departamento de Pediatria. Coordenadora do Laboratório de Simulação da Faculdade de Medicina da Universidade Federal de Minas Gerais (UFMG).

■ Maurício Yoshida

Médico Cirurgião Plástico. Médico Assistente da Disciplina de Cirurgia Plástica da Faculdade de Medicina do ABC (FMABC). Médico Assistente do Serviço de Cirurgia Plástica do Hospital Santa Marcelina. Cirurgião Plástico/Cirurgião Craniofacial da Fundação para o Estudo e Tratamento das Deformidades Craniofaciais (FUNCRAF).

■ Milton de Arruda Martins

Professor Titular de Clínica Médica da Faculdade de Medicina da Universidade de São Paulo (FMUSP). Diretor do Serviço de Clínica Geral do Hospital das Clínicas da FMUSP. Coordenador do Centro de Desenvolvimento de Educação Médica da FMUSP.

■ Monalisa Maria Gresta

Enfermeira Intensivista Adulto/Pediátrica do Hospital das Clínicas - Universidade Federal de Minas Gerais (UFMG). Mestre em Enfermagem pela Escola de Enfermagem (UFMG). Especialista em Cardiologia pela Escola de Enfermagem (UFMG). Subcoordenadora do Grupo de Interesse Especial (SIG) Simulação em Saúde - Rede Universitária de Telemedicina - Rede Nacional de Ensino e Pesquisa (RUTE-RNP) - Ministério da Ciência, Tecnologia e Inovações - Faculdade de Medicina (FM-UFMG). Professora Convidada FM-UFMG - Centro de Tecnologia/Laboratório de Simulação. Instrutora do Curso PALS-AHA.

■ Nara Lucia Carvalho da Silva

Graduada em Enfermagem pela Pontifícia Universidade Católica de Minas Gerais (PUC Minas). Pós-graduada em Gestão de Sistemas e Serviços de Saúde pela Universidade Federal de Minas Gerais (UFMG). Atualmente, é efetiva da Prefeitura Municipal de Vespasiano e Secretaria de Estado da Saúde de Minas Gerais, onde atua no Centro de Informações Estratégicas em Vigilância em Saúde (CIEVS). É colaboradora sem ônus da UFMG, onde atua como Professora Convidada no Laboratório de Simulação da Faculdade de Medicina.

■ Patricia Zen Tempski

Doutora em Ciências pela Universidade de São Paulo (USP). Pesquisadora do Centro de Desenvolvimento de Educação Médica da Faculdade de Medicina da USP.

■ Priscila Menezes Ferri Liu

Professora Adjunta do Departamento de Pediatria da Universidade Federal de Minas Gerais (UFMG). Gastroenterologista Pediátrica. Doutora em Saúde da Criança e do Adolescente. Vice-coordenadora do Laboratório de Simulação da Faculdade de Medicina da UFMG.

■ Regina Mayumi Utiyama Kaneko

Sócia-diretora e Consultora da empresa SIMSAFETY – Treinamento, Desenvolvimento e Educação. Mestra pela Faculdade de Enfermagem da Universidade Estadual de Campinas (Unicamp), linha de pesquisa na área de Tecnologia em Saúde.

■ Rodrigo Rubio

Anestesiologista do Centro Médico ABC. Coordenador Geral do Centro de Educação por Simulação de Pós-graduação da Universidad Nacional Autónoma de México (UNAM). Coordenador de Anestesia do Centro de Simulação Centro Médico ABC, Cidade do México, México.

■ Roger Daglius Dias

Médico graduado pela Universidade Federal do Triângulo Mineiro (UFTM), Uberaba, MG. Residência em Clínica Médica no Hospital das Clínicas da Faculdade de Medicina da

Universidade de São Paulo (FMUSP). Doutorado em Ciências Médicas pela FMUSP. MBA em Administração Hospitalar e de Sistemas de Saúde pela Fundação Getulio Vargas (FGV), São Paulo. Docente no Departamento de Emergências da Harvard Medical School, Boston, MA, Estados Unidos. Diretor de Pesquisa e Inovação no STRATUS Center for Medical Simulation no Brigham and Women's Hospital, Boston, Estados Unidos.

■ Rosimery Romero Thomaz

Enfermeira Assistencial no Grupo de Resgate e Atendimento às Urgências – Grau – 193, da Secretaria de Saúde do Estado de São Paulo. Enfermeira do Serviço de Atendimento Móvel de Urgência – 192 – SP. Membro da Diretoria do Colégio Brasileiro de Enfermagem em Emergência (COBEEM). Especialista em Trauma pela Sociedade Brasileira de Enfermeiro em Trauma (SOBET). Instrutora dos Cursos de Suporte Básico de Vida (BLS) da American Heart Association e do Advanced Trauma Care for Nurses (ATCN) da Society of Trauma Nurses. Mestre pela Universidade Federal de São Paulo (Unifesp).

■ Soely Polydoro

Docente no Departamento de Psicologia Educacional da Faculdade de Educação da Universidade Estadual de Campinas (Unicamp). Líder do Grupo de Pesquisa Psicologia e Educação Superior da Faculdade de Educação da Unicamp. Doutora em Educação pela Unicamp. Mestre em Psicologia Escolar e graduada em Psicologia pela Pontifícia Universidade Católica de Campinas (PUC-Campinas).

■ Thayana Ribeiro Kajitani Pacheco

Médica. Título em Reumatologia pela Sociedade Brasileira de Reumatologia (SBR).

■ Thomaz Bittencourt Couto

Graduado em Medicina, Residência de Pediatria, Mestrado e Doutorado em Ciências pela Faculdade de Medicina da Universidade de São Paulo (FMUSP). Educador em Simulação em Saúde certificado pela Society for Simulation in Healthcare (SSH). Médico-assistente do Instituto da Criança do Hospital das Clínicas da FMUSP. Professor da Faculdade Israelita de Ciências da Saúde Albert Einstein (FICSAE). Médico do Centro de Simulação Realística do Instituto Israelita de Ensino e Pesquisa Albert Einstein (IIEP). Presidente da Associação Brasileira de Simulação na Saúde (Abrassim), gestão 2018-2020.

■ Verónica Coutinho

Doutoranda no Curso de Doutoramento em Ciências da Enfermagem pelo Instituto de Ciências Biomédicas Abel Salazar da Universidade do Porto, Portugal. Professora Adjunta na Escola Superior de Enfermagem de Coimbra, Portugal.

■ Viviane Ferreira Paes Monteiro

Médica. Doutora em Ciências pela Universidade de São Paulo (USP).

Prefácio à 2ª edição

Desde a mudança de paradigma nos cursos da área da Saúde, com a adoção de metodologias ativas nos anos 70 e o implemento dos conceitos de segurança do paciente, a possibilidade de simular procedimentos e situações clínicas tem adquirido importância fundamental no ensino de graduação e pós-graduação.

As diretrizes curriculares dos cursos de Medicina de 2014, ao definir o ensino por competências, deixam claro a importância do contato precoce com procedimentos clínicos, reais ou simulados:

"A orientação dos currículos por competência, na área da Saúde, implica a inserção dos estudantes, desde o início do curso, em cenários da prática profissional, com a realização de atividades educacionais que promovam o desenvolvimento dos desempenhos (capacidades em ação), segundo contexto e critérios. Nesse sentido, cabe ressaltar como aspectos de progressão do estudante o desenvolvimento crescente de sua autonomia e domínio em relação às áreas de competência. Essa inserção pressupõe uma estreita parceria entre a academia e os serviços de saúde, uma vez que é pela reflexão e teorização a partir de situações da prática que se estabelece o processo de ensino-aprendizagem. A organização curricular passa a focalizar o desenvolvimento das áreas de competência, com a integração e exploração dos conteúdos a partir de situações de problemas reais ou simulados da prática profissional. Essas situações representam estímulos para o desencadeamento do processo ensino-aprendizagem. Nas situações reais, sob supervisão, a responsabilização e o vínculo desenvolvido pelos estudantes com as pessoas sob cuidados médicos, com as equipes de saúde e com a própria organização, sem falar na avaliação dos serviços prestados, também são considerados elementos constitutivos da competência." (Resolução CNE/CES nº 3, de 20 de junho de 2014)

Nesse contexto, o treinamento de habilidades e a simulação clínica assumem o papel de protagonista na formação dos profissionais de Saúde, seja do ponto de vista técnico ou não técnico.

Isso levanta o problema da capacitação dos docentes para trabalhar com essas técnicas. Como dizia David Gaba em um artigo clássico (*Sim. Healthcare 2002. 2:126-35*), simulação é uma técnica e não uma tecnologia, ou seja, a capacitação do docente é mais importante que o equipamento de que ele dispõe.

A enorme aceitação deste livro no meio acadêmico, que leva a esta segunda edição revista e ampliada, reflete a necessidade de capacitação docente nessas metodologias. Na atual edição, as técnicas foram revistas e atualizadas, e novas metodologias introduzidas, para proporcionar aos docentes e aos interessados no tema uma referência completa. A versão eletrônica também facilita o acesso, tornando esta obra acessível de qualquer lugar.

Esperamos que ela continue sendo uma referência no assunto, e que ajude os interessados a se aperfeiçoar cada vez mais nesse tema.

Boa leitura!

Sumário

Capítulo 1 **Modelos Teóricos do Processo Ensino-Aprendizagem Aplicados às Estratégias Educacionais de Simulação, 1**
Patricia Zen Tempski
Milton de Arruda Martins

Capítulo 2 **Importância da Simulação na Segurança do Paciente, 11**
Ariadne da Silva Fonseca
Catarina Terumi Abe Mendonça
Gisele Cristina Gentil
Ana Lygia Pires Melaragno

Capítulo 3 **Simulação: Conceitos Básicos, 25**
José Roberto Generoso Junior
Carolina Felipe Soares Brandão

Capítulo 4 **O Treinamento Simulado como Contexto de Promoção da Autorregulação e Regulação Emocional, 33**
Ana Cecília de Medeiros Maciel
Soely Polydoro
Dario Cecilio-Fernandes

Capítulo 5 **Simuladores, Pacientes Padronizados e Híbridos, 41**
Carolina Felipe Soares Brandão
Carlos Fernando Collares
Dario Cecílio-Fernandes

Capítulo 6 **Construção de Guias para Baixa Fidelidade, 53**
Eliana Escudero
Marcela Avendaño Ben Azul

Sumário

Capítulo 7 **Utilização das *Entrustable Professional* nos Ambientes Controlados de Simulação Clínica, 71**
João Carlos da Silva Bizario

Capítulo 8 **OSCE e *Checklist*, 81**
Carolina Felipe Soares Brandão
Carlos Fernando Collares
Glória Celeste Vasconcelos Rosário Fernandes

Capítulo 9 **A Simulação no Ensino da Graduação, 95**
Maria do Carmo Barros de Melo
Priscila Menezes Ferri Liu
Ana Maria Pueyo Blasco de Magalhães (*in memoriam*)
Monalisa Maria Gresta
Nara Lucia Carvalho da Silva
Carolina Felipe Soares Brandão

Capítulo 10 **Simulação no Ensino de Pós-graduação, 103**
Ariney Costa de Miranda
Claudia Regina Dias Siqueira
Cláudio Eduardo Corrêa Teixeira
Viviane Ferreira Paes Monteiro
Thayana Ribeiro Kajitani Pacheco

Capítulo 11 **Simulação Clínica na Educação Médica Continuada, 113**
Juan Manuel Fraga Sastrías
Rodrigo Rubio

Capítulo 12 **Construção de Cenários Simulados, 125**
Fábio Fernandes Neves
Alessandro Giraldes Iglesias
Antônio Pazin-Filho

Capítulo 13 **O Papel do Facilitador na Simulação, 143**
Regina Mayumi Utiyama Kaneko
Carolina Felipe Soares Brandão

Capítulo 14	**Feedback e Debriefing, 149**	

Verónica Coutinho
José Carlos Amado Martins
Maria de Fátima Pereira
Alessandra Mazzo

Capítulo 15 Avaliação e Treinamento de Habilidades Não Técnicas na Área da Saúde, 161
Roger Daglius Dias
Gabriela Toutin Dias

Capítulo 16 A Importância do Ator na Simulação Clínica, 171
Dario Cecilio-Fernandes
Carolina Felipe Soares Brandão

Capítulo 17 Simulação In situ, 179
Thomaz Bittencourt Couto

Capítulo 18 Simulação de Desastre, 187
Rosimery Romero Thomaz

Capítulo 19 Simulação Virtual e Objetos de Aprendizagem: Integrando Saberes, 201
Heloísa Helena Ciqueto Peres
Lucia Tobase
Denise Maria de Almeida
Edenir Aparecida Sartorelli Tomazini
Cláudia Prado

Capítulo 20 Impressão 3D em Simulação, 219
Giselle Coelho
Eduardo Varjão
Maurício Yoshida

Capítulo 21 Organização, Desenvolvimento e Gestão de um Centro de Simulação Realística, 229
Ariadne da Silva Fonseca
Fernanda Paula Moreira Silva

Índice Remissivo, 257

capítulo 1

Patricia Zen Tempski • Milton de Arruda Martins

Modelos Teóricos do Processo Ensino-Aprendizagem Aplicados às Estratégias Educacionais de Simulação

"...Para ensinar matemática para Pedro, seu professor precisa saber quatro coisas: matemática, como ensinar, quem é Pedro e em que contexto ele aplicará o seu novo conhecimento."

O aprendizado de adultos difere do de crianças em muitos aspectos. Muitos são os estudiosos que se preocupam em saber no que eles diferem e como é possível tornar o processo de ensino-aprendizagem do adulto mais efetivo e prazeroso.

Os modelos teóricos do aprendizado de adultos interessam a uma grande parcela de professores, especialmente em uma época em que a docência é vista como uma atividade que exige profissionalização. Este capítulo tentará oferecer ao leitor uma reflexão acerca da aplicação prática de alguns conceitos do aprendizado de adultos relativos aos diferentes modelos teóricos propostos para o processo ensino-aprendizado. Nossa intenção é que esta leitura auxilie na busca de respostas satisfatórias à questão: como e por quê as pessoas aprendem?

A frase escolhida para a abertura deste capítulo sobre o ensino da matemática poderia ser parafraseada para outras áreas do conhecimento. Se o objetivo educacional fosse fazer um exame físico, o professor deveria conhecer e saber aplicar os conteúdos da semiologia e da anatomia humana, além de demonstrar ética e profissionalismo na relação médico-paciente. O fato de o professor ser competente para realizar um exame físico não significa que ele seja capaz de ensinar como fazê-lo. Para isso, ele precisaria também saber como ensinar, o que envolve domínio do planejamento educacional, desde a definição dos objetivos educacionais até a escolha das estratégias de ensino-aprendizagem e da forma de acompanhamento da evolução do desempenho do aprendiz. Ser competente para realizar o exame físico e ensiná-lo pode ainda não ser suficiente para um aprendizado eficaz, pois os alunos são diferentes e trazem consigo experiências e conhecimentos prévios particulares. Portanto, o professor precisa também conhecer quem é o aprendiz e qual o seu patrimônio sociocultural. Finalmente, tendo demonstrado competência para fazer e ensinar o exame físico e conhecendo o aluno, o professor precisa ainda levar o aluno a compreender a aplicação do novo conhecimento na sua realidade para que este lhe atribua valor e deseje apreender.

Nesse breve relato acerca dos elementos de um processo ensino-aprendizagem, observamos que ele tem início na intencionalidade do professor e no seu planejamento educacional, que devem despertar o desejo do aluno de aprender. A partir daí, o processo de ensino-aprendizado se continua com a mobilização interna de significação e ressignificação do novo aprendizado e finaliza-se com a mudança de comportamento do aluno que se externa na aquisição de uma dada competência com aplicação prática.

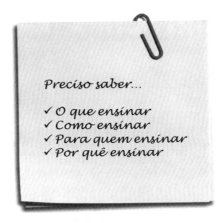

Preciso saber...
- O que ensinar
- Como ensinar
- Para quem ensinar
- Por quê ensinar

A natureza do conhecimento, a forma como esse processo se dá e seus elementos são objetos de estudo de diferentes áreas, como, por exemplo, psicologia, sociologia, filosofia, educação e hoje também pela área da saúde, em uma ciência denominada educação na saúde.[1-3] Por ser este um fenômeno humano e histórico, é explicado por diferentes óticas compondo diferentes modelos teóricos.[4-6]

Dentre os modelos teóricos do processo de ensino aprendizagem, destacam-se aqui: Tradicional, Comportamentalista ou Behaviorista, Humanista, Cognitivista-Construtivista, Sócio-Construtivista ou de Aprendizagem Social.

O **Modelo Tradicional** compreende o aprendiz como receptáculo de informações e o professor como provedor delas. O foco do aprendizado está no papel do professor e no caráter cumulativo do aprendizado. O ensino é pautado na memorização, repetição de exercícios e verificação da assimilação. Este modelo torna possível pouca autonomia do aprendiz e estabelece uma clara relação hierárquica entre aquele que ensina e aquele que aprende.[7]

O **Modelo Comportamentalista ou Behaviorista** considera a aprendizagem um comportamento observável, determinado pelo ambiente no qual o aprendiz está inserido, resultante das suas experiências.[1,8] Para Skinner (1904-1990), um dos principais teóricos deste modelo, a realidade é um fenômeno objetivo e o indivíduo é um produto do meio, que pode ser controlado e manipulado. Ele demonstrou em seus experimentos a possibilidade de desenvolver habilidades a partir do condicionamento de indivíduos, mediados por reforço e recompensa, em que comportamentos não reforçados tendem a desaparecer.[9] Neste modelo de instrução programada ou de condicionamento operante, o professor tem maior controle do processo ensino-aprendizagem e a autonomia do aprendiz é pouco relevante.[10]

O **Modelo Humanista** foca no desenvolvimento da personalidade dos indivíduos. Nele o professor não transmite conteúdos, eles emergem das experiências do aprendiz. Segundo Carl Rogers (1902-1987), em um processo contínuo de descoberta de si mesmo e crescimento pessoal. O foco deste modelo é o desenvolvimento humano e a autonomia daquele que aprende, tendo o professor a função de assisti-lo e apoiá-lo em suas descobertas. O aprendiz é o senhor do seu destino e controla seus atos e escolhas, ele aprende porque deseja e a aquisição de um novo conhecimento é resultado da sua escolha individual.[11,12]

Já os denominados modelos interacionistas são aqueles que por princípio trazem o aprendizado como resultado de ações mútuas entre o indivíduo e o meio. Estes modelos englobam o Modelo Cognitivista-Construtivista e o Modelo Sócio-Construtivista ou de Aprendizagem Social.

No **Modelo Interacionista Cognitivista**, o aprendizado é entendido como produto da interação entre o sujeito e o objeto, em um processo ativo e não meramente receptivo. O aprendiz ativamente constrói novas ideias, conceitos ou hipóteses baseado em seus conhecimentos passados e atuais, indo além da informação recebida, e sendo capaz de mobilizar esses conhecimentos para resolução de problemas. O aprendizado no Modelo Cognitivista resulta da interação cognitiva de um novo conhecimento com um conhecimento prévio relevante. É necessário que aquele que aprende atribua significado ao conhecimento novo, para que se mobilize a aprender. Este processo de interação e ressignificação foi denominado, por David Ausubel, aprendizagem significativa. Para este autor, o fator isolado de maior relevância para a aprendizagem é o que o aprendiz já sabe, ou seja, as experiências que já tem.[13]

O **Modelo Cognitivista** considera o aprendiz como um sistema aberto, que passa por reconstruções sucessivas. O ensino dentro dessa abordagem proporciona ao estudante oportunidades de investigação individual, que possibilitem a ele o aprendizado por si próprio ou por colaboração em um grupo, utilizando, por exemplo, estratégias de resolução de problemas que demandem pesquisa, raciocínio e criatividade em detrimento de atividades que exijam memorização.[4-8] Esta abordagem valoriza atividades mediadoras ao invés de ações finalistas, o que tem impacto na definição dos seus objetivos educacionais, que mantendo coerência com o modelo seriam relativos a organização do raciocínio, estabelecimento de relações entre conteúdos, capacidade de generalização que possibilitem a aplicação em diversas situações e momentos de aprendizagem. Os trabalhos de Jean Piaget (1896-1980), David Ausubel (1918-2008) e Jerome Bruner (1915-2016) são os principais representantes desse modelo.[13-16]

O outro exemplo de Modelo Teórico Interacionista é o Modelo da Aprendizagem Social, no qual o aprendizado é concebido como uma relação social entre aquele que aprende, aquele que ensina e o objeto de aprendizado escolhido por eles, retirado da realidade que ambos compartilham, com ênfase no sujeito como elaborador do seu conhecimento. Este modelo de aprendizado tem em Lev Vygotsky (1896-1934) e Paulo Freire (1921-1997) seus maiores pensadores; ele está muito próximo do construtivismo e se aproxima dele por ser interacionista. No entanto, amplia a visão do aprendiz como ser histórico, imerso em uma dada realidade cultural, política, ética e estética. Difere das abordagens cognitivistas que privilegiam predominantemente a dimensão individual do aprendizado, pois substitui a interação sujeito-objeto pela interação sujeito-outro-objeto, sendo este outro o professor, um mediador entre o sujeito e objeto.[17-20] Ronald Harden, um expoente da educação médica contemporânea, reforça essa ideia afirmando que o aprendizado resulta da interação do estudante, do professor e do currículo.[2]

O aprendizado nesse modelo se configura na transformação de uma consciência ingênua acerca do mundo em uma consciência crítica capaz de transformá-lo.

Além disso, o papel do professor, baseado no diálogo e na horizontalidade da relação aprendiz-professor, é auxiliar o aprendiz a alcançar seu melhor potencial, sem tentar ajustá-lo à realidade a que está inserido, mas, sim, promovendo-o a enfrentar e modificar essa realidade.[20,21]

Para Vygotsky, a aprendizagem está relacionada com o contexto social e cultural e é produto da interação social mediada pela linguagem. Ele utilizou o termo russo "Obuchenie" para designar a natureza da ligação entre aquele que aprende e aquele que ensina, interligados por meio da sua cultura, objetos, símbolos e linguagem. Dessa interação resulta a mediação necessária para ultrapassar a "Zona de Desenvolvimento Proximal", compreendida como a diferença entre o que alguém consegue realizar sozinho e aquilo que, embora não consiga realizar no momento, pode fazê-lo a partir da mediação de outro indivíduo mais experiente.[14,17-19]

Paulo Freire admite que a educação de adultos é o resultado de um processo cognitivo, político, ético, histórico, cultural e social, que se estabelece na relação dialógica e dialética entre aquele que aprende e aquele que ensina. A educação é transformadora para os dois, aquele que aprende e aquele que ensina, pois aquele que forma ao formar se reforma. Essa possibilidade de transformação da pessoa do educando se dá pelo desenvolvimento da sua reflexão e consciência crítica, a partir da qual pode ressignificar suas vivências e mudar sua realidade. Trata-se de um processo cognitivo porque é individual e interno, depende do desejo e de motivação para aprender (reter) o novo conhecimento. É também político porque não há neutralidade no ensinar, o professor educa a favor de algo ou contra algo. Ele é um processo ético porque deve respeitar a historicidade dos sujeitos e seus saberes prévios. É histórico por estar inserido em uma dada realidade e cultura. A educação de adultos, por exigir a interação entre educador, educando e o objeto de estudo, por meio do diálogo que leva a repetidas sínteses, é também, portanto, um processo social, dialético e dialógico.[20,21] O processo pedagógico proposto por Paulo Freire também é chamado de Pedagogia Progressista,[22] pelo foco na historicidade dos sujeitos e seu potencial de transformar a realidade individual e coletiva, e Pedagogia da Esperança,[20,23,24] por entender o educando e o professor como seres em contínua evolução, que juntos caminham para alcançar o seu melhor potencial.

Em teoria, cada um desses modelos tem características próprias, descritas na Tabela 1.1. No entanto, na prática, essas características podem se sobrepor nos trabalhos dos teóricos da educação, como, por exemplo, Albert Bandura (1925-2016), considerado um teórico do Modelo da Aprendizagem Social, mas que claramente desenvolve seu trabalho com base no Modelo Behaviorista. Bandura descreve a aquisição e/ou mudanças de comportamentos a partir do contato e observação de modelos, que quando não contestados são assimilados. Acredita, ainda, que comportamentos aos quais se atribuem valor social são mais amplamente assimilados. Isso foi observado em um experimento clássico com três grupos de crianças. O primeiro grupo assistiu a um filme no qual um adulto batia muito em um brinquedo "João Bobo" e ao final era recompensado. No segundo grupo, o adulto era repreendido após bater no boneco e, no terceiro, nada acontecia ao adulto, não era recompensado e nem repreendido. Na sequência, colocou as crianças em uma sala com diversos tipos de brinquedos, inclusive um João Bobo, e verificou que as crianças do primeiro grupo batiam muito mais no brinquedo que as crianças do segundo e do terceiro. Bandura nos traz com seus estudos a ideia que um bom professor é aquele que, por meio da sua competência técnica, ética e valores humanísticos, inspira os estudantes, por meio do seu modelo, a se desenvolverem como pessoas e como profissionais.[25] Um professor com essas características foi denominado, pelo sociólogo americano Robert Merton, "Role Model", termo utilizado para definir uma pessoa cujo comportamento estimula outros e que serve como exemplo. Em suas pesquisas com estudantes de medicina demonstrou a importância dos modelos não somente como aspiração do que um profissional pode vir a ser, mas também como forma de aquisição de valores e atitudes. Robert Merton, a partir da ideia de modelos individuais, explorou também a perspectiva de grupos sociais como determinantes de regras sociais e comportamentos.[26]

Tabela 1.1 Caracterização dos modelos teóricos do processo ensino-aprendizagem.

	Tradicional	Behaviorista	Humanista	Cognitivista	Aprendizagem social
Característica principal	Transmissão de conhecimento e memorização	Ambiente e experiência modelam o comportamento	Escolhas pessoais direcionam o aprendizado	Interação do sujeito com o objeto de estudo provoca um processo interno de interpretação de significados	Interação social do professor, aprendiz e objeto de estudo, em um processo dialético e dialógico, histórico, político, cultural, ético e estético
Função do professor	Prover o conhecimento e verificar se ele foi assimilado e pode ser reproduzido pelo aprendiz	Professor tem maior controle	Professor tem pouco controle com função de facilitador	Professor tem pouco controle com função de facilitador	Professor é um dos elementos fundamentais ao lado do estudante e objeto de estudo
Autonomia do aprendiz	Baixa autonomia	Baixa autonomia	Alta autonomia	Alta autonomia	Alta autonomia
Foco do processo	Foco no conhecimento transmitido pelo professor	Foco no treinamento	Foco no desenvolvimento humano	Foco na capacidade de resolver problemas	Foco no desenvolvimento de visão crítica para transformação da realidade
Teóricos educadores	Jan Amos Comenius	Burrhus Skinner, Edward Thorndike, Ivan Pavlov, Albert Bandura, Robert Merton	Carl Rogers	Jean Piaget, Jerome Bruner, David Ausubel	Lev Semenovitch Vygotsky Paulo Freire, Albert Bandura, Robert Merton

Mudanças ocorridas a partir da segunda metade do século XX, no entendimento do processo de adoecimento com uma visão integralizada do cuidado e o expressivo aumento da produção de novos conhecimentos, surgimento de novas tecnologias de comunicação e novas expectativas tanto por parte dos pacientes como dos estudantes, demandaram transformação no processo educacional nas áreas de saúde,[27,28] de tal modo que hoje existem direcionamentos nacionais (Diretrizes Curriculares Nacionais[29,30]) e internacionais ("Tomorrow's Doctors",[31] "Global Standards For Quality Improvement in Medical Education"[32]) para que o Planejamento de Projetos Educacionais seja pautado em métodos de ensino-aprendizagem centrados no estudante, na prática profissional e na realidade de saúde da população, possibilitando a mobilização do estudante a partir da prática para a reflexão e ação transformadora da realidade, todas elas admitidas como características da Aprendizagem Social.

No entanto, o que se observa hoje é uma tendência à construção de currículos "blended" ou híbridos que oferecem múltiplos métodos e estratégias educacionais, por exemplo: aulas de exposição dialogada do Modelo Tradicional, possibilidade de escolha de disciplinas do Modelo Humanista, aprendizagem autodirigida do Modelo Construtivista e atividades interacionais de transformação da realidade do Modelo da Aprendizagem Social. Independente do Modelo Teórico que direcione o processo de ensino-aprendizagem na formação na saúde, é importante ressaltar que a ele devem ser aplicados os princípios da Andragogia, definida por Malcolm Knowles (1913-1997) como a arte e a ciência de ajudar os adultos a aprender.[33]

A Andragogia se fundamenta nos princípios do Modelo Sócio-Construtivista ou da Aprendizagem Social, de participação e horizontalidade na relação educador-educando e da investigação-ação. Baseia-se nos seguintes elementos: presença do repertório prévio de experiências do educando, necessidade de motivação para o aprendizado, contextualização dos conceitos apresentados, aprendizado com aplicação prática, necessidade de devolutiva qualificada e constante, respeito à autonomia e autogestão do educando e oportunidade para compartilhar suas experiências. A missão do professor para a andragogia é auxiliar o aluno a atingir seu melhor potencial.[4,34]

A Andragogia considera que os adultos querem saber por que precisam aprender determinadas coisas; que aprendem quando reconhecem a necessidade de aprender; que a aprendizagem se potencializa quando as atividades têm como eixo orientador situações reais; e que os recursos intelectuais e as experiências relevantes de cada pessoa constituem pontos de referências para novas aprendizagens. Todos esses princípios da educação de adultos convergem para a síntese de que o campo de prática é o melhor cenário de aprendizado de adultos, por permitir um rápido entendimento do valor do novo conhecimento, por ser em si mais motivadora, por conter mais elementos de contexto, múltiplos atores que interagem para o aprendizado e por permitir a aplicação imediata de conhecimentos, habilidades e atitudes, que em conjunto se expressam em uma ação ou competência a ser demonstrada pelo educando.

Modelos Teóricos do Processo Ensino-Aprendizagem Aplicados às Estratégias Educacionais de Simulação

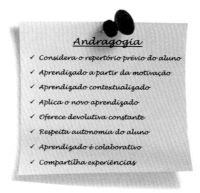

Andragogia
- Considera o repertório prévio do aluno
- Aprendizado a partir da motivação
- Aprendizado contextualizado
- Aplica o novo aprendizado
- Oferece devolutiva constante
- Respeita autonomia do aluno
- Aprendizado é colaborativo
- Compartilha experiências

Na área da saúde, a aprendizagem em campo de prática, por ser focada em pacientes reais, é mais significativa e motivadora que outras práticas educativas, pois favorece uma visão integral em relação à pessoa que adoeceu.[35] No entanto, questões relativas à segurança do paciente e à ética do ensino precisam ser consideradas no planejamento educacional de atividades de formação na saúde, em campo de prática. Nesse contexto é que se aplicam as estratégias educacionais de simulação, que garantem aproximação ao cenário real sem colocar em risco o paciente e ainda possibilitam a oferta padronizada de conteúdos.[36] Estratégias educacionais que se utilizam de simulação podem estar apoiadas em diferentes modelos teóricos de ensino-aprendizagem, de acordo com os objetivos educacionais propostos; e para serem efetivas dependem de variáveis relacionadas ao aluno, ao professor, ao curso e seus recursos.[4,37] Ronald Harden usa o acrônimo "FAIR" (do inglês: Feedback, Activity, Individualisation e Relevance) para eleger os elementos essenciais de um processo de aprendizado efetivo: *feedback* constante, uso de métodos ativos de aprendizado, reconhecimento das necessidades individuais de cada estudante e relevância dos conhecimentos, habilidades e atitudes a serem adquiridos para o desempenho de uma dada competência.[2] Como em outros cenários de aprendizagem, a simulação terá aprendizado efetivo se os alunos estiverem motivados e conscientes do valor e da aplicação do conhecimento a ser adquirido, se a atividade docente for profissionalizada e se a escola oferecer os recursos tecnológicos e de infraestrutura necessários.

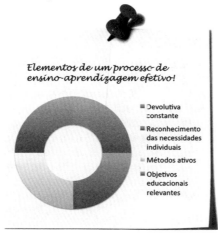

Elementos de um processo de ensino-aprendizagem efetivo!
- Devolutiva constante
- Reconhecimento das necessidades individuais
- Métodos ativos
- Objetivos educacionais relevantes

Capítulo 1

■ Considerações finais

A simulação como atividade de educação de adultos tem em si a potencialidade para desenvolver conhecimentos, habilidades e atitudes que auxiliem na formação de um profissional ético, crítico, reflexivo, humanista e cidadão. Para que o aprendizado seja efetivo nesta modalidade de ensino é necessário que aquele que ensina, independente do nome a ele atribuído (professores, facilitadores, tutores, preceptores, supervisores, monitores), esteja preparado para a sua função de educador, sabendo aplicar os princípios da educação de adultos e aproveitando o máximo as fortalezas específicas de cada proposta de simulação. Um bom professor é mais que um bom treinador ou transmissor de conhecimentos. Ele oferece oportunidades de aprendizado em cenários reais ou de simulação, acompanha e reconhece as necessidades de aprendizado e os avanços de cada aprendiz, garante a eles constante *feedback* e traça objetivos educacionais individuais para cada etapa da formação.

Hoje, o professor assume múltiplos papéis como mentor, orientador, modelo, gestor de ensino, avaliador e facilitador. Portanto, é preciso dizer com clareza: não podemos improvisar! É necessário praticar os princípios da educação de adultos nos diferentes cenários de aprendizado que atuamos, e também nas atividades de simulação.

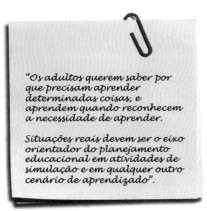

"Os adultos querem saber por que precisam aprender determinadas coisas, e aprendem quando reconhecem a necessidade de aprender.

Situações reais devem ser o eixo orientador do planejamento educacional em atividades de simulação e em qualquer outro cenário de aprendizado".

■ Referências bibliográficas

1. Merriam S, Caffarella R. Learning in adulthood: a comprehensive guide. San Francisco: Jossey–Bass, 1991.
2. Harden R, Laidlaw JM. Essencial Skills for Medical Teacher: an introduction to teaching and learning in medicine. London: Elsevier, 2012.
3. Harden R, Dent JA. A Practical Guide for Medical Teachers. 3.ed. London: Elsevier, 2009.
4. Gil AC. Didática do Ensino Superior. São Paulo: Editora AtlasSA, 2013.
5. Mizukami MGN. Ensino: as abordagens do processo. São Paulo: EPE, 1986.
6. Perrenoud P. Desenvolver Competências ou Ensinar Saberes? A escola que prepara para a vida. Porto Alegre: Penso, 2013.
7. Anastasiou LAC, Alves LP. Processo de Ensinagem na Universidade. Joinville: Editora Univille, 2004.

8. Lucena E. A natureza da aprendizagem de gerentes-proprietários do setor de varejo de vestuário de Florianópolis. Florianópolis: Tese em Engenharia de Produção. Centro Tecnológico da Universidade Federal de Santa Catarina, 2001.
9. Skinner BF. Sobre o Behaviorismo. São Paulo: Cultrix, 1974.
10. Bandura A, Azzi RG, Polydoro S. Teoria Social Cognitiva: conceitos básicos. Porto Alegre: ArtMed, 2008.
11. Rogers C. Liberdade de aprender em nossa década. Porto Alegre: Artes Médicas, 1986.
12. Rogers C. Tornar-se Pessoa. 5.ed. São Paulo: Martins Fontes, 1997.
13. Ausubel D. Educational Psychology; a cognitive view. NY: Holt, Reinhard and Winston, 1968.
14. Taille Y, Oliveira MK, Dantas H, et al. Teorias psicogenéticas em discussão. São Paulo: Summus Editorial, 1992.
15. Piaget J. Aprendizagem e Conhecimento. Rio de Janeiro: Freitas Bastos, 1979.
16. Piaget J. Biologia e Conhecimento. Petrópolis: Vozes, 1973.
17. Vygotsky LS. A formação social da mente. 2.ed. São Paulo: Martins Fontes, 1998.
18. Vygotsky LS. Linguagem, desenvolvimento e aprendizagem. São Paulo: EDUSP, 1998.
19. Vygotsky L. Construção do Pensamento e da Linguagem. São Paulo: Martins Fontes, 2011.
20. Freire P. Pedagogia da autonomia: saberes necessários à prática educativa. 3.ed. São Paulo: Paz e Terra, 2008.
21. Freire P. Pedagogia do oprimido. São Paulo: Paz e Terra, 1987.
22. Freire P. Educação e Mudança. São Paulo: Paz e Terra, 1979
23. Freire P. Pedagogia do Compromisso - América Latina e Educação Popular. Indaiatuba: Editora e Livraria Villa das Letras, 2008.
24. Freire O. Pedagogia da Tolerância. São Paulo: Editora UNESP, 2005.
25. Bandura A. Self-efficacy mechanism in human agency, 1982. [Internet] [Acesso em 30 nov 2016]. Disponível em: http://www.jennyarntzen.com/tsed321_951/current_files/pdf/Bandura_1982
26. Merton R. The sociology of Science. London: University of Chicago Press, 1973.
27. Dent J, Harden RM. A practical guide for Medical Teachers. London: Elsevier, 2005.
28. Dornan T, Mann K, Scherpbier A, et al. Medical Education Theory and Practice. London: Elsevier, 2011.
29. Almeida M. Diretrizes Curriculares Nacionais para os Cursos Universitários da Área da Saúde. Londrina: Rede Unida, 2003.
30. Ministério da Educação-Conselho Nacional de Educação, Câmara De Educação Superior. Diretrizes Curriculares Nacionais do Curso de Graduação em Medicina, 2014.
31. Education Committee of the General Medical Counci. Tomorrow's Doctors: Recommendation on Undergraduate Medical Education. Londres, 2003.
32. World Federation for Medical Education. Global Standars for Quality Improvement in Medical Education. [Internet] [Acesso em 30 nov 2016]. Disponível em: http://www.medicalcouncil.ie/Education/Career-Stage-Undergraduate/WFME-Global-Standards-for-Quality-Improvement-in-Medical-Education.pdf
33. Knowles MS. The Adult Learner: A Neglected Species. Houston: Gulf Publishing Company, 1990.
34. Bordenave JD. Estratégias de ensino-aprendizagem. 22.ed. Petrópolis: Vozes, 2001.
35. Masetto M. Docência na Universidade. 10.ed. Campinas: Papirus Editora, 1998.
36. Quilici AP, Abrão KC, Timerman S, et al. Simulação Clínica. São Paulo: Atheneu, 2012.
37. Perrenoud P. Avaliação: da excelência à regulação das aprendizagens - entre duas lógicas. Porto Alegre: Artes Médicas, 1999.

Ariadne da Silva Fonseca • Catarina Terumi Abe Mendonça • Gisele Cristina Gentil• Ana Lygia Pires Melaragno

Importância da Simulação na Segurança do Paciente

■ Introdução

A simulação consolida a trajetória evolutiva no âmbito da formação e do aprimoramento profissional, evidenciando uma metodologia que o estudante e o profissional devem utilizar na sua vida.

O processo de aprendizagem por meio de situações simuladas tem se mostrado uma metodologia útil e efetiva para avaliar desempenhos e habilidades clínicas, pois permite controle de fatores externos, padronização de problemas apresentados pelos pacientes e *feedback* positivo para os alunos e profissionais, aumentando o autoconhecimento e a confiança.[1,2]

A simulação possibilita que a aprendizagem clínica seja centrada no paciente, família e comunidade, garantindo um melhor relacionamento interpessoal, resolução de problemas e análise e síntese das informações clínicas, mesmo sem a utilização de pacientes reais.[1,3]

A simulação tem por base um caráter inovador, apto a contribuir com dinâmicas de formação em transformação, capazes de formar e aprimorar profissionais que privilegiem tanto a saúde, a qualidade de vida, o bem-estar de pessoas, grupos e comunidades reconhecidas em sua integralidade como também uma intervenção sustentada em evidências no âmbito da prática.

Avançando para além do vigente, o delineamento da simulação tem como meta a construção de saberes e de práticas assistenciais sintonizadas com as necessidades sociais, considerando a hierarquização das ações de saúde, organizadas para dar vida a uma dinâmica de profissionalização diferenciada.

A simulação investe na formação e aprimoramento de estudantes e profissionais capazes de sustentar suas próprias ações, constituindo-as a partir de competências analíticas, propositivas e relacionais, sustentadas em valores subjacentes, assumindo uma inserção profissional pautada em razão prática, responsabilidade política e ética, em sintonia com a inovação e a evolução de conceitos e práticas enquanto requisitos para enfrentar a crescente complexidade da dinâmica assistencial.

Nessa perspectiva, a intenção é, a partir da vivência de situações reais ou simuladas, ressignificar a aprendizagem, construindo novos saberes voltados para a excelência profissional no atendimento ao cliente, família e comunidade.[4] Ensinar é facilitar a aprendizagem, criando condições para que o outro, a partir dele próprio, aprenda e cresça. Nessa modalidade de ensino, o indivíduo é o centro da aprendizagem que se processa em função do desenvolvimento e interesse do aprendiz.[5]

■ Política de segurança do paciente

A partir da publicação do livro *To Err Is Human* pelo Instituto de Medicina dos Estados Unidos em 1999, surgiu o Movimento Internacional para Segurança do Paciente. Até então, a questão da segurança do paciente era pouco discutida. A assistência à saúde a cada dia fica mais complexa e há oportunidade para que o dano ocorra mais frequente. O sistema, para ser mais seguro, deve requerer um esforço excepcional dos profissionais, das organizações de saúde, dos consumidores, dos fornecedores, dos governos, do sistema suplementar de saúde, das agências reguladoras e da política de mercado.[6]

Na década de 1990 na América, houve alguns casos que repercutiram bastante na imprensa, como o de Betsy Lehman, repórter do jornal *Boston Globe*, o qual morreu após *overdose* de quimioterápicos. Willie King teve sua perna sadia amputada e Ben Kolb, um garoto de 8 anos de idade, morreu durante uma pequena cirurgia por acidente anestésico.[7] Esses casos nada mais eram que a ponta do *iceberg*. Dois grandes estudos, um conduzido em Colorado e Utah e outro em Nova Iorque, mostraram que eventos adversos (AEs) ocorriam em torno de 2,9% a 3,7% em pacientes hospitalizados, respectivamente. Nos hospitais do Colorado e Utah, 6,6% dos eventos levaram à morte, comparados com 13,6% em Nova Iorque. Em ambos os estudos, metade dos AEs que resultaram em danos poderia ter sido prevenida.[8,9]

Os AEs geram custos enormes ao sistema de saúde, com grandes desperdícios de recursos para tratá-los. Nesse contexto, os processos precisam ser melhorados, visando à qualidade da assistência.

O dano ao paciente também aumenta os custos em termos de perda de confiança no sistema de saúde, diminuindo a satisfação dos pacientes e dos profissionais de saúde.

O sistema de saúde necessita incorporar fortes lideranças em segurança e uma cultura organizacional que reconheça e aprenda com os erros e colocar a segurança do paciente como uma prioridade.

O Movimento Internacional para Segurança do Paciente vem ocupando um espaço cada vez mais amplo no debate sobre qualidade e segurança na assistência à saúde ao redor do mundo e no Brasil.

Os avanços do sistema de saúde em nível mundial nos últimos 50 anos foram impressionantes, e como resultado obtivemos um crescimento tecnológico extraordinário e o envolvimento de um grande contingente de pessoas trabalhando na área. Ocorreram grandes avanços no desenvolvimento de antibióticos, nas cirurgias laparoscópicas, na robótica aplicada à medicina, e o Projeto Genoma associado à utilização das células--tronco trouxe esperança de controle e cura de várias patologias.

O *Institute for Healthcare Improvement* (IHI) é uma organização sem fins lucrativos que atua na melhoria dos cuidados com a saúde em todo o mundo. Fundado em 1991 e sediado em Cambridge, Massachusetts, o IHI trabalha para acelerar mudanças, cultivando conceitos promissores para melhorar os cuidados com os pacientes e ajudar os sistemas de saúde a colocar essas ideias em ação.[10]

Tem-se então um sistema de saúde complexo, dinâmico e caracterizado por uma pressão competitiva da relação entre o financiamento e a qualidade da assistência.

O nosso maior desafio é construir um modelo de assistência à saúde que seja ao mesmo tempo seguro e com custos compatíveis.

A aviação é um exemplo excelente em que uma indústria de alto risco implementa uma coordenação e uma estratégia interligadas e eficientes para reduzir acidentes preveníveis e tem como pilares: aprender com os erros, trabalhar na prevenção e evitar a reincidências deles.

A aviação é uma indústria que tem enfrentado os problemas com sucesso, usando a combinação da engenharia do fator humano e o treinamento do *staff* para reconhecer seus próprios erros. Desenvolveu um sistema para aprender com os erros e tem obtido resultados impressionantes como, por exemplo, 10 milhões de aterrissagens e decolagens anuais com menos de 10 acidentes fatais, em média, na aviação comercial.

Alguns fatores de sucesso na aviação como o *checklist* é disseminado e mandatório; os pilotos e sua tripulação estão sob rigoroso limite de horas de trabalho; a simulação faz parte do treinamento, assim como as avaliações regulares dos pilotos; e as melhores práticas são determinadas pelas Agências Reguladoras e adotadas por pilotos e controladores de voos. Quando comparamos esses fatores ao sistema de saúde, concluímos que o *checklist* é incipiente e extremamente variável, como o *checklist* adotado para a cirurgia segura. A carga de trabalho dos profissionais de saúde tem pouca regulação, os médicos e enfermeiros têm jornadas de trabalho excessivas, às vezes com mais de 24 horas consecutivas. A simulação raramente faz parte do treinamento desses profissionais e as melhores práticas baseadas em evidências são aceitas amplamente, mas não são adotadas uniformemente.

O Programa Nacional de Segurança do Paciente, por meio da Portaria MS/GM nº 529/2013, destaca a inclusão do tema segurança do paciente na formação dos profissionais de saúde, focando na atuação interdisciplinar.[11] Além de destacar os temas para a educação em segurança do paciente. A ciência da segurança implica conhecimento sobre:

- Trabalho em equipe;
- Utilização de informações e da tecnologia da informação;
- Aferição da qualidade.

De acordo com a Organização Mundial de Saúde (OMS), a definição de segurança para o Programa Nacional de Segurança do Paciente e seus princípios estão descritos na Tabela 2.1.

Tabela 2.1 Definição de segurança para o Programa Nacional de Segurança do Paciente.

Segurança	Reduzir a um mínimo aceitável, o risco de dano desnecessário associado ao cuidado de saúde.*
Efetividade	Cuidado baseado no conhecimento científico
Cuidado centrado no paciente	Cuidado respeitoso e responsivo às preferências, necessidades e valores individuais dos pacientes
Oportunidade	Redução do tempo de espera e de atrasos potencialmente danosos
Eficiência	Cuidado sem desperdício: equipamentos, suprimentos, ideias e energia
Equidade	Cuidado que não varia em decorrência de características pessoais

* Definição da OMS adotada pelo Programa Nacional de Segurança do Paciente.[12]

Conforme os novos estudos, vários pontos estão sendo abordados visando à segurança do paciente, dessa forma, a OMS definiu a classificação internacional de segurança do paciente, que engloba:[11]

- **Dano:** comprometimento da estrutura ou função do corpo e/ou qualquer efeito dele oriundo, podendo, assim, ser físico, social ou psicológico;
- **Risco:** probabilidade de um incidente ocorrer;
- **Incidente:** evento ou circunstância que poderia ter resultado ou que resultou em dano desnecessário ao paciente;
- *Near miss:* incidente que não atingiu o paciente;
- **Incidente sem lesão:** incidente que atingiu o paciente, mas não causou dano.

Quanto mais se estuda a temática segurança do paciente, novas necessidades surgem tentando contemplar as diferentes vertentes que envolvem a assistência ao paciente, família e comunidade. Para tanto, outro ponto importante foi a definição dos seis domínios de competências para a segurança do paciente, sendo elas:[13]

- **Domínio 1:** aplica no trabalho os conhecimentos, habilidades e atitudes básicas de segurança;
- **Domínio 2:** realiza seu trabalho junto com equipes, de modo interdisciplinar;
- **Domínio 3:** utiliza a comunicação efetiva;
- **Domínio 4:** antecipa, reconhece e maneja adequadamente situações que colocam o paciente em risco;
- **Domínio 5:** maneja a relação entre as características individuais e ambientais de modo a otimizar a segurança do paciente;
- **Domínio 6:** reconhece a ocorrência de um evento adverso ou de um incidente que não chegou a atingir o paciente, assegura a revelação e previne a repetição.

Pensando nesse contexto, as instituições perceberam a necessidade de rastrear os eventos para melhorar os processos, por meio do treinamento contínuo e focado no problema levantado.

Iniciativas de algumas instituições e de movimento em rede apontam que a educação é uma estratégia para a segurança do paciente. Na construção da cultura de segurança, a formação acadêmica e a educação permanente dos profissionais da saúde destacam-se como componentes essenciais.[14]

O aperfeiçoamento de sistemas e processos de cuidado à saúde está intrinsecamente associado ao preparo dos profissionais. Toda vez que ocorre um evento adverso, um grupo de profissionais discute o ocorrido, revisita o processo para identificar o problema e, então, organiza treinamentos específicos para os envolvidos, contemplando todas as etapas. A metodologia da simulação tem se mostrado um recurso importante e eficaz no processo de ensino e aprendizagem e na qualidade da assistência prestada.

Atualmente as instituições hospitalares estão implementando protocolos para aprimorar seus processos, dessa forma, contribuindo para a melhoria da assistência e segurança do paciente. A seguir, descreveremos um exemplo de protocolo vigente na Rede de Hospitais São Camilo, São Paulo.

A partir dos protocolos implementados, os treinamentos que envolvem a equipe podem ser realizados vivenciando as diversas situações de assistência, por meio da simulação. Dessa forma, situações incomuns, de riscos ou que necessitam maior eficiência da equipe para despender menor tempo de atendimento (urgências e emergências) podem ser aperfeiçoadas e discutidas após o treinamento com uso da simulação.

▪ Protocolo e segurança

Protocolo é a descrição de uma situação específica de assistência, sustentada por evidências científicas, em que detalhes operacionais sobre *o que*, *quem* e *como se faz* norteiam os profissionais nas suas decisões durante a assistência à saúde. Ainda, o uso de protocolos viabiliza a padronização de um cuidado, reduzindo a variabilidade das ações desse cuidado e de condutas entre os membros da equipe, dessa forma, proporcionando maior segurança aos pacientes e aos profissionais envolvidos.[15]

As Figuras 2.1 e 2.2 descrevem o protocolo de dor torácica utilizado em uma instituição hospitalar privada na cidade de São Paulo, que, a partir da avaliação da equipe multiprofissional, desenvolve protocolos visando à qualidade e à segurança da assistência prestada.

O treinamento por meio da simulação proporciona condições para avaliar e identificar o que necessita ser melhorado no fluxo de atendimento, podendo ser visto como uma oportunidade de melhoria do atendimento prestado.

▪ Simulação e segurança do paciente

A simulação é um recurso que visa ampliar experiências reais por meio de vivências guiadas que evocam ou replicam aspectos do mundo real de uma forma interativa, por isso não é concebida como uma tecnologia. Esse conceito considera e ressalta que a simulação não depende de recursos tecnológicos complexos, mas enfatiza uma estratégia como forma de prover experiências aos aprendizes, próximas à realidade, como meio de aprendizagem.[16]

É fato que a simulação baseada em cenários é um recurso com potencial para ampliar e revelar uma variedade de situações clínicas de atendimento ao paciente, invocando capacidades imaginativas dos participantes de projetar a interação profissional-paciente, criando uma conexão com a realidade.[17]

Discorrer acerca das tecnologias de ensino tem sido um aprendizado contínuo que mostra quanto o uso dessas ferramentas pode mudar o cenário do atendimento ao paciente, em relação ao como se processa o assistir, abrangendo níveis de complexidade cada vez maiores.

HOSPITAL SÃOCAMILO	DATA DA IMPLANTAÇÃO:	10.11.2010	DOCUMENTO Nº CP0012
	DATA DA ÚLTIMA REVISÃO:	02.06.2017	
	REVISÃO NÚMERO:	05	
PROTOCOLO DE DOR TORÁCICA			

1. OBJETIVO
Estabelecer diretrizes de conduta para garantir a abordagem diagnóstica e terapêutica adequada da dor torácica e seus diagnósticos diferenciais visando segurança, efetividade e praticidade no processo de atendimento a pacientes com tal queixa.

2. ÁREAS DE APLICAÇÃO
Todas as áreas assistenciais, exceto áreas de atendimento pediátrico.

3. DESCRIÇÃO
A dor torácica é uma das queixas mais encontradas em serviços de emergência no mundo todo. Nos Estados Unidos, estima-se que, anualmente, mais de cinco milhões de pessoas comparecem a um hospital para avaliação de dor torácica. No Reino Unido, a dor torácica representa 02 a 04% dos atendimentos em setores de emergência. No entanto, a prevalência de síndrome coronária aguda (SCA) perfaz cerca de 12,8 a 14,6% desse total. Apesar disso, cerca de 30 a 60% dos pacientes com dor torácica são internados para esclarecimento diagnóstico. Na maioria dos pacientes, a etiologia é musculoesquelética, esofágica, respiratória ou psicológica. Essa avaliação inicial, realizada por um médico emergencista/cardiologista, levanta sérios desafios.

Estima-se que um em cada oito pacientes com angina instável irá sofrer um infarto agudo do miocárdio (IAM) nas 02 semanas posteriores, caso não seja adequadamente identificado e tratado. A mortalidade em pacientes com IAM admitidos ou liberados erroneamente do setor de emergência difere de 06 a 25%, respectivamente. Essas falhas diagnósticas representam 08% do número de ações judiciais relacionadas à má prática médica nos Estados Unidos. Nesse contexto, a avaliação correta e sistêmica de pacientes com dor torácica à chegada ao hospital é primordial. O emprego adequado de conhecimento médico e da tecnologia disponível em exames subsidiários deve ser sistematizado, porém não deixando de avaliar características individuais relacionadas a cada paciente em questão, implicando, ainda hoje, enorme desafio no atendimento desses pacientes.

A síndrome coronariana aguda (SCA) engloba desde uma isquemia silenciosa, passando pela angina aos esforços, a angina instável até o infarto agudo do miocárdio com ou sem supradesnivelamento do segmento ST.

O infarto agudo do miocárdio (IAM) apresenta, atualmente, taxas de mortalidade hospitalar entre 06 a 14% (*European Heart Journal*, 2012). Estes índices só diminuíram após conhecimento da fisiopatologia das SCA, cuja causa é a formação de um trombo obstruído, secundário à instabilização de uma placa de ateroma.
A recanalização precoce da artéria responsável pelo IAM limita a necrose miocárdica e reduz a mortalidade, constituindo-se na mais importante terapia a ser empregada no tratamento do IAM. Quando mais precoce mais miocárdio é preservado e com isso mais vidas serão salvas.

Figura 2.1 Protocolo de dor torácica.
Fonte: Hospital São Camilo.

Importância da Simulação na Segurança do Paciente

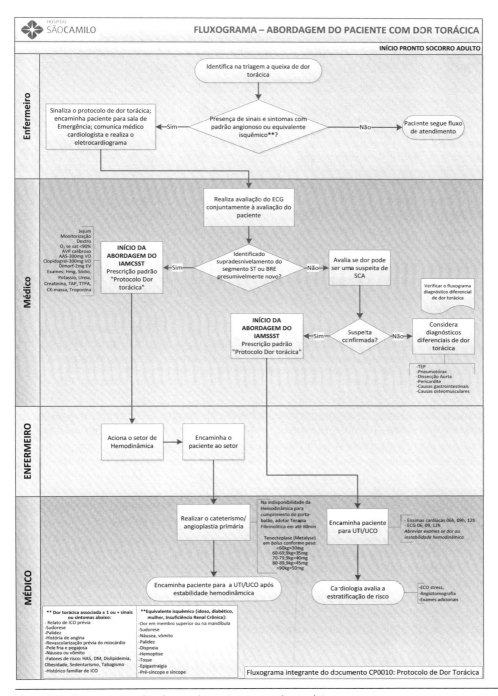

Figura 2.2 Fluxograma – abordagem do paciente com dor torácica.
Fonte: Hospital São Camilo.

Capítulo 2

Um dos focos mais preocupantes e crescentes é a segurança do paciente, e essa inquietação contribuiu para nova perspectiva de educação na área da saúde, envolvendo o uso de tecnologias e estratégias diferenciadas para o ensino e aprimoramento dos profissionais, como o uso da simulação.[18]

Nesta era da tecnologia, a simulação clínica contribui na educação dos profissionais de saúde, pela possibilidade de treinamentos que envolvem situações incomuns ou procedimentos de riscos, preparando-os e, dessa forma, contribuindo para melhorar a assistência ao paciente e seus familiares.

Aggarwal *et al.* referem que cada vez mais é pertinente explorar e implementar modelos de formação de profissionais da saúde, a fim de evitar a exposição dos pacientes a erros desnecessários.[18]

O ensino na área da saúde requer o uso da simulação para abranger cuidados e procedimentos cada vez mais complexos no âmbito do conhecimento, visando evitar danos ao paciente em situações reais, a fim de preservar a segurança dele e evitar atos de negligência.

A simulação tem como princípio norteador a busca de uma aproximação de conteúdos e práticas que, superando dicotomias que fragmentam tanto o domínio teórico quanto a intervenção assistencial, sustenta uma atuação qualificada e eficiente em diferentes contextos de ação.

Assim, uma concepção ampliada, articulada e sustentada de práticas orientadas para os diferentes níveis de atuação em saúde, aliada a uma concepção sensível e comprometida de atitude profissional, constitui os eixos integradores, configurando uma abordagem apta a garantir:

- Uma concepção de desempenho profissional que, sintonizada com as mobilizações e diretrizes que norteiam os mundos da formação e do trabalho em saúde, privilegia sínteses como: preventivo-curativo, biológico-social, individual-coletivo, entre outras dicotomias a serem reconsideradas no sentido da integralidade;
- Uma concepção de conhecimento que tem por base campos temáticos aptos a sustentar uma representação de ser multidimensional e ao mesmo tempo biopsicossocial;
- A valorização da competência relacional enquanto elemento imprescindível ao desenvolvimento do vínculo e de relações interpessoais saudáveis.
- A simulação fundamenta sua especificidade em investimentos complementares e inovadores relativos à formação de estudantes e aprimoramento de profissionais efetivamente aptos a atuar: 1) no âmbito da saúde e da doença; 2) na esfera individual e coletiva, reconhecendo no grupo e na comunidade cenários de práticas específicas; 3) em equipe, articulando competências para uma abordagem integralizadora em saúde; 4) aliando competência clínica e relacional, ambas reconhecidas como necessárias para uma atuação eficiente; 5) em consonância com os preceitos éticos-legais que norteiam a inserção do profissional no contexto assistencial.

A simulação é baseada nas melhores práticas do mundo, partindo de uma organização interdisciplinar, inovadora, eficiente e ética, assegurando o desenvolvimento das competências específicas do profissional.

O desenvolvimento dos atributos ou capacidades necessárias para a realização dos desempenhos relativos à prática fundamenta-se em experiências concretas e reais vivenciadas pelos estudantes e profissionais nos serviços de saúde com a comunidade e na análise de situações de saúde-doença que simulam problemas a serem enfrentados. Dessa forma, essa proposta busca a integração da teoria-prática, visando ao desenvolvimento de diferentes competências.

Entre os diferentes conceitos, podemos considerar como competência a capacidade de mobilizar diferentes recursos para solucionar com pertinência e eficácia uma série de situações da prática profissional.[3] Os recursos são as capacidades cognitivas, psicomotoras e afetivas, que, combinadas, conformam distintas maneiras de realizar, com sucesso, tarefas essenciais que caracterizam uma determinada prática profissional.

O processo de integração recíproca de conceitos e práticas foi projetado no sentido de compor esquemas teórico-operacionais, tendo por base a articulação biológico-social, a partir da qual ideias, teorias, explicações, projetos de ação e de investigação, códigos e premissas ético-legais serão acrescidos no sentido de sustentar e desenvolver competências para a prática profissional.

Assim, a competência requerida pela simulação tem por base investimentos na construção de problemas relativos às diferentes experiências teórico-práticas, assim como sua resolução e proposição de alternativas, pautadas em reflexão, observação, consistência teórica, delineamento de hipóteses considerando o contexto e os sujeitos, experimentação virtual e real, elaboração de novos esquemas de pensamento e ação para e na situação estudada.

Na perspectiva clínica, a teoria é revisitada a partir de ação em função de uma espiral: uma primeira construção conceitual fornece uma grade de leitura do que ocorre ou ocorreu, ao mesmo tempo em que a realidade enriquece e diferencia o modelo. Um procedimento clínico não substitui saberes eruditos por intuições inconsistentes e não dispensa a pesquisa fundamental e aplicada. Trata-se de um procedimento de formação, de apropriação ativa dos saberes confrontados com a realidade.[4]

A formação e o aprimoramento pretendidos pressupõem tanto a construção de conceitos, criando ou transformando sistemas teóricos, vivenciados em situações de aprendizagem priorizadas, como também a integração e a mobilização de recursos, ampliando competências.[5]

Considera-se, portanto, o procedimento clínico como um treinamento intensivo em prática reflexiva em diversos níveis, aliando formação teórica e experiência prática a partir de estratégias que agreguem:[19]

- Ensinos planejados pautados em conteúdos permeáveis à reflexão e ao questionamento;
- Uma abordagem pautada em situações-problema cuja resolução supere intervenções baseadas exclusivamente em saberes já definidos;
- Trabalhos em grupos voltados à análise das práticas, potencializando convívio e postura reflexiva na análise das experiências de aprendizagem;
- O ajuste de projetos com base na recomposição das bases teórico-práticas decorrentes da produção do conhecimento. Isso significa que os tutores devem aliar formação teórica e experiência prática na criação de problemas e situações que privilegiem ações preventivas e de promoção e recuperação de saúde;

- A sensibilização para uma prática da alteridade, "abordando os problemas relacionais, a intersubjetividade e a subjetividade, induzindo a elaboração de mecanismos próprios à conduta clínica";
- Relatos de experiência por meio dos quais "o estudante e o profissional experimentem as situações de aprendizagem e depois falem delas, compartilhe-as, observe-as em seguida, compreendam sua incompreensão, coloquem suas questões, não temam suas incompetências, aceitem seus limites de hoje para construir o saber de amanhã... Para que essa palavra emerja, a questão está no clínico a ser criado, no respeito a ser construído, na capacidade do formado de nomear o que é difícil, de não jogar com a impotência e o medo experimentados";
- Em síntese, estratégias de aprendizagem que promovam esquemas evolutivos de complexidade, em suas múltiplas expressões e cenários, mesclando o cognitivo, o afetivo, o biológico, o psicossocial, os fatos, as normas, as práticas, as representações, as consequências, explicitando a complexidade e a multidimensionalidade do real.

Para dar vida a essa concepção da simulação, é importante compor situações de aprendizagem de complexidade crescente, tendo a relação entre equipe de enfermagem, médico, profissionais de saúde, cliente e família como referência, a partir da qual ideias, teorias, explicações, projetos de ação e de intervenção, códigos e premissas legais são gradual e sistematicamente inseridos no sentido de sustentar e desenvolver competências para uma assistência integralizadora.

Construir seus próprios centros de simulação a fim de viabilizar capacitações permanentes, com ênfase no ensino prático de seus profissionais, pode ser inviável para a instituição de saúde devido aos custos. No entanto, o ambiente clínico real já existe na instituição, o que permite desenvolver experiências no próprio local de trabalho dos profissionais de saúde.

Dessa maneira, é possível atingir uma alta fidelidade ambiental e psicológica considerando a própria função do colaborador da instituição, seu ambiente e sua equipe de trabalho.

Partindo dessa premissa, pode-se afirmar que a simulação permite aos profissionais de saúde a oportunidade de executarem ações de cuidado em um ambiente protegido. A Simulação *In Situ* tem sido empregada com o intuito de recriar um ambiente de trabalho mais próximo à realidade vivenciada pelos participantes. Define-se como Simulação *In Situ* a atividade que reflete "o ambiente real de atendimento ao paciente, com um esforço para alcançar um alto nível de fidelidade e realismo".[20]

Portanto, a aplicação da Simulação *In Situ* permite uma melhor avaliação da equipe, visto que os participantes são inseridos em situações semelhantes às suas atividades diárias de trabalho, o que pode revelar erros de segurança latentes, que geralmente não são vistos em cenários típicos de simulação.[21]

Profissionais de enfermagem relataram que treinamentos em seu próprio ambiente de trabalho são positivos, principalmente por se tratar de um ambiente já conhecido, contribuindo para se assumir uma atitude proativa perante a sua equipe, organizando e realizando as tarefas prioritárias para um atendimento eficaz.[22]

Na Figura 2.3, é possível observar o treinamento *in situ* realizado com os profissionais que atuam em unidade de internação no atendimento de parada cardiorrespiratória.

Importância da Simulação na Segurança do Paciente

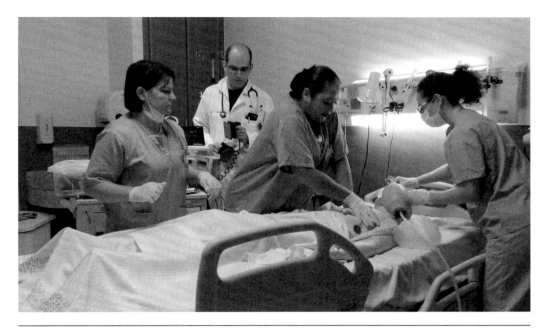

Figura 2.3 Simulação *In Situ*.

Fonte: Próprios autores.

Nesse contexto, a simulação tem por finalidade:

- Criar condições para que estudantes e profissionais compreendam e se relacionem melhor dentro da sociedade em que vivem, principalmente tendo em vista o movimento de globalização;
- Criar condições que propiciem e estimulem os alunos e profissionais a participarem politicamente da sociedade, expandindo seus horizontes com o exercício de sua autonomia, autocrítica e comprometimento social;
- Criar condições para que os alunos e profissionais se instruam dentro das diferentes áreas, de modo que desenvolvam as habilidades necessárias e adquiram o melhor conhecimento técnico-científico para exercerem com excelência e capacidade seu trabalho, assumindo a responsabilidade quanto ao seu aprimoramento contínuo;
- Criar condições para que os alunos e profissionais se desenvolvam na sua integralidade como seres humanos, preocupando-se com seu crescimento emocional e com o desenvolvimento de valores como cooperação mútua, respeito, integridade, fidedignidade, honestidade, ética, humanismo, solidariedade e com o desenvolvimento de habilidades de relacionamento interpessoal.

A atuação profissional em saúde requer conhecimento, habilidade e atitude, que devem ser desenvolvidos durante o ensino formal e aperfeiçoados em cursos de extensão e pós-graduação. As habilidades compreendem não só a destreza e a comunicação, mas também a capacidade de raciocinar criticamente, buscar e selecionar informações, bem como a habilidade para desenvolver um método próprio que possibilite o processo de ensino-aprendizagem. As atitudes compreendem a postura e os valores que os profissionais assumem no contato com os clientes, famílias, comunidade e outros profissionais.

Na simulação, dispomos dos mais modernos materiais nacionais e importados, como modelos anatômicos, *softwares*, entre outros, e, por meio de situações próximas ao real, os alunos e profissionais desenvolvem conhecimentos, habilidades e atitudes, de forma quantitativa e qualitativa. A simulação possibilita a realização de cenários extremamente realistas, utilizando *softwares*, simuladores e demais materiais necessários para atender às necessidades dos alunos e profissionais e para o trabalho em equipe multidisciplinar, tais como atendimento crítico, emergência e centro cirúrgico, entre outros. A simulação possibilita que alunos e profissionais treinem até adquiriram segurança para realizar uma atuação voltada ao paciente.

Gradativamente, o processo de ensino-aprendizagem vem evoluindo no sentido de ampliar referenciais teóricos e de desenvolver situações de aprendizagem que articulam prática-teoria-prática, tendo por base uma postura reflexiva e propositiva acerca de questões assistenciais e de gestão vivenciadas em diferentes contextos.

A simulação pode ser utilizada para aprimorar a comunicação entre profissional, cliente e família e equipe multiprofissional, que é fundamental para a qualidade da assistência prestada, bem como para construir a história do cliente, identificar os dados fundamentais, planejar a investigação, comunicar os resultados, responder às necessidades emocionais do cliente e decidir como gerenciar e solucionar cada problema. A atitude ética também pode ser treinada, sendo assim, a postura verbal e não verbal pode representar a chave do sucesso da relação paciente-família-equipe de saúde. O respeito, a responsabilidade, a assiduidade, a comunicação, a capacidade de receber crítica e a honestidade devem estar presentes em todas as ações. Durante a simulação, os alunos e profissionais são estimulados a perceberem como seu comportamento causa impacto nas outras pessoas.

O treinamento por simulação permite um ambiente participativo e de interatividade, utilizando cenários que replicam experiências da vida real.

■ Considerações finais

É possível observar que, em virtude da proximidade com a realidade, os alunos e profissionais se envolvem em todo o processo, realizando o treinamento em todas as suas fases. Acredita-se que a receptividade e a satisfação demonstradas pelos participantes nos treinamentos expressam a importância da simulação como estratégia facilitadora no processo de ensino-aprendizagem, contribuindo para a formação e o aprimoramento de profissionais seguros, crítico-reflexivos, humanistas e conscientes da importância do fazer quantitativa e qualitativamente para a prática da assistência segura e qualificada.

Diante da complexidade da assistência à saúde na atualidade, com sofisticadas intervenções e equipamentos, o erro humano pode acontecer. Os erros nunca serão eliminados na sua totalidade, mas o seu número e a sua severidade podem ser reduzidos significativamente considerando o envolvimento do profissional e da instituição de saúde.

A implantação do protocolo no atendimento ao paciente a cada dia torna-se um importante recurso que as instituições têm utilizado visando à qualidade e à segurança da assistência prestada ao paciente e à família.

Referências bibliográficas

1. Mizoi CS, Kaneko RMU, Moreira Filho CA. A simulação realística como estratégia de treinamento para profissionais da saúde. Einsten Educ Contin Saúde. 2007;5(3 Pt 2):100-1.
2. Norman GR, Schmidt HG. The psychological basic of problem-based learning: a review of the evidence. Acad Med. 1992;67(9):557-65.
3. Hermández F. Como os docentes aprendem. Pátio. 1998;(4):9-13.
4. Perrenoud P. Avaliação: a excelência à regulação das aprendizagens. Porto Alegre: Artes Médicas; 1999.
5. Perrenoud P. Dez novas competências para ensinar. Porto Alegre: Artes Médicas; 2000.
6. Kohn LT, Corrigan JM, Donaldson MS, eds. To err is human: building a safer health system. Washington, DC: National Academies Press; 1999.
7. Howley LD, Mantindale J. The efficacy of standardized patient feedback in clinical teaching: a mixed methods analysis. Med Educ Online. 2004;9(18):1-10.
8. Curran VR, Buther R, Duke P, Eaton WH, Moffatt SM, Sherman GP, et al. Evaluation of the usefulness of simulated clinical examination in family-medicine residency program. Med Teach. 2007;29(4):406-7.
9. Smith SR, Cookson J, Mckendree J, Harden RM. Patient-centrend learning-back to the future. Med Teach. 2007;29(1):33-7.
10. Resar R, Griffin FA, Haraden C, Nolan TW. Using Care Bundles to Improve Health Care Quality. IHI innovation Series white paper. Cambridge, Massachusetts: Institute for Healthcare Improvement; 2012. Disponível em: http://www.ihi.org/resources/Pages/IHIWhitePapers/UsingCareBundles.aspx. Acesso em: 23 abr. 2020.
11. Brasil. Ministério da Saúde; Fundação Oswaldo Cruz; Agência Nacional de Vigilância Sanitária. Documento de referência para o Programa Nacional de Segurança do Paciente. Brasília: Ministério da Saúde; 2014.
12. Chassin MR, Galvin RW. The urgent need to improve health care quality. Institute of Medicine National Roundtable on Health Care Quality. JAMA. 1998;280(11):1000-5.
13. World Health Organization (WHO). World Alliance for Patient Safety: Forward Programme. Genebra: WHO; 2005.
14. Brasil. Ministério da Saúde. Portaria nº 529, de 1º de abril de 2013. Institui o Programa Nacional de Segurança do Paciente (PNSP) [Internet]. Brasília (DF); 2013 [citado 2013 maio 5]. Disponível em: http://bvsms.saude.gov.br/bvs/saudelegis/gm/2013/prt0529_01_04_2013.html. Acesso em: 23 abr. 2020.
15. Pimenta CAM. Guia para construção de protocolos assistenciais de enfermagem. São Paulo: Coren-SP; 2015.
16. Gaba DM. The future vision of simulation in health care. Qual Saf Health Care. 2004;13 Suppl 1:i2-10.
17. Dunnington RM. Presence with scenario-based high fidelity human patient simulation. Nurs Sci Q. 2014;27(2):157-64.
18. Aggarwal R, Mytton OT, Derbrew M, Hananel D, Heydenburg M, Issenberg B, et al. Training and simulation for patient safety. Qual Saf Health Care. 2010;19 Suppl 2: i34-43.
19. Perrenoud P. A prática reflexiva no ofício do professor: profissionalização e razão pedagógica. Porto Alegre: Artmed; 2002.
20. Healthcare Simulation Dictionary. Sociedade de Simulação em Saúde. Disponível em: https://www.ssih.org/Dictionary. Acesso em: 23 abr. 2020.

21. Ullman E, Kennedy M, Di Delupis FD, Pisanelli P, Burbui AG, Cussen M, et al. The Tuscan Mobile Simulation Program: a description of a program for the delivery of in situ simulation training. Intern Emerg Med. 2016;11(6):837-41.
22. Mendonça CTA. Vivência do enfermeiro em simulação de alta fidelidade no contexto da saúde [dissertação]. São Paulo: Escola de Enfermagem, Universidade de São Paulo; 2016.

José Roberto Generoso Junior • Carolina Felipe Soares Brandão

Simulação: Conceitos Básicos

Introdução

Os processos educacionais devem estar pautados na formação do homem, visando ao seu amadurecimento e plenitude de modo gradual. Para que sejam efetivos e transcendentes, necessitam de valores éticos, políticos, culturais e espirituais, o que leva a conceitos multidisciplinares e globais, capacitando o indivíduo para o mundo de trabalho de modo dinâmico e inovador.[1-3]

Entre as diversas estratégias que têm sido utilizadas para o alcance dessa finalidade, o uso da simulação, em especial na área da saúde, tem merecido destaque. A simulação é uma estratégia de ensino, não uma tecnologia, utilizada para substituir ou amplificar experiências reais, por experiências guiadas que evocam ou reproduzem aspectos do mundo real de maneira completamente interativa.[4]

É possível identificar registros do uso da simulação em diferentes períodos da humanidade, por exemplo, em passagens bíblicas, como a bênção de Jacó para Isaac no lugar de seu irmão Esaú, que já era documentado há cerca de 1590 a. C., e de modelos obstétricos do século 18.[5]

Em meados da década de 1920, o engenheiro Edwin A. Link foi o responsável por criar o primeiro simulador para a formação de pilotos, muito utilizado durante a Segunda Guerra Mundial e popularizado após a determinação do presidente Franklin Delano Roosevelt para que as entregas postais em território americano fossem feitas pela força aérea. Tais simuladores tornaram-se tão relevantes no treinamento desses profissionais que, nos dias atuais, perfaz cerca de 40% de sua formação.[6,7]

Em meados da década de 1980, a experiência da aviação passa a ser utilizada na área da saúde para capacitação e formação de profissionais da saúde, em um ambiente seguro de aprendizado, pautado por conceitos andragógicos.

Atualmente, com o foco cada vez maior em segurança, qualidade, ética e desenvolvimento de tecnologias, a simulação tem sido considerada imprescindível na formação dos profissionais.[6,8,9]

Na saúde, a simulação é utilizada para uma variedade de objetivos de ensino e aprendizagem, os quais não se limitam ao desenvolvimento de habilidades técnicas e conceitos, mas integram, sobretudo, tecnologias, competências, habilidades e trabalho em equipe para promover a resolução de situações-problema e incentivar o raciocínio crítico em um ambiente de aprendizado seguro e controlado, trazendo inúmeros benefícios aos alunos e preservando eticamente o paciente e a profissão.[8,10]

O emprego da simulação é uma tentativa de garantir que o estudante possa construir aprendizagem em um contexto próximo da realidade. Para isso, são necessárias habilidades aliadas aos conhecimentos teóricos e atitudes, bem como à forma como o estudante interage com o ensino no ambiente. Tal estratégia permite que os participantes, por exemplo, possam manejar casos de alta complexidade e de potencial gravidade em um ambiente simulado, sem riscos ao paciente e quantas vezes forem necessárias.[11]

A simulação é, ainda, uma excelente estratégia para o desenvolvimento de habilidades psicomotoras e a melhora na resolução de problemas de níveis mais complexos e nas habilidades de interação entre o domínio cognitivo e o afetivo. Torna possível o envolvimento ativo do aluno, com consequências determinadas pelas variáveis inerentes à situação e garante um ambiente de aprendizagem seguro. Portanto, trata-se da estratégia de experimentar o ensino e a avaliação, além de um ambiente no qual os estudantes podem integrar teoria à prática.[12,13]

■ O ensino com o uso da simulação é uma estratégia de aprendizagem significativa

O ensino com o uso da simulação é uma metodologia que promove o desenvolvimento de experiências de aprendizado significativas e demonstra eficácia na educação cognitiva e comportamental.[14] Requer a participação efetiva e ativa do estudante no seu desenvolvimento de modo controlado e seguro e oportuniza a vivência da prática clínica da profissão e a participação na construção do aprendizado.

Na aprendizagem significativa, as ideias são trabalhadas progressivamente, com organização sequencial do conteúdo e conceitos, antes que os novos conhecimentos sejam apresentados. O aluno não é um receptor passivo, ele participa da construção e reconstrução do seu conhecimento e aprende com significado.[15,16]

Para que essa forma de aprendizado ocorra, é necessário que o estudante seja parte integrante e central do processo, além de estar motivado intrinsecamente. Entre professor e aluno, os questionamentos e a interação social servem como base do relacionamento e apoiam o tempo todo o exercício de aprender a aprender, de superar o erro e de desaprender o que é irrelevante, quando isso for necessário.[17,18]

Na aprendizagem significativa, ocorre, a todo momento, a interação cognitiva entre o novo conhecimento e o conhecimento prévio do aluno. Nesse processo, o novo conhecimento incorpora significados, se enriquece, se diferencia e adquire maior estabilidade. Por meio da investigação e da descrição do processo de cognição, há integração construtiva do pensamento, dos sentimentos e das ações, que conduzem ao compromisso e à responsabilidade.[16,18]

Nesse contexto, se o conhecimento prévio é inexistente, é necessário apresentá-lo ao estudante, o que pode ocorrer por meio da aprendizagem mecânica para posteriormente possibilitar o processamento do conteúdo e a atribuição do significado. A aprendizagem significativa não se opõe à aprendizagem mecânica – ela transforma essa fase do processo em aprendizagem com significado.[19,20]

A simulação

Para que a simulação alcance seus objetivos no processo ensino-aprendizagem, a atividade deve seguir parâmetros bem definidos no intuito de transformar a estratégia de ensino o mais próximo possível daquilo que se pretende reproduzir. Todo esse processo deve ser construído e pautado nas características do grupo de alunos e do aprendizado centrado neles e objetivos de aprendizado mensuráveis.

Para tanto, Jeffries[21] propõe um modelo de *design* da estratégia, no sentido de garantir o planejamento, a implementação e a avaliação, destacando os componentes a seguir:

1) Objetivos da simulação

Os objetivos a serem alcançados devem ser bem definidos, comumente se utilizando a taxonomia de Bloom, e introduzidos no cenário a ser apresentado.

Bons objetivos de aprendizado devem ser específicos, mensuráveis, atingíveis, relevantes e temporalmente factíveis (acrônimo SMART em inglês).

As metas a serem alcançadas devem ser claras, e um *briefing* deve ser oferecido aos alunos antes da realização da simulação.

A quantidade de objetivos para cada cenário deve refletir a complexidade da simulação. Recomenda-se que não devem ser ultrapassados três ou quatro objetivos para 20 minutos de simulação.[10]

2) Fidelidade

Para que a simulação transcorra de forma adequada e atinja os objetivos definidos, o grau de veracidade do cenário deve ser preparado de modo detalhado e cuidadosamente compatível com o conteúdo já estudado, permitindo a suspensão da incredulidade e tirando o máximo da experiência. Devem ser listados todos os materiais disponíveis para sua realização, os quais devem ser particularmente definidos de acordo com a complexidade do cenário e com os objetivos de aprendizagem mensuráveis.

A fidelidade do simulador está relacionada com sua aproximação com a pessoa humana e a complexidade do cenário, com os objetivos da aprendizagem e a aproximação com a realidade que se propõe reproduzir. Podemos ter cenários extremamente fiéis à realidade, os quais podem ir tão longe quanto a imaginação do professor consiga alcançar.

Muitas vezes, no entanto, é possível atingir os objetivos propostos para uma simulação com equipamentos com menos recursos, mas bem escolhidos para a atividade, não nos deixando levar apenas pelas funcionalidades tecnológicas que, se mal introduzidas, podem gerar um fator de confusão aos alunos, potencialmente os levando ao descarrilamento e a uma sessão de simulação falha.

3) Resolução de problemas

A resolução de problemas envolve a complexidade do cenário. O cenário deve ser proposto e desenvolvido de acordo com o grau de competência do aluno. É importante que o participante se sinta capaz de resolver os problemas que lhe foram colocados e, dessa maneira, os cenários devem ser construídos de modo que ele obtenha sucesso. Para que o cenário seja bem conduzido e atinja os objetivos da aprendizagem, antes da sua execução, é recomendável que ele seja testado pelos educadores/instrutores para que nenhum pormenor seja negligenciado. Além disso, é importante destacar que são os objetivos de aprendizagem e a complexidade do cenário que definirão a melhor modalidade e equipamentos a serem utilizados, ou seja, nem sempre os simuladores mais onerosos são os mais indicados.

■ Apoio aos estudantes

O apoio ao estudante descrito por Jeffries[20] corresponde a fornecer "pistas" ao aprendiz para que ele possa assimilar melhor o cenário proposto, assim como orientá-lo na reflexão sobre a ação.

As indicações podem ser oferecidas de diversas formas, como: verbalmente pelo educador/instrutor, visíveis em um monitor multiparamétrico, no prontuário do paciente simulado ou apresentadas pelo próprio simulador, se o mesmo tiver disponível.

O apoio facultado pelo educador/instrutor deve ser suficiente para não interferir na capacidade de decisão do estudante e capaz de orientá-lo no reconhecimento dos seus pontos fortes e fracos.

É fundamental que o público-alvo a realizar esse cenário tenha as habilidades e conhecimentos necessários para conduzir o cenário, isso não significa disponibilizar o tema do cenário, mas garantir que o tema esteja compatível com o nível dos participantes. A prática de envio de materiais para estudo prévio e posterior também é muito utilizada, seja para graduação ou educação continuada.

Debriefing

Jeffries[25] afirma que o *debriefing* ocorre ao final do cenário de simulação e encoraja a reflexão a respeito da atividade. Nessa fase, o facilitador auxilia os estudantes a pensarem criticamente a respeito do cenário, ligando a teoria à prática, além de discutir aspectos positivos e que necessitam de melhora pelo grupo.[25]

Em função dos objetivos planejados inicialmente, o facilitador deve conduzir o *debriefing* de modo a atingi-los na sua plenitude. É dada a oportunidade ao aluno de verbalizar sobre a forma como se sentiu no cenário desenvolvido, bem como de identificar as suas fragilidades e potencialidades. Pode haver, ainda, a necessidade de trazer para a reflexão do momento alguns conceitos teóricos e interligá-los com a prática realizada.

O *debriefing* tem sido considerado como a fase mais importantes da atividade simulada, uma vez que conduz o aluno a reflexão das experiências, percepções, tomada de decisão e competência clínica assumidas perante o desenvolvimento do cenário realizado, sendo nessa fase em que a maior parte do aprendizado ocorre. Diferentes estratégias de *debriefing* e ferramentas de avaliação foram desenvolvidas para criar uma experiência do aluno cada vez mais envolvente e auxiliar o facilitador na sua condução; usualmente uma proporção mínima de 2 minutos para cada minuto de cenário deve ser adotada.

O educador, por sua vez, ao longo de sua trajetória, poderá se aperfeiçoar cada vez mais na arte do *debriefing*, que pode ser dividido em três fases: a descoberta, o crescimento e a maturidade.[26]

O recurso tecnológico de som e imagem que possibilite a gravação dos cenários também pode ser importante no *debriefing*, de modo a auxiliar o aluno em sua reflexão, permitindo que ele tenha noção mais precisa do seu desempenho, que nem sempre é interiorizada durante o cenário.

Em um ambiente de aprendizado seguro e respeitoso, que incentive a exposição dos sentimentos experimentados e proporcione a preservação da confiança e autoestima do indivíduo, todo relato, discussão e avaliação do cenário devem ser incentivados e orientados pelo facilitador; posteriormente, este tema terá um capítulo específico.

Pela relevância dessa temática, um capítulo específico sobre *debriefing* auxiliará o leitor nessa jornada.

Feedback

Ao contrário do *debriefing*, no qual um momento de discussão é estabelecido, o *feedback* é pautado pela entrega unidirecional de informação, com o objetivo de melhorar a compreensão de conceitos e de *performance* em determinada área.[27]

O *feedback* pode ser oferecido pelo educador, instrutor, alunos, pares e atores quando na função de paciente-padrão.[25] O tempo dispendido ao *feedback* normalmente é mais curto com relação ao *debriefing* clássico.

Tanto *feedback* quanto o *debriefing* são centrais para que o aprendizado efetivamente ocorra; sem esses, uma simulação se torna apenas mais uma atividade.[28,29]

Prática deliberada em ciclos rápidos

A prática deliberada em ciclos rápidos (PDCR) é um novo modelo de ensino em simulação que tem atraído cada vez mais atenção por parte dos educadores voltados à sua implementação, aplicação e pesquisa.[30]

Na PDCR, os alunos são submetidos a ciclos rápidos, alternando entre a prática do cenário ou habilidade seguida por *feedback* direcionado, até que a competência seja adquirida em sua totalidade.[30]

A forma mais usual de aplicá-la consiste na subdivisão de um cenário complexo em etapas menos complexas, num formato de pausa quando identificada uma oportunidade de melhoria, correção da *performance*, retorno no tempo do cenário e nova tentativa, até que a maestria seja alcançada e a complexidade do cenário proposto evolua.[30]

É de fundamental importância a capacitação dos educadores na estratégia de PDCR e orientação aos alunos sobre a forma como a atividade será conduzida, reforçando um ambiente de aprendizado seguro.

■ Considerações finais

O uso da simulação não é uma estratégia recente de ensino na área da saúde, tendo sido adotados conceitos trazidos da aviação décadas atrás e princípios andragógicos, além das teorias de aprendizado do adulto. Tem sido uma grande aliada no desenvolvimento de competências e habilidades esperadas por profissionais da área, primando pela qualidade do atendimento e foco na segurança do paciente.

Diante de uma gama cada vez maior de equipamentos e tecnologias desenvolvidas, é crucial a capacitação de educadores e gestores no uso racional de recursos e entrega de atividades cada vez mais significativas e centradas no aluno, pautadas por claros objetivos de aprendizado mensuráveis.

Nesse contexto, para o sucesso da atividade em simulação, são de extrema importância o conhecimento da metodologia e seus princípios, e do desenho da atividade e escolha da modalidade, a condução de *debriefing* e *feedback* de forma transformadora, além do estabelecimento de um ambiente de aprendizado seguro.

■ Referências bibliográficas

1. Pasche DF. National Humanization Policy as a commitment to collective production of changes in management and care methods. Interface (Botucatu). 2009;13 Suplc1.
2. Paschoal AS, Mantovani MF, Méier MJ. The perception of permanent, continuous, in service education for nurses in a school hospital. Rev Esc Enferm USP. 2007;41(3):478-84.
3. Trevizan MA, Mendes IAC, Mazzo A, Ventura CAA. Investment in nursing human assets: education and minds of the future. Rev Latino-Am Enferm. 2010;18(3):467-71.
4. Gaba DM. The future vision of simulation in health care. Qual Saf Health Care. 2004;13 Suppl 1:i2-10.
5. Owen H. Early Use of Simulation in Medical Education. Simul Healthc. 2012;7(2):102-16.
7. National League for Nursing. Simulation Innovation Resource Center Glossary. Disponível em: http://www.sirc.nln.org/mod/glossary/view.php. Acesso em: 1º dez. 2016.
6. Camacho HM. Simulación cibernética en las ciencias de la salud. Recuento histórico en el Mundo y em Colombia y su impacto en la educación. 2ª ed. Bogotá: Editorial Kimpres; 2010.
7. Quilici AP, Abrão KC, Timerman S, Gutierrez F. Simulação clínica: do conceito a aplicabilidade. São Paulo: Atheneu; 2012.
9. Leigh GT. High-fidelity patient simulation and nursing students' self-efficacy: a review of the literature. Int J Nurs Educ Scholarsh. 2008;5:Article 37.
10. Jeffries PR. Designing simulations for nursing education. Ann Rev Nurs Educ. 2006;4:161-77.
11. McCoy CE, Menchine M, Anderson C, Kollen R, Langdorf MI, Lotfipour S. Prospective randomized crossover study of simulation vs. Didactics for teaching medical students the assessment and management of critically ill patients. J Emerg Med. 2011;44(4):448-55.
12. Bastable SB. O enfermeiro como educador: princípios de ensino-aprendizagem para a prática de enfermagem. 3ª ed. Porto Alegre: Artmed; 2010.
13. Decker S, Sportsman S, Puetz L, Billings L. The evolution of simulation and its contribution to competency. J Contin Educ Nurs. 2008;39(20):74-80.
14. Hoadley TA. Learning Advanced Cardiac Life Support: a comparison study of the effects of low and high-fidelity simulation. Nurs Educ Perspect. 2009;30(2):91-7.
15. Ausubel DP. A aprendizagem significativa: a teoria de David Ausubel. São Paulo: Moraes; 1982.
16. Moreira AM. Aprendizagem significativa crítica. Ind Bolet Estudios Invest. 2005;1(6):83-101.
17. Pelizzari A, Kriegl ML, Baron MP, Finck NTL, Dorocinski SI. Teoria da aprendizagem significativa segundo Ausubel. Rev Progr Educ Corpor. 2002;2(1):37-42.
18. Moreira MA. Aprendizagem significativa: um conceito subjacente. Aprendizagem Significativa em Revista/Meaningful Learning Review. 2011;1(3):25-46.

19. Gomes AP, Dias-Coelho UC, Cavalheiro PO, Gonçalvez VAN, Rôças G, Siqueira-Batista R. A educação médica entre mapas e âncoras: a aprendizagem significativa de David Ausubel, em busca da Arca Perdida. Rev Bras Educ Med. 2008;32(1):105-11.
20. Souza N, Boruchovitch E. Mapas conceituais e avaliação formativa: tecendo aproximações. Educ Pesq. 2010;36(3):795-810.
21. Jeffries PR. Simulation in nursing education: from conceptualization to evaluation. New York: National League for Nursing; 2007. p. 20-33.
22. Grady JL, Kehrer RG, Trusty CE, Entin EB, Entin EE, Brunye TT. Learning Nursing Procedures: The Influence of Simulator Fidelity and Student Gender on Teaching Effectiveness. J Nurs Educ. 2008;47(9):403-8.
23. Lapkin S, Levett-Jones T. A cost-utility analysis of medium vs. high-fidelity human patient simulation manikins in nursing education. J Clin Nurs. 2011;20(23-24):3543-52.
24. Baptista RCN, Martins JCA, Pereira MFCR, Mazzo A. Simulação de Alta-Fidelidade no Curso de Enfermagem: ganhos percebidos pelos estudantes. Rev Enf Ref. 2014;serIV(1):135-44.
25. Jeffries PR. A framework for designing, implementing, and evaluating simulations used as teaching strategies in nursing. Nurs Educ Perspect. 2005;26(2):96-103.
26. Cheng A, Eppich W, Kolbe M, Meguerdichian M, Bajaj K, Grant V. A Conceptual Framework for the Development of *Debriefing* Skills: A Journey of Discovery, Growth, and Maturity. Simul Healthc. 2020;15(1):55-60.
27. van de Ridder JM, Stokking KM, McGaghie WC, ten Cate OT. What is *feedback* in clinical education? Med Educ. 2008;42(2):189-97.
28. Cantrell MA. The importance of *debriefing* in clinical simulations. Cli Simul Nurs. 2008;4(2):e19-23.
29. Van Heukelom JN, Begaz T, Treat R. Comparison of postsimulation *debriefing* versus in-simulation *debriefing* in medical simulation. Simul Healthc. 2010;5(2):91-7.
30. Taras J, Everett T. Rapid Cycle Deliberate Practice in Medical Education – a Systematic Review. Cureus. 2017;9(4):e1180.

capítulo 4

Ana Cecília de Medeiros Maciel • Soely Polydoro • Dario Cecilio-Fernandes

O Treinamento Simulado como Contexto de Promoção da Autorregulação e Regulação Emocional

■ Introdução

O ensino superior tem paulatinamente buscado compreender as variáveis que permeiam os mecanismos de aprendizagem, bem como aprimorar as condições do ensino visando a estudantes mais engajados, mais motivados e detentores das estratégias que podem levar a melhores resultados. No ensino em saúde – entendido aqui como o ensino desde a graduação até a formação continuada –, isso não é diferente. Diversas iniciativas foram implementadas em contextos nacionais para um ensino que demande uma atitude mais ativa e mais reflexiva por parte dos estudantes, como a aprendizagem baseada em problemas ou projetos e a utilização do treinamento simulado, em alinhamento com as Diretrizes Curriculares Nacionais (DCNs) de Medicina,[1] que indicam o uso de metodologias centradas no estudante. A simulação, em especial, favorece o caráter ativo dos estudantes com o conteúdo a ser aprendido e o problema a ser resolvido, proporcionando uma maior colaboração entre pares e a construção de redes de relacionamento, além de oferecer uma perspectiva diferenciada do processo de aprendizagem. Essas iniciativas têm sido foco de pesquisa, muitas vezes buscando compreender os processos cognitivos envolvidos para que se possa aprimorar o currículo e as condições de ensino.

No contexto da simulação, merece destaque uma formação que possibilite também o desenvolvimento do pensamento crítico, reflexivo e, por que não dizer, consciente e regulador dos próprios estados físicos e emocionais. Poucas têm sido as investigações nessa área visando compreender os processos cognitivos, metacognitivos, motivacionais e afetivos que permeiam esse momento de interação do estudante com o objeto do saber e com o paciente. Esse será o foco do capítulo para o qual selecionamos o processo de autorregulação, a autoeficácia e a regulação emocional do estudante.

Autorregulação

A autorregulação é um construto que representa "um mecanismo interno consciente e voluntário de controle, que governa o comportamento, os pensamentos e os sentimentos pessoais tendo como referência metas e padrões pessoais de conduta a partir dos quais se estabelece consequência para o mesmo".[2] Em outras palavras, é um processo pessoal e voluntário decorrente de nossa capacidade de intencionalidade, antecipação, autorreflexão e autorreação.[3-6] Nota-se um componente motivacional, pois depende da vontade e iniciativa da própria pessoa. No entanto, sofre influência do ambiente, já que é ativado em determinado contexto, o qual pode se mostrar promotor ou restritivo da autorregulação. Esse processo exige que o indivíduo tenha em mãos duas possibilidades fundamentais: escolha (de metas às quais se quer chegar, os caminhos que podem ser percorridos e estratégias a serem adotadas) e controle (o acompanhamento de cada passo dado permitindo uma análise e ajustes, se necessários).

A autorregulação refere-se a diferentes áreas da vida. Estudos apontam os benefícios da autorregulação na área da saúde, por exemplo, com diabéticos e suas escolhas alimentares,[7,8] no esporte, por exemplo, na preparação e treinamento para alta *performance*,[9] e na educação.[10] As pessoas podem ser autorreguladas em uma determinada área da sua vida (financeira, por exemplo), mas não em outras (alimentação, por exemplo).

Um dos modelos conceituais mais utilizados sobre o processo de autorregulação da aprendizagem é o de Barry Zimmerman, o qual já foi submetido a diversos estudos, com alunos de faixas etárias e anos escolares diferentes. Tais estudos apontam os benefícios da autorregulação para a aprendizagem, destacando que os estudantes autorregulados são mais motivados, independentes e participantes ativos do processo de aprender.[11-13] Para Zimmerman, o processo de aprendizagem autorregulada ocorre em três fases cíclicas: antecipação (ou fase prévia), execução (ou de realização) e autorreflexão.[11]

A *fase da antecipação* é quando ocorrem a análise da tarefa e a percepção de motivação. A análise da tarefa deve ser realista e específica, o que implica identificar as suas características, os recursos pessoais e do contexto que possibilitem a definição de um objetivo concreto e a escolha de estratégias de aprendizagem mais eficientes, ou seja, estabelecer um planejamento adequado e bem orientado. Para esse planejamento, é essencial também reconhecer as próprias crenças motivacionais que, conforme o autor, englobam as crenças de autoeficácia (sentir-se capaz de realizar a tarefa), a expectativa de resultados (crenças de que determinadas ações irão conduzir a bons resultados) e o valor intrínseco (se a realização da tarefa trará aprendizagem e satisfação pessoal).

A *fase de execução* consiste na realização da tarefa propriamente dita. O controle por parte do estudante é muito importante, para que se possa atingir o que foi planejado na fase anterior. O estudante, ao aplicar as estratégias definidas, deve observar e controlar se as escolhas efetuadas na fase prévia estão adequadas ao objetivo estabelecido e se o processo de aprendizagem está sendo bem-sucedido, considerando aspectos cognitivos, motivacionais, comportamentais e ambientais. É quando deve ser mantido o que está dando certo e mudar o que está sendo infrutífero, ao mesmo tempo em que se identifica o que pode ser melhorado. Portanto, essa fase exige focalização da atenção, monitoramento metacognitivo, autoinstrução e gerenciamento do tempo.

A *fase de autorreflexão* é a fase de avaliar os procedimentos adotados e o resultado alcançado. Por meio de autojulgamento, o estudante poderá reagir de diferentes formas ao resultado obtido. Nessa fase, deve-se considerar: se o resultado foi satisfatório; se a maneira como se comportou para chegar àquele resultado foi adequada; o que foi eficiente e pode ser adotado novamente; o que o impossibilitou de atingir um resultado melhor e o que fazer para evitar que isso aconteça novamente; quais outras estratégias poderiam ter sido escolhidas; quais estratégias utilizadas podem ser empregadas em outras tarefas. É nessa fase que o estudante avalia se os resultados foram compatíveis com o que planejou e esperava atingir. É importante destacar que essas fases atuam de modo interdependente e cíclico, portanto o processo só é concluído à medida que as autorreflexões produzidas gerem impacto na fase prévia de um novo ciclo de aprendizagem.

■ Autoeficácia

Outro componente significativo no processo de aprender é a autoeficácia. As pessoas mobilizam seus aspectos cognitivos, afetivos e comportamentais para uma determinada ação se elas acreditam que conseguem realizá-las. O contrário também é verdadeiro: se as pessoas acreditam que não conseguirão realizar uma tarefa, elas simplesmente nem a iniciam ou tendem a desistir diante dos primeiros obstáculos. Trata-se da percepção sobre a própria capacidade em realizar algo, construto apresentado por Albert Bandura com a seguinte definição: "a crença que as pessoas têm em organizar e executar cursos de ação para atingir determinados resultados".[14] A crença de autoeficácia é preditora da ação do sujeito, podendo oscilar dependendo do momento, do contexto e da fase de vida da pessoa, sendo algumas vezes mais robusta, outras vezes mais enfraquecida, não sendo, portanto, algo estático.

A autoeficácia é constituída a partir de quatro fontes: experiência direta, experiência vicária, persuasão social e estados físicos e emocionais.[14,15] Na *experiência direta*, o indivíduo considera suas experiências pessoais; se a ação é bem-sucedida, a experiência apresenta-se como uma fonte que fortalece a autoeficácia. Se o indivíduo não consegue realizá-la ou vivencia muitos fracassos, a crença pode ser enfraquecida. A segunda fonte vem da observação de outras pessoas desempenhando o comportamento almejado: a *experiência vicária*. Aqui há a necessidade de considerar as características de observador e observado; se a pessoa que observa reconhece a possibilidade de desempenhar o mesmo comportamento por haver características comuns às duas pessoas, a tendência é de fortalecimento da autoeficácia. A terceira fonte vem da *persuasão social*, que é o comentário ou *feedback* advindo de pessoas que são tidas como importantes pelo indivíduo: um professor, um colega, um parente, por exemplo. Quando essas pessoas demonstram que acreditam no indivíduo ou emitem comentários favoráveis e/ou incentivadores, é possível que, ao ouvi-las, o indivíduo se sinta mais capaz. O contrário também pode ser verdadeiro: reações negativas ou desestimulantes podem minar a crença de autoeficácia. Por fim, os *estados físicos e emocionais* também são informativos do quanto a pessoa pode se perceber capaz ou não. Há situações em que o suor ou batimentos cardíacos mais acelerados apontam que há certa tensão, mas mesmo assim o sujeito consegue superar e realizar a tarefa; outras situações podem ser mais tensas, a ponto de a ansiedade bloquear ou paralisar a pessoa, levando-a à percepção de enfraquecimento de autoeficácia.

Regulação emocional

Em conjunto com a autorregulação da aprendizagem e a autoeficácia, ressaltamos a importância das emoções, especificamente da regulação emocional em contextos educativos, entendida como a capacidade de controlar as próprias emoções positivas e negativas em situações de aprendizagem ou na prática profissional, a qual vem sendo estudada por diversos autores da literatura internacional, tais como Gross,[16,17] Pekrun,[18,19] Boekaerts[20] e Efklides.[21] As emoções podem ser definidas como um conjunto de processos psicológicos nos quais os componentes afetivos (por exemplo, nervosismo), cognitivos (preocupação em não desempenhar bem uma determinada tarefa), fisiológicos (aumento do tônus simpático e diminuição do parassimpático), motivacionais (desejo de fugir de uma situação estressora) e expressivos (como as expressões faciais que demonstram tristeza ou raiva) estão inter-relacionados.[18] Ao pensar em emoções ligadas ao resultado de alguma realização, elas possuem três dimensões: valência (positiva = agradável ou negativa = ansiedade), ativação (ativar esperança ou desativar desesperança) e o foco do objeto (na atividade em si ou no resultado). As emoções positivas voltadas para uma aprendizagem ou tarefa favorecem um maior investimento de recursos cognitivos para a realização dela, sendo o contrário também verdadeiro, ou seja, emoções negativas como vergonha podem inibir o estudante de pedir ajuda. Esses resultados apontando a relação entre as emoções e os recursos cognitivos são encontrados em diversas disciplinas e na Medicina, por exemplo, em estudos realizados por Fraser[22] e Shi.[23]

Como dito, uma questão que vem recebendo atenção em relação às emoções é o quanto o indivíduo consegue controlá-las em detrimento da circunstância ou situação. Esse aspecto, chamado de regulação emocional, implica a gestão e expressão das emoções positivas e a conscientização e controle das emoções negativas.[24] Ao que tudo indica, a regulação das emoções tem uma correlação positiva com os comportamentos pró-sociais, o desempenho acadêmico e a evitação de situações transgressoras.[25] Nessa linha, Artino Jr. *et al.* enfatizam a importância em se trabalhar o desenvolvimento de estratégias de regulação emocional em estudantes de Medicina, uma vez que essa dimensão está diretamente relacionada à qualidade da ativação dos processos cognitivos, motivacionais, bem como às crenças de autoeficácia.[26]

Simulação, autorregulação e regulação emocional

Nessa perspectiva, a situação de aprendizagem construída por meio da simulação, além de desenvolver as competências técnicas e cognitivas necessárias para a habilidade com o tratar do paciente de forma integral, dada a sua característica imersiva, permite que o estudante experiencie as emoções de forma real, criando oportunidades para ele perceber o que sente e reconhecer e atribuir as causas corretas de seus afetos, para, a partir disso, buscar meios para regulá-los. De modo particular, a simulação envolvendo um ator representando o papel de um paciente ou de um familiar propicia o reconhecimento e a intervenção na dimensão emocional nos processos de aprendizagem, especificamente em desafios de emergência, situação de crise, gerenciamento de conflitos, comunicação de más notícias, entre outros. Nesse sentido, a interação com um manequim reduz tais experiências, pois a interação com o paciente não envolve informações de comunicação, tais como timbre de voz, expressões faciais, leveza ou tristeza no olhar. A interação com um humano favorece esses aspectos, que são levados em conta para as reações fisiológicas e geram sensações de empatia, compaixão, medo, insegurança, entre outras.

Em suas diferentes modalidades, a simulação também é uma excelente ferramenta para influenciar as diferentes fontes de autoeficácia e para promover a autorregulação da aprendizagem. Por exemplo, a simulação pode proporcionar a experiência direta, quando os estudantes estão participando da simulação; a experiência vicária na observação dos colegas realizando a simulação; a persuasão social durante os momentos de *debriefing* com o professor; e a percepção dos estados físicos e emocionais durante os momentos de interação com o paciente, seja ele um ator, manequim ou por meio de realidade virtual.

Há diversos meios para captar e medir o que uma pessoa está sentindo durante determinada situação ou tarefa. Há meios mais tradicionais, como os questionários de autorrelato, e há meios mais tecnológicos usando recursos mais precisos, como a captura de microexpressões faciais, linguagem corporal, sensores que medem a temperatura corporal e batimentos cardíacos, e aparelhos que fazem o rastreamento do movimento dos olhos. A adoção de diferentes formas de coleta de informações possibilita o cruzamento de mais de um tipo de dado em um determinado contexto, ampliando as possibilidades de compreensão. Por exemplo, rastrear o olhar dos alunos nos dará apenas a informação de para onde ele olhou. Quando associamos o rastreamento do seu olhar a uma tarefa específica como fazer um diagnóstico interpretando diferences exames clínicos e de imagem, a direção do olhar do estudante poderá revelar uma série de pistas sobre como o ele chegou àquele diagnóstico. Tais pistas podem ser o padrão que ele utilizou para verificar os exames, a ordem pela qual verificou os exames, se verificou todos os exames e, além disso, como se sente e quais foram as decisões anteriores e posteriores ao processo do diagnóstico. Outro elemento importante a se considerar é a relação entre as emoções sentidas e a autoeficácia percebida para realizar uma tarefa específica. A comunicação de má notícia em estudantes mais novatos geralmente traz uma carga emocional muito grande, o que pode influenciar a percepção de autoeficácia do estudante, enfraquecendo-a. Por outro lado, para um médico acostumado a dar más notícias a pacientes e família, a autoeficácia pode não se abalar, mesmo diante de uma carga emocional grande.

A simulação também pode ser adotada no contexto intencional de promoção da autorregulação. Os estudantes podem ser incentivados a estipular uma meta de aprendizagem, de desempenho ou de regulação emocional, favorecendo condições para que realizem monitoramento na fase de execução da tarefa, que pode ser auxiliado pelos recursos tecnológicos da simulação (filmagens em vídeos, resultado do manejo dos monitores cardíacos, de pressão etc.). Esses dados podem fornecer elementos concretos do tipo de ajuste que o estudante precisa realizar para poder desempenhar o que é esperado dele naquela circunstância. Além disso, a fase do *debriefing* juntamente com o professor e a turma pode favorecer a autoanálise e a autorreflexão para que os próximos passos sejam planejados adequadamente. Nesse sentido, a metanálise realizada por Brydges *et al.* reforça o fato de que os professores devem atribuir aos alunos a responsabilidade sobre o desenvolvimento do processo de autorregulação da aprendizagem.[27]

Uma forma que tem sido utilizada para compreender e fortalecer os processos autorregulatórios adotados pelos estudantes é a microanálise.[28-30] A microanálise consiste em avaliar a autorregulação por meio de um roteiro com perguntas simples para cada fase do ciclo autorregulatório. Por exemplo, para a fase da antecipação, pode-se perguntar se o estudante tem algum plano ou forma de abordagem para a tarefa específica; sobre seu conhecimento prévio, buscando a ativação do conteúdo necessário para a tarefa; quais são os seus objetivos com a atividade; sobre seu interesse e crença de capacidade de enfrentar à situação. A resposta revelará se o estudante tem um objetivo claro, sua motivação e o repertório de estratégias dos estudantes. Para a fase de execução, geralmente se pergunta se a abordagem está indo de acordo com o planejado, se há distratores e o que está sendo feito para controlá-los e se há preocupação com o gerenciamento do tempo. A resposta indicará se o estudante está se monitorando e se está se adaptando à situação. Na fase de autorreflexão, geralmente é solicitado que o estudante avalie e explique o desempenho obtido; se foi necessário fazer algum ajuste para a realização da tarefa; sua satisfação com sua realização e o que poderia fazer para melhorar sua atuação em uma próxima atividade. A resposta indicará se ele teve uma percepção correta sobre a tarefa e a probabilidade de fazer ajustes em tarefas futuras[30]. Uma extensa revisão feita por Hattie e Timberley demonstrou que o *feedback* mais efetivo é sobre os processos regulatórios dos estudantes, em vez de *feedback* sobre a tarefa, principalmente para a retenção de longo prazo.[31]

Por fim, queremos salientar a importância de que a formação do docente de ensino superior considere e valorize a ação do professor para além do domínio dos conteúdos que serão trabalhados, mas que trate de construtos como os abordados neste capítulo, de forma que ele possa tornar os conteúdos aprendíveis e que sua intencionalidade ao organizar os objetivos e condições de ensino incluam o fortalecimento da autorregulação da aprendizagem, da autoeficácia e da regulação emocional. A inclusão da autorregulação da aprendizagem, da autoeficácia e da regulação emocional também se alinha com o conceito de aprender a aprender, ou seja, que o estudante passe a aprender de forma autônoma e a aprender para se desenvolver. Isso é extremamente importante para a prática profissional, na qual o profissional da saúde precisa de atualização constante sobre novos protocolos, habilidades e conhecimentos. O mesmo benefício poderá ser observado na própria ação docente, de cunho mais reflexivo e autorregulado.

■ Referências bibliográficas

1. Brasil. Ministério da Educação. Conselho Nacional de Educação. Câmara de Educação Superior. Resolução CNE/CES nº 3, de 20 de junho de 2014. Institui diretrizes curriculares nacionais do curso de graduação em Medicina. Diário Oficial da União, Brasília, 23 jun. 2014, seção 1, p. 8-11.
2. Polydoro SAJ, Azzi RG. Autorregulação: aspectos introdutórios. In: Bandura A, Azzi RG, Polydoro S, orgs. Teoria social cognitiva: conceitos básicos. Porto Alegre: Artmed; 2008. p. 149-64.
3. Bandura A, Walters RH. Social learning theory. Englewood Cliffs, NJ: Prentice-Hall; 1977. v. 1.
4. Sandars J. When I say... self-regulated learning. Med Educ. 2013;47(12):1162-3.
5. Panadero E. A review of self-regulated learning: six models and four directions for research. Front Psycol. 2017;8:422.
6. Sandars J, Cleary TJ. Self-regulation theory: applications to medical education: AMEE Guide No. 58. Med Teach. 2011;33(11):875-86.
7. Watkins KW, Connell CM, Fitzgerald JT, Klem L, Hickey T, Ingersoll-Dayton B. Effect of adults' self-regulation of diabetes on quality-of-life outcomes. Diabetes Care. 2000;23(10):1511-5.

8. Senécal C, Nouwen A, White D. Motivation and dietary self-care in adults with diabetes: are self-efficacy and autonomous self-regulation complementary or competing constructs? Health Psychol. 2000;19(5):452-7.
9. Cleary TJ, Zimmerman BJ. Self-regulation differences during athletic practice by experts, non-experts, and novices. J Appl Sport Psychol. 2001;13(2):185-206.
10. Zimmerman BJ, Schunk DH. Handbook of self-regulation of learning and performance. New York: Routledge/Taylor & Francis Group; 2011.
11. Zimmerman BJ. Academic studying and the development of personal skill: A self-regulatory perspective. Educ Psychologist. 1998;33(2-3):73-86.
12. Zimmerman BJ. Becoming a self-regulated learner: An overview. Theory Practice. 2002;41(2):64-70.
13. Zimmerman BJ, Bandura A. Impact of self-regulatory influences on writing course attainment. Am Educ Res J. 1994;31(4):845-62.
14. Bandura A. Self-efficacy: The exercise of control. New York: Freeman; 1997.
15. Bandura A. Self-efficacy: toward a unifying theory of behavioral change. Psychol Rev. 1977;84(2):191.
16. Gross JJ. The emerging field of emotion regulation: an integrative review. Rev Gen Psychol. 1998;2(3):271-99.
17. Gross JJ. The extended process model of emotion regulation: elaborations, applications, and future directions. Psychological Inquiry. 2015;26(1):130-7.
18. Pekrun R. A social-cognitive, control-value theory of achievement emotions. In: Heckhausen J, ed. Motivational psychology of human development. Oxford, UK: Elsevier; 2000.
19. Pekrun R. The control-value theory of achievement emotions: assumptions, corollaries, and implications for educational research and practice. Educ Psychol Rev. 2006;18:315-41.
20. Boekaerts M. Emotions, emotion regulation, and self-regulation of learning. In: Zimmerman BJ, Schunk DH, eds. Handbook of self-regulation of learning and performance. New York: Routledge/Taylor & Francis Group; 2011. p. 408-25.
21. Efklides A. Interactions of metacognition with motivation and affect in self-regulated learning: the MASRL model. Educ Psychologist. 2011;46(1):6-25.
22. Fraser K, Ma I, Teteris E, Baxter H, Wright B, McLaughlin K. Emotion, cognitive load and learning outcomes during simulation training. Med Educ. 2012;46(11):1055-62.
23. Shi Y, Ruiz N, Taib R, Choi E, Chen F. Galvanic Skin Response (GSR) as an index of cognitive load. Conference: Extended Abstracts Proceedings of the 2007 Conference on Human Factors in Computing Systems, CHI 2007, San Jose, California, USA, April 28 - May 3, 2007.
24. Caprara GV, Di Giunta L, Eisenberg N, Gerbino M, Pastorelli C, Tramontano C. Assessing regulatory emotional self-efficacy in three countries. Psychol Assess. 2008;20(3):227-37.
25. Bandura A, Caprara GV, Barbaranelli C, Gerbino M, Pastorelli C. Role of affective self-regulatory efficacy in diverse spheres of psychosocial functioning. Child Dev. 2003;74(3):769-82.
26. Artino AR Jr, Holmboe ES, Durning SJ. Control-value theory: Using achievement emotions to improve understanding of motivation, learning, and performance in medical education: AMEE Guide No. 64. Med Teach. 2012;34(3):e148-60.
27. Brydges R, Manzone J, Shanks D, Hatala R, Hamstra SJ, Zendejas B, et al. Self-regulated learning in simulation-based training: a systematic review and meta-analysis. Med Educ. 2015;49(4):368-78.
28. Cleary TJ, Sandars J. Assessing self-regulatory processes during clinical skill performance: a pilot study. Med Teach. 2011;33(7):e368-74.

29. Gandomkar R, Mirzazadeh A, Jalili M, Yazdani K, Fata L, Sandars J. Self-regulated learning processes of medical students during an academic learning task. Med Educ. 2016;50(10):1065-74.
30. Leggett H, Sandars J, Roberts T. Twelve tips on how to provide self-regulated learning (SRL) enhanced feedback on clinical performance. Med Teach. 2019;41(2):147-51.
31. Hattie J, Timperley H. The power of feedback. Rev Educ Res. 2007;77(1):81-112.

Simuladores, Pacientes Padronizados e Híbridos

■ Introdução

O ensino de habilidades técnicas e comportamentais está fortemente ligado à possibilidade de repetição desses procedimentos. A criação de manequins e simuladores associados ou não a grande aporte tecnológico promove essa possibilidade em ambiente controlado e livre de aspectos éticos que envolvem o treinamento em pacientes reais.

Na década de 1960, Asmund Laerdal elaborou o primeiro manequim de uso clínico, a princípio para ensino de manobras de reanimação cardiopulmonar e, então, para capacitação em ausculta cardíaca.[1]

Hoje, com o avanço tecnológico e com o interesse de toda a comunidade médica em capacitar seus profissionais e garantir a segurança dos pacientes, há simuladores, por exemplo, capazes de suportar cirurgias de grande porte por inúmeras vezes, produzir odores e secreções e apresentar alterações hemodinâmicas em tempo real à realização de condutas, sejam procedimentais ou medicamentosas.

A escolha do manequim ou simulador deve estar ligado tanto ao objetivo da aprendizagem da atividade proposta quanto ao conhecimento prévio dos participantes. Além dos motivos educacionais, também é importante ressaltar que simuladores de alta fidelidade são onerosos e devem ser aplicados de forma contextualizada, em que o raciocínio clínico para o reconhecimento e manejo de uma situação clínica seja o maior objetivo; logo, não devem ser utilizados para práticas de habilidades específicas (por exemplo, acesso venoso central ou intubação orotraqueal), para as quais um manequim de baixa fidelidade contempla a necessidade da atividade, com menor custo, mantendo o mesmo ganho educacional.

■ Terminologias aplicadas ao uso de simuladores

Hoje, o termo "simulação" está empregado em diversas possibilidades em um contexto de ensino-aprendizagem, porém, de acordo com a tecnologia aplicada, há uma nomenclatura específica.

Simulação Clínica e Habilidades na Saúde

O termo "fidelidade" está ligado à tecnologia aplicada ao simulador, ou seja, os robôs que apresentam respiração espontânea podem ser considerados de alta fidelidade e promovem maior veracidade ao ambiente simulado. Os simuladores de média e baixa fidelidade são, portanto, os que têm recursos tecnológicos mais limitados ou ausentes e podem também ser utilizados para treino de uma habilidade específica sem a necessidade de contextualização ou cenário, conhecido por *part task trainers*.

É fundamental ressaltar que a simulação bem desenvolvida não depende exclusivamente de recursos tecnológicos, uma vez que a metodologia envolve outros fatores, como a construção adequada do cenário e a capacitação docente para a realização de *debriefing* ou *feedback*, em que os objetivos de aprendizagem são alcançados efetivamente. Em contrapartida, o termo "complexidade" refere-se à dificuldade e ao aprofundamento exigido ao caso clínico abordado, ou seja, um choque séptico, por exemplo, exige maior conhecimento clínico e de procedimentos do que um cenário de acesso venoso periférico ou aferição da pressão arterial, que podem ser considerados como de "baixa complexidade". Entretanto, vale ressaltar que é possível realizar simulações de alta fidelidade com baixa complexidade, e vice-versa, levando em consideração os custos envolvidos nesse processo e a capacitação docente. A falta de tecnologia não deve ser um fator limitante para a realização da simulação de alta complexidade.

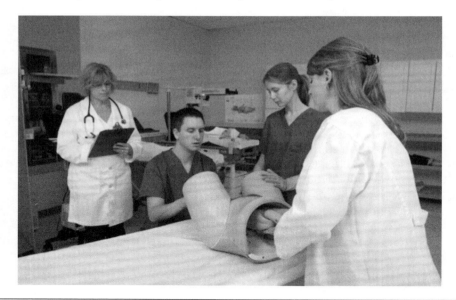

Figura 5.1 Simulação com manequim estático – baixa fidelidade.
Fonte: Foto cedida pela Laerdal Medical. Todos os direitos reservados.

A tecnologia atual permite também a utilização da computação gráfica para a prática de desenvolvimento de habilidades, em especial as cirúrgicas, como simuladores de endoscopia, laparoscopia, jogos virtuais, realidade virtual, simuladores hemodinâmicos e de imagens e exames gerais. Um capítulo à parte deste livro será dedicado a explicar as impressões 3D, que ganham grande espaço nas habilidades cirúrgicas atualmente.

Simuladores, Pacientes Padronizados e Híbridos

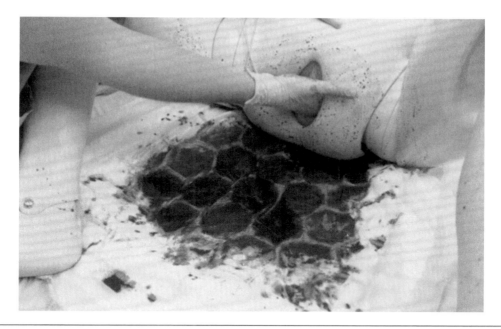

Figura 5.2 Simulador de média fidelidade.
Fonte: Foto cedida pela Laerdal Medical. Todos os direitos reservados.

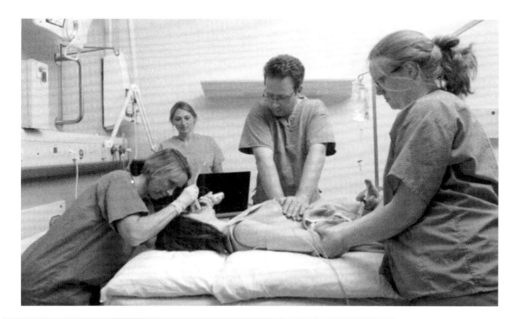

Figura 5.3 Simulador de alta fidelidade.
Fonte: Foto cedida pela Laerdal Medical. Todos os direitos reservados.

Capítulo 5

Simulação Clínica e Habilidades na Saúde

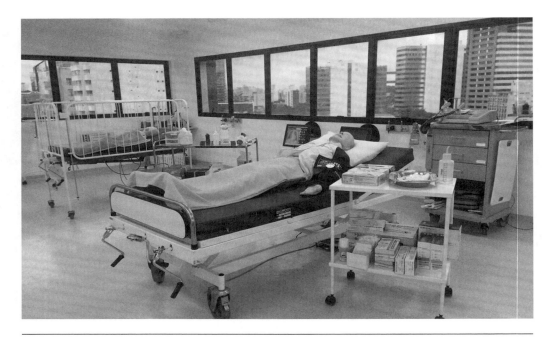

Figura 5.4 Enfermaria com simuladores de alta fidelidade.
Fonte: Curso de Medicina da Universidade Cidade de São Paulo (Unicid).

O recurso de pacientes padronizados no ensino baseado em simulação é uma ferramenta válida quando há a necessidade de interagir de forma verbal e imediata com o treinando; esse recurso é utilizado de modo muito satisfatório e tem vasta literatura a respeito nas habilidades em comunicação. A prioridade, nesse caso, é que o indivíduo selecionado para essa função seja estrategicamente treinado, independentemente de ser ator profissional, estudante ou até mesmo o paciente real. Segundo Howard Barrows[2], esse treinamento deverá contemplar não exclusivamente a história desenvolvida pelo docente, mas toda a postura física e emocional do caso clínico abordado. A nomenclatura dessas atividades está ligada ao tipo de "paciente simulado" a ser utilizado: *role player*, quando o paciente for um estudante e, portanto, mais dedicado ao treino de habilidades em comunicação e práticas mais simples de exame físico; paciente simulado ou padronizado, em que há possibilidade de utilizar um ator profissional ou amador; ou paciente real, como o próprio nome define, há necessidade de padronizar as interações, sendo, desse modo, muito utilizada para meios de avaliação. É importante ressaltar qual atividade será contemplada nessa estratégia, uma vez que há dificuldades de logística em como selecionar e treinar atores, o que pode muitas vezes ser oneroso e complexo no caso de estudantes e pacientes reais. As empresas de robótica atualmente já possuem no mercado alguns simuladores avançados com foco em expressões faciais e recursos mais específicos para simular respostas mais realistas para a prática de comunicação/relação médico-paciente. O fato é que a indústria está avançando mais a cada dia e fica sempre a reflexão docente do que será benéfico investir para cada objetivo e público a ser treinado.

Capítulo 5

A simulação híbrida, por sua vez, pode ser definida pela associação de dois tipos diferentes de simuladores. De modo geral, o paciente padronizado acoplará algum tipo de manequim normalmente de baixa fidelidade (por exemplo, uma pelve para a prática de parto ou um braço para a punção venosa) e desempenhará suas condutas de acordo com o caso desenvolvido pelo docente.

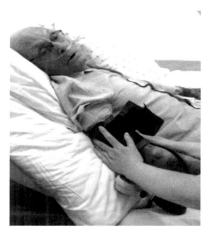

Figura 5.5 Simulação com paciente padronizado.
Fonte: Foto cedida pela Laerdal Medical. Todos os direitos reservados.

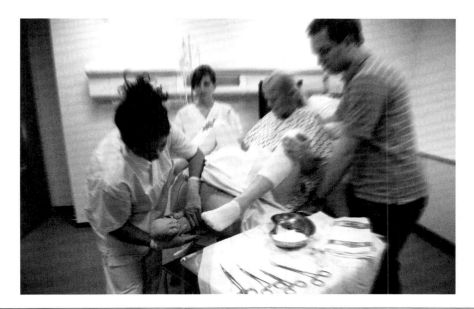

Figura 5.6 Simulação híbrida.
Fonte: Foto cedida pela Laerdal Medical. Todos os direitos reservados.

■ Caracterização dos ambientes simulados

A associação de ferramentas *hands on*, com a evolução acelerada da tecnologia e informática em saúde, busca a cada dia melhorar o conteúdo de habilidades técnicas e não técnicas, além do raciocínio clínico dos estudantes em saúde, replicando de forma segura e muito próxima das reais situações críticas que poderão ser enfrentadas na vida real desses profissionais.

O uso de simuladores de baixa e média fidelidade pode ou não ser contextualizado com uma história clínica, embora sua grande utilização seja de fato focada em uma habilidade técnica específica, portanto um ambiente de "consultório", como descrito no Capítulo 8 sobre Exame Clínico Objetivo Estruturado (OSCE), é adequado para esse tipo de atividade. O ambiente de alta fidelidade e de simuladores híbridos trabalha fundamentalmente focado na história clínica criada; desse modo, é recomendável uma sala que tenha recursos preferencialmente reversíveis, como pronto atendimento, unidade de terapia intensiva, centro obstétrico e centro para reanimação neonatal, e que todos tenham seus materiais específicos, materiais de proteção individual, carro de emergência, exames laboratoriais e de imagens a serem entregues durante o cenário, *moulage* (técnicas para maquiagem) e recurso audiovisual para filmagem do atendimento simulado e posterior *debriefing* com facilitador capacitado na metodologia. As simulações avançadas requerem maior tempo de interação entre os estudantes e os simuladores, e a gravação utilizada em pequenos trechos de condutas positivas e outros que precisam de melhorias facilitam o entendimento e auxiliam na retenção de conhecimento, entretanto não é obrigatória. A recomendação para o adequado manejo desse tipo de simulador é a capacitação técnica docente do *software* específico do robô para compreender suas particularidades e potencialidades, criando cenários com maior riqueza de detalhes e favorecendo a possibilidade de trabalhar o raciocínio clínico do estudante. Algumas instituições têm técnicos dedicados a essas funções e facilitam o gerenciamento de funções que consistem no acompanhamento hemodinâmico do paciente-robô e suas alterações em tempo real, filmagem, voz do simulador, entrega de exames e informações, anotações de docentes para auxiliar a condução do *debriefing* ou *feedback*, entre outros. Com os avanços tecnológicos dos simuladores, esses *softwares* estão cada vez mais simples e amigáveis para a realização de todas as funções simultaneamente. É fortemente recomendável, mesmo nas instituições que possuem técnicos em simulação, que todos os docentes saibam manipular os *softwares* e conheçam adequadamente os simuladores para melhor condução na escrita e criação do cenário.

Como dito anteriormente neste capítulo, vale ressaltar que simulações complexas podem ser realizadas com simuladores mais simples, com excelentes resultados; para isso, o envolvimento dos estudantes com a história clínica e a postura docente durante o cenário proposto são fundamentais.

■ Aspectos psicométricos da utilização de pacientes simulados e simuladores

Nessa mudança do currículo tradicional para um currículo por competências houve um aumento na ênfase por padrões de atuação[3]. Hoje em dia, no âmbito internacional, os simuladores passaram a desempenhar um papel fundamental na avaliação, especialmente em programas de residências e para sua admissão. Isso se deve ao fato de os treinamentos com simuladores apresentarem boa transferência para a prática profissional. Além disso, é possível realizar a avaliação de modo seguro, ético e padronizado para o estudante. Iniciou-se, então, um movimento de maior formalização, com aumento do treinamento dos simuladores e pacientes padronizados, utilização de múltiplas estações, introdução de sistemas de pontuação e introdução de exercícios para os momentos posteriores ao encontro clínico.

A partir da década de 1980, com o crescimento de instituições de avaliação nos EUA para fins de licenciamento profissional, o discurso predominante na avaliação da competência médica passou a enfatizar a confiabilidade dos testes em termos psicométricos[4]. A essência do discurso psicométrico na avaliação da competência médica pode ser ilustrada pela própria criação do método de "pacientes simulados" como método de avaliação – uma invenção atribuída ao neurologista Howard Barrows, o qual teve papel fundamental na aplicação do uso de técnicas de avaliação padronizadas baseadas no desempenho[4]. Para seu criador, os pacientes padronizados poderiam ser considerados questões de prova (também denominadas "itens") para a avaliação do desempenho clínico prático, as quais teriam as mesmas vantagens de uma questão de múltipla escolha e, por serem itens padronizados, poderiam ser administradas múltiplas vezes, produzindo notas de modo válido e confiável.[2] Todavia, apesar de a popularidade dos pacientes padronizados ter origem na sua ampla difusão por autoridades de licenciamento profissional, seu uso original era, sobretudo, formativo, utilizando um ou mais pacientes treinados. Alguns desses pacientes tinham achados físicos reais, com os quais os estudantes interagiam para, posteriormente, receber de seus professores *feedback* sobre seu desempenho, que na maioria das vezes não era estruturado e não era acompanhado de medidas quantitativas de desempenho.

O conjunto de evidências disponíveis sobre os aspectos psicométricos das avaliações baseadas em pacientes padronizados e simuladores mostra que a geração de escores com alto grau de validade e confiabilidade é possível, desde que: haja um número suficiente de encontros; os pacientes e simuladores escolhidos representem adequadamente o universo de encontros sobre os quais se deseja realizar inferências sobre o nível de desempenho dos examinados; os descritores de desempenho utilizados para auferir notas sejam criados apropriadamente; os avaliadores sejam bem escolhidos e seu treinamento seja apropriado. De todos os fatores que interferem na confiabilidade e, portanto, também na validade dos escores de avaliações, aquele que apresenta maior impacto é a variabilidade das tarefas, um fenômeno que, na literatura em língua inglesa, também é descrito como "especificidade da tarefa" (*task specificity*). Isso quer dizer que o *ranking* de desempenho dos participantes em um paciente ou estação não prediz o *ranking* de desempenho em outros pacientes ou estações. Em outras palavras, o nível de competência ou proficiência profissional demonstrada nas atividades simuladas ou reais é específico e não genérico[4]. Um estudo realizado por Bouwmans *et al.*, em 2015, confirmou que a maior fonte de variância encontrada foi o nível de dificuldade da tarefa, o termo geral de erro e a classificação das dificuldades por instituição.[5]

O erro de mensuração decorrente do viés oriundo dos avaliadores também é importante, mas tal erro tende a ser reduzido substancialmente quando os avaliadores são bem treinados. Mesmo o baixo nível de concordância entre avaliadores tende a ter seu efeito negativo sobre a confiabilidade anulado se a variabilidade de casos é suficientemente atingida e quando os estudantes são alocados randomicamente aos pacientes padronizados e aos avaliadores de desempenho.[6-9] Tais evidências psicométricas sobre a importância da variabilidade das tarefas na melhoria das propriedades psicométricas encontram ressonância com o OSCE, nos testes escritos e em outras modalidades de simulação de cuidados à saúde.[9-11]

De modo geral, a duração de cada paciente padronizado é maior do que a duração de uma estação de OSCE, variando em torno de 15 a 45 minutos por paciente. Como a variabilidade de conteúdo das tarefas apresentadas é a principal faceta a interferir na confiabilidade dos escores oriundos de pacientes padronizados, a duração tende a ser maior em avaliações baseadas em pacientes padronizados do que em OSCEs para a obtenção de níveis ótimos de confiabilidade. Poucos estudos investigaram, de modo amplo e eficaz, a confiabilidade dos escores produzidos por encontros com pacientes padronizados em função do tempo e do número de pacientes.

Stillman et al., em seu estudo com 336 residentes de Medicina Interna, estimaram que era necessário quase um dia de avaliação para a obtenção de escores com ótima confiabilidade.[12] Utilizando uma amostra diferente, com profissionais já especializados, de tamanho bem mais reduzido e pacientes padronizados incógnitos, Gorter et al. obtiveram resultados similares com seu estudo envolvendo 22 reumatologistas neerlandeses e oito pacientes padronizados.[13] Devido à duração padronizada da consulta nos Países Baixos, pode-se considerar que cada consulta com um paciente padronizado incógnito era uma estação com duração de 30 minutos cada. Os autores observaram que dois casos por médico avaliado (1 hora de avaliação) já resultavam em um coeficiente de confiabilidade, em termos de generalizabilidade, de 0,61, portanto produzindo 61% de variância "verdadeira" de escores e 39% de variância de escores devido a "erro de mensuração". E 2 horas de avaliação levaram a confiabilidade para 0,76; 4 horas de avaliação produziram um coeficiente de confiabilidade de 0,86, o qual pode ser considerado adequado para testes não decisivos. Para obter uma confiabilidade de 0,90 e consequente interpretação de escores de modo absoluto, como ocorre em testes decisivos de uso único, os autores necessitaram aplicar 12 casos em 6 horas de avaliação[13]. De fato, um estudo anterior de Swanson (1987) demonstrou que, mesmo para ter uma confiabilidade alta, são necessárias, no mínimo, 8 horas para a apresentação oral de casos, com pelo menos dois avaliadores. Em outro artigo, van der Vleuten e Schuwirth (2005) demonstraram que, para atingir valores ótimos de confiabilidade para decisões de alto impacto, são necessárias entre 4 e 8 horas para avaliações como OSCE, pacientes simulados e disfarçados, casos clínicos, apresentação oral de casos clínicos e Mini-CEx (*Mini Clinical Evaluation Exercise*). É interessante que estudos recentes sobre avaliação no ambiente real de trabalho sugerem que combinar diversos métodos de avaliação reduz o número necessário de observações, enquanto mantém ou aumenta a confiabilidade da avaliação. Por exemplo, Moonen-van Loon et al. (2013) investigaram diferentes combinações utilizando o DOPS (*Direct Observation of Procedural Skills*) e Mini-CEx. Tais combinações refletiam o número de observações e a quantidade de observadores. Nesse artigo, eles demonstraram que seria possível ter uma confiabilidade acima de 0,8 com dois observadores e apenas 11 observações (6 do DOPS e 5 do Mini-CEx).

Um dos métodos mais utilizados para avaliação dos participantes, tanto para simuladores quanto para pacientes padronizados, é por meio de *checklists* e escalas de pontuações globais. A primeira visa pontuar a *performance* de ações diretamente observáveis.

O uso de *checklists* na produção de escores para a avaliação de desempenho nos encontros com pacientes padronizados teve grande adesão na ocasião de sua introdução, por conta de sua suposta objetividade.[14,15] As escalas de pontuações globais pedem aos avaliadores para pontuar o procedimento de modo geral ou em subtarefas. As evidências logo demonstraram que a suposta objetividade dos *checklists* não era necessariamente acompanhada por um maior grau de confiabilidade e que, em boa parte dos casos, ou mesmo na maioria deles, o aumento no grau de objetificação das medidas era acompanhado de uma redução nos níveis de confiabilidade[4]. Com isso, houve uma reabilitação da utilização de julgamentos mais holísticos e subjetivos, os quais podiam ser operacionalizados por notas baseadas em descritores gerais de desempenho.[16-18] Não obstante o julgamento holístico na avaliação de desempenho ser possibilitado pela utilização das avaliações globais, esse tipo de julgamento foi criticado por sua suposta subjetividade e carência de evidências psicométricas que justificassem seu uso.[19-21] Uma revisão sistemática realizada por Ilgen *et al.*, em 2015, identificou 45 artigos que utilizaram *checklists* ou escalas de pontuações globais para avaliação baseada em simulação médica nas áreas de cirurgia laparoscópica e aberta, endoscopia, ressuscitação, anestesia e para habilidades não técnicas. Ambos os tipos de escala apresentaram coeficientes de precisão entre avaliadores altos e similares. Além disso, foi encontrada uma correlação moderada entre *checklists* e escalas de pontuações globais. As evidências de validade apresentadas pelas escalas se referiam ao conteúdo, *experts* e relação com outras variáveis.[22]

Além de *checklists* e escalas de pontuações globais, simuladores oferecem outras medidas objetivas. Algumas medidas podem ser utilizadas em todas as tarefas, enquanto outras são específicas à técnica em questão. As medidas mais globais envolvem o tempo de duração, o número de tentativas e o grau em que conseguiu realizar a tarefa. O número de tentativas e a realização de tarefa são questões bem utilizadas e exploradas. No entanto, o tempo é uma medida que geralmente os educadores e pesquisadores não levam em conta na educação médica. *Experts* conseguem realizar a tarefa significativamente mais rápido do que aprendizes. Uma revisão realizada por Pusic, em 2014, mostrou que cronometrar o tempo pode contribuir para as instruções e para os métodos de avaliação.[23] Outras medidas diretas de avaliação são a seleção de equipamentos, medidas diretas das tarefas, como imagens, precisão de pontos ou cortes, erros e economia do trajeto. Todas essas medidas apresentam diferenciação entre *experts* e aprendizes.[24-26]

Além dos aspectos psicométricos das medidas discutidas anteriormente, simuladores também têm aspectos psicométricos relacionados com as certificações e avaliações baseadas nos simuladores. Para certificações, os critérios psicométricos são elevados e geralmente focam em habilidades específicas, como, por exemplo, realizar um ecocardiograma transtorácico. Com relação aos treinamentos, *a priori* os artigos focavam na transferência da sala de simulação para o ambiente de trabalho. Uma revisão recente de Cook *et al.* questiona o quanto mais em evidência é necessário para a mudança de paradigma de treinamento. De acordo com os autores, já há evidências suficientes para a implementação do treinamento e avaliação com a utilização de simuladores.[3]

Posteriormente, os treinamentos em simulação médica começaram a desenvolver suas próprias avaliações e critérios devido às exigências e aos padrões exigidos pelos currículos por competência. Um levantamento realizado por Cook *et al.*, em 2013, investigou 217 estudos em relação à fonte de evidência de validades. Apenas seis desses estudos fizerem referência aos cinco modelos de evidência de validade (American

Educational Research Association et al., 1999) e 51 estudos não fizerem qualquer referência. As evidências de validade mais encontradas foram em relação aos níveis de treinamento, estrutura interna e conteúdo, respectivamente. Apenas seis estudos apresentaram critérios psicométricos para reprovação durante a prova. Embora os simuladores tenham apresentado evidências de validade, mais pesquisas são necessárias, sobretudo em relação à evidência de validade por processo de resposta. Para que a avaliação seja confiável, seriam necessárias mais evidências de validade do que as apresentadas, haja vista a alta complexidade das tarefas.[27,28]

Mais recentemente, Wood e Pugh (2020) procuraram dirimir a controvérsia a respeito da validade de *checklists* em comparação a avaliações globais, utilizando a relação dos escores obtidos em um OSCE aplicado em residentes de Medicina Interna com o ano do programa de residência cursado pelos participantes. Nesse estudo, ao contrário de estudos anteriores,[15-19] *checklists* e avaliações globais tiveram desempenhos similares, com uma desvantagem pequena dos *checklists* em relação às avaliações globais. Os autores concluíram que a escolha do tipo de medida a ser utilizada deve ser baseada no propósito do exame, e não na crença de que um tipo de medida é necessariamente superior a outro.[29]

Ao mesmo tempo em que a conclusão formulada por Wood e Pugh pode ser considerada razoável do ponto de vista andragógico, é importante ressaltar que o dilema entre a escolha de *checklists* e avaliações globais talvez deva ser precedido de um debate sobre a própria razão psicométrica. Michell (2019) faz uma crítica mordaz ao fato de que raramente os pesquisadores e educadores se preocupam em evidenciar que as variáveis psicológicas que objetivam mensurar sejam isomórficas aos números reais. Em outras palavras, haveria uma escassez de evidências empíricas que demonstrem que as variáveis mensuradas tanto em *checklists* quanto em avaliações globais possuem uma estrutura quantitativa.[30]

■ Considerações finais

A utilização de simuladores e pacientes padronizados ou híbridos, entre outros, não visa à substituição do contato dos estudantes em saúde com os pacientes reais. Independentemente de sua fidelidade e de quão complexo seja o cenário clínico ou a habilidade proposta, o objetivo será promover consciência crítica por meio da repetição e erro com repercussão na segurança do aluno e, portanto, na segurança do paciente. A avaliação desses estudantes, independentemente do tipo de simulador ou técnica simulada empregada, deverá ser uma associação de métodos que vise mais do que a um valor numérico final, mas à possibilidade de identificar as oportunidades de melhoria do desempenho desses profissionais. Desse modo, recomendamos que as atividades de simulação reduzam o foco nas avaliações quantitativas e deem mais ênfase às avaliações de caráter qualitativo. As atividades de simulação devem minimizar a preocupação com notas somativas e aumentar a atenção para o *feedback*. Em suma: nas atividades de simulação com pacientes padronizados e híbridos, é necessário que os números deem mais espaço às palavras.

Referências bibliográficas

1. Gómez JMG, Vinagre JC, Hita EO, Macías CC. Nuevas metodologías en el entrenamiento de emergências pediátricas: simulación medica aplicada a pediatría. An Pediatr (Barc). 2008;68(6):612-9.
2. Barrows HS. An overview of the uses of standardized patients for teaching and evaluating clinical skills. Acad Med. 1993;68(6):443-51.
3. Cook DA. How much evidence does it take? A cumulative meta-analysis of outcomes of simulation-based education. Med Educ. 2014;48(8):750-60.
4. Hodges B. Medical education and the maintenance of incompetence. Med Teach. 2006;28(8):690-6.
5. Bouwmans GAM, Denessen E, Hettinga AM, Michels C, Postma CT. Reliability and validity of an extended clinical examination. Med Teach. 2015;37(12):1027-7.
6. Swanson DB, Norcini JJ. Factors influencing reproducibility of tests using standardized patients. Teach Learn Med. 1989;1(3):158-66.
7. van der Vleuten CPM, Swanson DB. Assessment of clinical skills with standardized patients: state of the art. Teach Learn Med. 1990;2(2):58-76.
8. Norcini J, Boulet J. Methodological issues in the use of standardized patients for assessment. Teach Learn Med. 2003;15(4):293-7.
9. Boulet JR, Errichetti A. Training and assessment with standardized patients. In: Riley RH. A manual of simulation in healthcare. Oxford: Oxford University Press; 2008. p. 181-98.
10. Boulet JR, Ben-David MF, Ziv A, Burdick WP, Curtis M, Peitzman S, et al. Using standardized patients to assess the interpersonal skills of physicians. Acad Med. 1998;73(Suppl 10):S94-6.
11. Hodges B, Turnbull J, Cohen R, Bienenstock A, Norman G. Evaluating communication skills in the OSCE format: reliability and generalizability. Med Educ. 1996;30(1):38-43.
12. Stillman PL, Swanson DB, Smee S, Stillman AE, Ebert TH, Emmel VS, et al. Assessing Clinical Skills of Residents with Standardized Patients. Ann Intern Med. 1986;105(5):762-71.
13. Gorter S, Rethans JJ, Van Der Heijde D, Scherpbier A, Houben H, van der Vleuten C, et al. Reproducibility of clinical performance assessment in practice using incognito standardized patients. Med Educ. 2002;36(9):827-32.
14. O'Connor HM, McGraw RC. Clinical skills training: developing objective assessment instruments. Med Educ. 1997;31(5):359-63.
15. Gorter S, Rethans JJ, Scherpbier A, van der Heijde D, Houben H, van der Vleuten C, et al. Developing case-specific checklists for standardized-patient-based assessments in internal medicine: a review of the literature. Acad Med. 2000;75(11):1130-7.
16. Boulet JR, McKinley DE, Whelan GP, Hambleton RK. Quality assurance methods for performance-based assessments. Adv Health Sci Educ Theory Pract. 2002;8(1):27-47.
17. Cohen DS, Colliver JA, Marcy MS, Fried ED, Swartz MH. Psychometric properties of a standardized-patient checklist and rating-scale form used to assess interpersonal and communication skills. Acad Med. 1996;71(1 Suppl):S87-9.
18. Solomon DJ, Szauter K, Rosebraugh CJ, et al. Global ratings of student performance in a standardized-patient checklist and rating scale form used to assess interpersonal and communication skills. Acad Med. 1996;71(Suppl. 1):S87-S89.
19. Regehr G, Freeman R, Robb A, Missiha N, Heisey R. OSCE performance evaluations made by standardized patients: comparing checklist and global rating scores. Acad Med. 1999;74(10 Suppl):S135-7.

20. Guiton G, Hodgson CS, Delandshere G, Wilkerson L. Communication skills in standardized-patient assessment of final-year medical students: a psychometric study. Adv Health Sci Educ Theory Pract. 2004;9(3):179-87.
21. Hobgood CD, Riviello RJ, Jourilles N, Hamilton G. Assessment of communication and interpersonal skills competencies. Acad Emerg Med. 2002;9(11):1257-69.
22. Ilgen JS, Ma IWY, Hatala R, Cook DA. A systematic review of validity evidence for checklists versus global rating scales in simulation-based assessment. Med Educ. 2015;49(2):161-73.
23. Pusic MV, Brydges R, Kessler D, Szyld D, Nachbar M, Kalet A. What's your best time? Chronometry in the learning of medical procedures. Med Educ. 2014;48(5):479-88.
24. Ernst KD, Cline WL, Dannaway DC, Davis EM, Anderson MP, Atchley CB, et al. Weekly and consecutive day neonatal intubation training: comparable on a pediatrics clerkship. Acad Med. 2014;89(3):505-10.
25. Mackay S, Morgan P, Datta V, Chang A, Darzi A. Practice distribution in procedural skills training: a randomized controlled trial. Surg Endosc. 2002;16(6):957-61.
26. Gallagher AG, Jordan-Black J, O'Sullivan GC. Prospective, randomized assessment of the acquisition, maintenance, and loss of laparoscopic skills. Ann Surg. 2012;256(2):387-93.
27. Cook DA, Zendejas B, Hamstra SJ, Hatala R, Brydges R. What counts as validity evidence? Examples and prevalence in a systematic review of simulation-based assessment. Adv Health Sci Educ Theory Pract. 2014;19(2):223-50.
28. American Educational Research Association, American Psychological Association, National Council on Measurement in Education. Standards for educational and psychological testing. Washington: American Educational Research Association; 1999.
29. Wood TJ, Pugh D. Are rating scales really better than checklists for measuring increasing levels of expertise? Med Teach. 2020;42(1):46-51.
30. Michell J. Measurement in Psychology: A Critical History of a Methodological Concept (Ideas in Context). Cambridge: Cambridge University Press; 2019.

Eliana Escudero • Marcela Avendaño Ben Azul

Construção de Guias para Baixa Fidelidade

■ Introdução

Incorporar a simulação clínica nas atividades de aprendizagem implica sistematizar as etapas da atividade educacional, de acordo com os objetivos que se pretende alcançar, como também planejar uma série de acontecimentos que levaram ao seu desenvolvimento. Ou seja, a aprendizagem não é um fenômeno que ocorre apenas pela repetição de uma tarefa com um simulador ou a observação contínua do presente, e menos se atinge, pela intervenção repetida em um paciente. O ensino com a simulação clínica considera desenvolver um plano de trabalho em um processo contínuo, integrado e progressivo que também deve ser repetível, observável e mensurável o tempo todo.

Diversas investigações apontam que o domínio de uma habilidade requer muitas repetições,[1] nas quais o erro produz boa perspectiva, se ocorrer em um ambiente simulado e, portanto, protegido. Porém, para que realmente se alcance a habilidade técnica em carreiras de saúde que conduzam à formação de um profissional, é também fundamental intervir nos modelos mentais e nos recursos cognitivos que trazem e que motivam o aprendiz quando enfrenta uma tarefa, e também como justifica sua execução após uma reflexão. A habilidade bem realizada por um profissional de saúde também tem relação com o tempo, a indicação e a forma que se aplica a um determinado paciente em um contexto específico.[2] Portanto, o desafio de treinar uma habilidade em um estudante deve sempre responder a um objetivo de aprendizagem selecionado e estabelecido no currículo que finalmente irá levá-lo a ser competente.

Então, como fazer com que um indivíduo incompetente ou pouco treinado se conscientize de uma série de tarefas que o levará para a execução de um desempenho adequado? O objetivo de um professor em relação a um estudante é que ele alcance a realização ou o domínio específico e, ainda mais importante, que possa chegar a fornecer uma atenção segura, o que implica desenvolver a competência de modo inconsciente em um determinado contexto. Alcançar esse tipo de desempenho é o resultado de um processo reflexivo, integrando práticas, conhecimento e experiência.

Neste capítulo, será analisado o papel do professor que conduz o aluno por uma estrada individual e centrada nele, em que com o erro e o sucesso serão construídos em seu próprio modelo e, por isso, o docente deve ser um "facilitador do processo", apoiando, corrigindo e levando o aluno a descobrir suas formas de aprender e de como alcançar as melhores práticas que o farão um profissional responsável e de excelência. No entanto, isso não é facilmente alcançado e o desafio envolve muito trabalho anterior do professor e coordenação com sua escola, que em conjunto devem desenhar o caminho da aprendizagem durante sua formação, avaliando os progressos e os resultados alcançados. Por isso, Harden estabelece a utilidade que proporciona a preparação de guias,[3] não substituindo o livro ou outras instâncias de aprendizagem, mas como um recurso que facilita o apoio que o docente deve dar em um ensino que contempla e precisa de um treinamento importante.

A construção de guias para realizar uma atividade de oficina em simulação clínica tem sido um apoio importante para desenvolver esse modelo de modo estruturado e planejado, na qual os elementos que a constituem estão organizados em uma forma lógica e com a sequência de feitos que lá deve ocorrer, e para muitas instituições um padrão de trabalho obrigatório e que já tenha dado resultados valiosos. Nas universidades que já têm experiência e anos de trabalho com guias, pode-se fazer monitoramento curricular e avaliar o tempo de cumprimento de uma competição específica com o apoio deste material e, portanto, são parte dos mesmos instrumentos que medem a validade e confiabilidade da simulação clínica em determinados assuntos do plano de estudo.

■ Um guia para o ensino baseado na simulação

Evolução do ensino tradicional de aprendizagem com simulação clínica

Para compreender o que é uma guia e como esta exige relevância na aquisição de uma habilidade clínica, deve-se revisar os processos de ensino-aprendizagem e como foram evoluindo em relação à aula tradicional.

Toda atividade educativa sempre estabelece o planejamento. Isso é observado naquele que executa a educação de infância com uma criança que inicia sua primeira fase na escola e, assim, subsequentemente continua sob responsabilidade dos pedagogos. Por meio de programas formais que são determinados diversos conteúdos e conhecimentos que serão trabalhados durante vários anos e que na maioria das vezes foram estabelecidos pelo estado.

No caso do ensino universitário e mais especificamente no ensino em carreiras de saúde não ocorreu como na educação escolar. Na universidade, a formação dos profissionais tem sido, em geral, responsabilidade de cada instituição, e somente há alguns anos considera-se que algumas habilidades devem ser transversais aos programas de determinadas carreiras na saúde, intimamente ligadas aos processos de acreditação de saúde ou acreditação dos processos acadêmicos universitários. No caso destas últimas, o tema da qualidade está sendo questionado e, portanto, originando a mudança, que é claramente mais relacionada com a dos países menos desenvolvidos. No entanto, algumas experiências em outros países, como Austrália, Estados Unidos e a Comunidade Europeia, trabalham pelo desenvolvimento de competências comuns nas quais o estado ou outra entidade é o regulador. O objetivo é ter um profissional com conhecimentos, habilidades e atitudes semelhantes, o que não implica que cada instituição possa dar um selo próprio para o seu perfil de egresso e adicionar outras habilidades. No entanto, ainda não é o caso da América Latina que, em geral, cada universidade tem muita autonomia para formar um profissional de saúde, e o Chile não é uma exceção. As muitas diferenças observadas no profissional entre um país e outro e no momento de avaliar certas habilidades ou conhecimento são tão extremas que implicam não reconhecer um título profissional.

Assim tem ocorrido até o momento, a grande liberdade da cadeira e não apenas no que é ensinado, mas também em como ensinar. Quem faz o ensino de acordo com a tradição é um especialista e ele não necessariamente deve saber da Educação. Aquele que ensina não é questionável, e talvez esse especialista de ensino faça da mesma forma como foi ensinado. No entanto, isso agora é muito contestado e os professores são avaliados pelos alunos. A educação deve garantir resultados que são analisados nos credenciamentos, os processos educacionais se protegem debaixo de uma série de exigências que implica um acompanhamento rigoroso e, portanto, há um planejamento e avaliação dos resultados de ensino-aprendizagem. Então, a pergunta é quem ensina, quando, por quê e como faz isso? Isso passa a estar presente em qualquer proposta curricular.

Universidades de prestígio, como Mac Master, Dundee, Harvard e muitas outras, criaram um modelo de ensino muito diferente. Nelas, saber de andragogia é um requisito daquele que está na universidade e observa-se que várias instituições no Chile e na América Latina estão compreendendo a necessidade de fazer essa alteração. Toda universidade também deve ter em mente que há grandes desafios para o profissional atual, já que deve responder à sociedade do conhecimento, aprender a aprender, saber usar corretamente as tecnologias e a internet e inserir-se na globalização, entre outras, o que significa que as universidades devem repensar tudo e, assim, fazer um plano muito meticuloso e controlado de ensino desde início ao seu processo, ou seja, intervir em tudo que faz parte do currículo. Educação agora é centralizada no aluno e, portanto, um bom professor deve ser um facilitador que orienta e conduz o aprendiz, dando o suporte necessário e suficiente para atingir os resultados esperados.[3]

As metodologias ativas tomam relevância e as competências posicionam o aluno no centro da aprendizagem. O docente que usa simulação clínica se transforma nesse facilitador, perde seu papel de demonstrador e permite que se cumpra totalmente o que é dito no parágrafo anterior.

É como se a clínica de simulação viesse para resolver várias preocupações e necessidades da mudança no ensino de carreiras da saúde.

Pode-se dizer com certeza que a simulação já se instalou com sucesso em outras áreas da atividade humana, como a aeronáutica e a atividade militar. Os estudos dão resultados muito satisfatórios e suficientes para não seguir questionando o seu uso e tomar a decisão de incorporar os programas de carreira da saúde. Já em 2006, um grupo de enfermeiras da Liga Nacional para a Enfermagem (NLN) dos Estados Unidos[4] publicou os resultados de três anos de pesquisa, divulgando o bom desempenho alcançado pelos estudantes de enfermagem e também melhoraram sua autoconfiança após experiências de aprendizagem com simulação clínica. Desse estudo se questionou o objetivo da simulação, como fazer com que os professores aprendam a usá-la? E assim surge um novo desafio para uma equipe de enfermeiros americanos e ações com oito estrangeiros, o que dá início ao projeto de Centro de Recurso de Inovação de Simulação (SIRC)[5] que corresponde ao desenvolvimento dos módulos virtuais para compartilhar globalmente os padrões de educação com simulação clínica. Entre os módulos desenvolvidos, há a necessidade de integrar a simulação clínica no currículo, e isso significa usá-lo mais do que como uma metodologia, mas como um modelo de ensino.

Capítulo 6

Simulação Clínica e Habilidades na Saúde

Assim como entre o consenso do SIRC, surgiu a definição de clínica de simulação. Fazendo sua análise, pode-se concluir que é um conceito amplo, complexo, que envolve e lida com várias partes do processo de ensino e aprendizagem. Continue lendo a seguinte definição:

Simulação é: técnica que utiliza uma situação criada para permitir que as pessoas experimentem a representação de um evento real com o propósito de praticar, aprender, avaliar, testar ou obter a compreensão do modo de agir de um grupo de pessoas.
Uma tentativa de imitar os aspectos essenciais de uma situação clínica, com o objetivo de compreender e controlar melhor a situação quando ocorre na prática clínica."[5]

Cumprir cada elemento nessa definição não é fácil. No entanto, isso é completamente observável em um currículo que conta com a integração da simulação ao longo de todo seu projeto acadêmico ou plano de estudos, uma vez que cada processo surge quase espontaneamente e leva à construção de guias, quase de modo natural. Isso está criando uma forma de união de cada disciplina do programa. No entanto, ainda não havendo integração, os guias também devem desenvolver-se, como é o caso de um currículo por objetivos, em que a simulação clínica não está integrada no plano de ensino-aprendizagem sequencial de maneira progressiva. A guia também é uma valiosa contribuição ao ensino e se trata de um bom exercício para o momento em que ocorre a mudança.

Além do anteriormente designado, em que se especifica a mudança que houve na educação nos últimos anos e a importância da simulação clínica como uma metodologia ativa, surgiu a necessidade de analisar a aprendizagem mesmo do aluno, como também revisou-se e investigou-se muito sobre como e por que aprender, já que é muito diferente do que acontece com a criança. Desse modo, as grandes diferenças entre a pedagogia e a andragogia foram reveladas.

■ Educação do adulto

Considerar o planejamento de ensino da atividade não tem apenas como alvo organizar o como e quando, também é necessário saber para quem é orientado o ensino e, desse modo, é importante entender que a educação universitária está orientada para o adulto, indicando como as pessoas aprendem depois de certa idade.

O adulto aprende quando resolve um problema que é útil para sua vida e, portanto, o motiva e tem interesse na sua realização. O adulto também incorpora uma experiência de aprendizagem de seus conhecimentos e suas memórias anteriores e então cria seu novo conhecimento.[2] Além disso, Kolb também aponta que adultos aprendem em estilos diferentes, uns são mais práticos, outros mais reflexivos, outros ativos e, finalmente, alguns mais concretos, o que deve fazer com que o professor execute uma atividade de simulação de várias tarefas e inclua esses quatro estilos, respondendo às necessidades de aprendizagem de cada aluno.[6] Portanto, entende-se melhor a importância de uma guia de habilidades na simulação em que devem estar presentes várias atividades que demonstrem a variedade de estilos de aprendizagem dos alunos. Por exemplo, em alguns casos a ênfase está na reflexão, em outros, na mesma habilidade e, em outros, na aplicação do conhecimento em si.

O ensino, então, concentra-se no processo e não somente nos resultados. O objetivo é alcançar a realização de certas habilidades e, portanto, não só importam os resultados finais refletidos sobre os testes que determinam a aprovação ou reprovação do aluno, momento em que não há nenhuma opção de intervenção, mas também como ele chega ao fim. Por isso, sugere-se aos professores que conversem sobre seus alunos, que compartilhem seus programas, aulas, objetivos e sobretudo que realizem processos avaliativos formativo e sumativo que respondam às metas planejadas. Essa integração possibilitará que cada assunto ou instância de aprendizagem seja uma contribuição para ao processo formativo e, mais tarde, agregue valor aos cursos.

O anterior envolve planejar a atividade e, no caso de uma oficina de simulação clínica, dispor de material de estudo que deve ser desenvolvido em cada instituição, sempre observando o perfil de egresso declarado em cada projeto. Não se pode improvisar na simulação e é neste ponto que uma guia de oficina passa a ser um recurso muito importante, assim como a receita para um *chef*.

Desenvolvendo uma guia a partir de um modelo integrado

O modelo proposto pelo NLN[5] produz a integração da simulação no currículo e designa claramente três aspectos principais: a prática educativa com o professor e o aluno muito claramente identificados, a simulação com cinco características relevantes (objetivo, problema, lealdade, apoio e reunião) e os resultados da aprendizagem, que devem corresponder à aquisição de conhecimentos, habilidades, autoconfiança, pensamento crítico e satisfação do aluno. Esses três grandes tópicos estão ligados em contínua adaptação de acordo com os fatos.

Por conseguinte, é necessário contar com um documento que padronize cada atividade ou etapa do processo que é realizado em simulações clínicas, que defina o anterior, o durante e o fechamento da oficina, ligado inclusive com a prática clínica na qual deveria se evidenciar o sucesso da experiência na simulação clínica. A execução de uma guia é então o documento acadêmico atribuído ao desenvolver uma atividade de oficina específica e que idealmente deveria ser explicado em um programa de assunto ou curso. Por exemplo, em um curso de primeiros socorros, deveria haver uma oficina de instalação de um colar cervical e extrincação apontado no programa.

Treinar habilidades sem uma guia é certamente um risco, porque cada professor deixa o aluno muito exposto a falhas na sua atividade de oficina na simulação clínica e o corpo docente não pode dar com clareza um seguimento na aprendizagem.

Um exemplo de como a guia está inserida na atividade acadêmica é mostrado na Figura 6.1, que corresponde ao modelo de ensino em simulação clínica que trabalha a Escola de Enfermagem da Universidad Finis Terrae, Santiago, Chile.

Ao observar a Figura 6.2, a guia nesta carreira é um padrão que é responsabilidade de um professor treinado na simulação. O professor seleciona uma competência específica do programa e elabora a atividade de simulação clínica que é previamente conhecida pelo aluno. Ele identifica o que o aluno sabe e o conhecimento adquirido antes de enfrentar a experiência de simulação. A simulação faz parte de um modelo integrado em que cada habilidade é repetida em um nível mais complexo ou superior, ou quando se quer realizar uma avaliação final ou antes de o aluno comparecer à sua prática clínica em ambiente real.

Simulação Clínica e Habilidades na Saúde

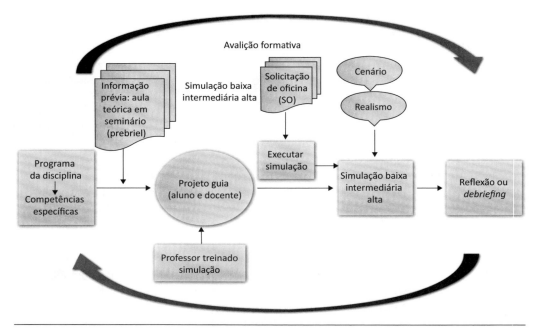

Figura 6.1 Modelo de simulação educacional.
Fonte: Escola de Enfermagem, Faculdade de Medicina, Universidad Finis Terrae.

Construção da guia

Em termos gerais, a guia deve ser atribuída a um programa e é projetada ou atualizada pelo professor desse ramo. Assim que pronta é submetida ao especialista metodológico da simulação que é quem a aprova. Este especialista é atribuído pela gestão da escola que conhece muito bem o projeto educativo e, por conseguinte, pode confirmar que cumpre com o critério de validade. O desenvolvedor da guia deve ter presente o nível de complexidade que se deseja trabalhar essa habilidade e qual é o domínio em que este deverá alcançar. Também há que ter clareza se essa habilidade foi praticada e desenvolvida antes ou se será novamente trabalhada nos cursos citados, já que é parte de uma competência ou de um desempenho complexo. Ou seja, nunca se deve repetir uma oficina com igual característica da tarefa. No entanto, uma habilidade deve ser praticada com máxima complexidade e exigência maior, pois, lembre-se, tudo requer treinamento repetido e progressivo, como é dito na primeira parte deste capítulo. É importante notar que nem todos os alunos têm o mesmo ritmo de aprendizagem e por isso sugere-se que em certas atividades a guia contemple oficinas de autorregulação (o aluno pratica no laboratório com orientação direcionada para alcançar a realização). Um exemplo de autorregulação que ocorre na escola de enfermagem na Universidade Finis Terrae é a oficina de eletrocardiograma, que, após a atividade geral, os alunos agendam uma hora no centro de simulação e trabalham em grupos de dois ou três alunos para reforçar a tomada desse teste. Essa atividade é supervisionada por um assistente que frequentemente é um aluno de nível avançado da carreira.

Construção de Guias para Baixa Fidelidade

Outra questão muito importante a considerar no desenvolvimento de uma guia, ainda trabalhando em baixa fidelidade, é o realismo. A investigação cada vez mais evidencia como impacta no aluno a fidelidade e como cobra maior relevância no seu processo de aprendizagem. Ou seja, os alunos devem ser expostos a todos os materiais e equipamentos mais utilizados, como se estivessem em um ambiente clínico real, que lhes dará a mais abrangente e melhor experiência de aprendizagem. Para isso a oficina é organizada com os materiais e insumos que encontram em suas áreas de clínicas, o que deve ser conhecido pelo professor que realiza a oficina. Nessa fase, é essencial que o facilitador já tenha conversado com o coordenador de tutoria clínica. Novamente se observa a integração. Para um especialista, esse não é um problema, mas para um aluno a diferença entre um simples *kit* de punção pode determinar alcançar ou não a realização. Não se trata de sobrecarregar os insumos ou equipes e saturar o aluno ou encarecer a oficina ao extremo, mas, sim, proporcionar todo o essencial. Assim como se organiza cada atividade, ela também deve ser bem planejada e estipulada com exatidão.

A escolha do simulador também é crucial em uma oficina de baixa fidelidade e, portanto, é recomendável que o professor tenha sido muito claro, oferecendo cada um dos recursos que existem no centro de simulação. Um simulador por parte, sem tecnologias de computação, é geralmente o mais indicado para baixa fidelidade, e o professor deverá escolher isso para sua oficina e saber seus cuidados e formas de aplicação da técnica que vai ensinar.

Tudo o que foi dito anteriormente torna o professor muito preparado para projetar um grande instrumento e, obviamente mais importante, faz com que ele seja um amante da simulação clínica.

A seguir, apresentamos a sequência do desenvolvimento de cada etapa para a elaboração de uma guia, o que não necessariamente é obrigatório de se fazer em totalidade, mas será uma ajuda referencial:

1. O professor se reúne com o coordenador da área acadêmica da carreira em que está inserida a guia que vai desenvolver ou atualizar.
2. Informam-se dos conhecimentos e habilidades adquiridos pelo aluno ao realizar a experiência e a(s) competência(s) específica(s) trabalhada(s) é(são) selecionada(s). Às vezes, essa fase envolve revisar outros programas ou outras guias, além de associar programas de prática clínica.
3. Os objetivos que devem ser alçancados pelo aluno ao final de sua oficina são estabelecidos. Ou seja, se define o(s) aprendizado(s) esperado(s) da oficina e como eles serão avaliados. Pode ser somente formativo ou sumativo, ou ambos. Além disso, pode ser apenas diagnóstico. Às vezes, essas três fases levam muito tempo e é necessário que se discuta bastante antes de passar para o seguinte passo.
4. O professor deve conhecer os recursos disponíveis para fazer a oficina, visitar o centro de simulação e rever o cadastro e as fichas técnicas dos simuladores requeridos. Ele se reúne com o coordenador da unidade, já que deve se adaptar.
5. Escreve a guia e a apresenta, discute com o professor que aprova (especialista atribuído) e resolve finalmente (esta pessoa é quem tem claro o projeto macro e, portanto, é o especialista para dar a aprovação da guia – cada instituição deve definir esse responsável).

6. A guia aprovada é enviada aos professores que participam das oficinas e um consenso é feito com eles.
7. A partir desta guia é feito o *script* (documento específico que decompõe a atividade em si e para o coordenador do centro de simulação, representa o equivalente para o livreto em uma obra de teatro).
8. A oficina é realizada pela primeira vez.
9. Envia-se para os alunos antecipadamente por via digital idealmente.
10. A simulação com os alunos é realizada.
11. É arquivada em pastas físicas ou virtuais pela coordenação de simulação.

É importante que o educador tenha em mente que uma próxima versão da guia deve ser atualizada e incorporada nas últimas evidências disponíveis.

Elementos e características da guia

Chegar ao conjunto que contém a guia e como se faz a sequência de cada atividade é o resultado do trabalho da equipe de professores e dos erros e acertos que experimentam após cada aplicação. Várias versões anteriores, provavelmente, serão feitas antes de decidir qual mais se acomoda a cada projeto.

O trabalho de cinco anos da equipe acadêmica de enfermeiras da Finis Terrae aperfeiçoou o formato deste instrumento, tornando-se um modelo que é usado por quatro carreiras de saúde, como Enfermagem, Medicina, Nutrição e Cinesiologia que compartilham um mesmo centro de simulação. Ter um formato de guias comuns também facilita a operação do mesmo centro já que finalmente se fala uma mesma língua.

A guia tem:

1. Um nome que a identifica com a atividade
2. O(s) autor(es)
3. A data de preparação ou atualização
4. Especifica a quem é dirigido: carreira, classe, nível
5. Pré-requisito: pode ser uma atividade ou aula anterior, mas também uma oficina realizada anteriormente
6. Quem realiza a oficina: tipo de profissional
7. Tempo para a atividade
8. Número de alunos por oficina
9. Propósito
10. Habilidade(s) específica(s)
11. Aprendizagem esperada
12. Conteúdo ou leitura dirigida, o que geralmente é escrito pelo professor, porque geralmente não é um livro e será chave para a atividade que o aluno realiza na oficina
13. Atividades (apresentadas em forma sequencial)
14. Avaliação

Construção de Guias para Baixa Fidelidade

NÚMERO

Universidad Finis Terrae

ROTEIRO DA OFICINA Nº
XXXX
IMAGEM

Autores:
DIRIGIDO A:
PRÉ-REQUISITO:
OFICINA REALIZADA POR:
NÚMERO DE ALUNOS POR DOCENTE
DURAÇÃO

COMPETÊNCIAS GERAIS A SEREM DESENVOLVIDAS	HABILIDADES ESPECÍFICAS:

PROPÓSITO:

APRENDIZAGENS ESPERADAS	ATIVIDADES ASSOCIADAS A CADA ESTAÇÃO
Ao finalizar a oficina, o aluno:	

CONTEÚDOS OU LEITURA:

DESCRIÇÃO DAS ATIVIDADES

A oficina se realiza da seguinte maneira:

Atividade nº 1: o docente explica a atividade

Atividade nº 2: Cliente

METODOLOGIA DE AVALIAÇÃO
- Realiza-se avaliação formativa durante a oficina

Figura 6.2 Modelo de uma guia da escola de enfermagem da Universidad Finis Terrae.

A avaliação na guia

Dado que a guia estabelece a atividade de avaliação, é necessário rever o tema com certa profundidade.

No campo da educação, quando se trata de "avaliação", imediatamente se tende a pensar que se trata da aplicação de algum instrumento para medir a aprendizagem dos alunos. Embora seja uma forma de avaliar, não se deve considerar que a única aplicação dessa medida constitua todo o processo avaliativo.

Na simulação clínica como em toda atividade educativa, a avaliação deve ser entendida como um "processo" e como um elemento-chave do "processo de ensino-aprendizagem", portanto, deve ser coerente, dependente e estar diretamente relacionada com ele.

Hoje, o processo de avaliação é um dos grandes desafios que os professores têm, sobretudo aqueles que são parte de uma formação baseada em competências, em que a avaliação é entendida como uma oportunidade para "*melhoria*" e não apenas como um resultado numérico.

Os professores devem levantar diferentes estratégias de avaliação que vão mais além de verificar a aquisição de conhecimentos por parte dos estudantes; é importante considerar o desenvolvimento de portfólios, ensaios, apresentações orais, simulações, estudos de caso, testes de livro aberto etc.

É necessário avaliar os alunos com tarefas significativas para eles e em contextos que trazem mais perto situações da vida real. É neste campo que a simulação clínica novamente adquire relevância e deve ser incorporada como uma forma de avaliar os alunos de carreiras da saúde.

Quando se trata de avaliação, é necessário ter em mente o conceito de "avaliação autêntica" (EA) entendida como uma avaliação, cujo objetivo é melhorar a qualidade da aprendizagem dos alunos e que possibilita resgatar informações úteis do processo ensino-aprendizagem.

A EA é entendida como um processo multidimensional, "*dado que através dela se pretende obter informação variada referida, tanto do produto como processo de aprendizagem, estimar o nível de competência de um aluno em uma área específica, verificar o que foi aprendido no contexto de uma progressão, julgar um produto com base em critérios específicos, apreciar como comunicar as conclusões etc.*"[7]

A avaliação autêntica tem certas características que podem ser alcançadas com uma atividade de simulação clínica. A primeira característica é a importância que se dá para o contexto em que ocorre a aprendizagem, já que aí adquire significado; é neste sentido que a EA torna possível avaliar habilidades dentro de contextos significativos mencionados anteriormente e detalhados na "Construção da guia".

Outra característica de EA é que ela se realiza a partir de situações-problemas para estudantes; o professor deve ser definido com antecedência, organizando a atividade em torno de um obstáculo que os alunos devem superar. Isso possibilita que se produzam conexões e relações entre as ideias presentes nesses contextos e situações da "vida real".

Em uma experiência de simulação clínica, deve-se presentear os alunos com tarefas valiosas ou significativas que possibilitam desempenhos na área respectiva. O termo "*autêntico*" está relacionado com esta ligação com o mundo real, com a vida cotidiana. Com relação a este aspecto, a simulação clínica possibilita apresentar aos alunos tarefas e problemas tanto simples como complexos, dependendo do nível de fidelidade da atividade de simulação clínica apresentada, que também se relacionam com as necessidades reais para o futuro desempenho profissional. Muitas vezes isso se desenvolve no *script*, que no caso de alta fidelidade sempre está presente e chama-se "caso clínico", mas que em baixa fidelidade é a hora de começar a trabalhar para avançar para situações futuras e desenvolver o pensamento crítico e a tomada de decisão.

Na EA, usa-se o *erro* como uma oportunidade de aprendizagem. Os modelos construtivistas outorgam ao erro um lugar importante dentro do processo de ensino-aprendizagem e representam a necessidade de deixar que apareçam para trabalhar com eles. No caso da simulação clínica, trata-se de criar um ambiente protegido, no qual o erro é permitido e baseia-se justamente no erro que os alunos aprendem. Isso é evidenciado mais claramente na simulação de alta fidelidade ao se realizar o *"debriefing"*, mediante o qual os alunos têm a oportunidade de perceber seus erros e são capazes de refletir a fim de propor ações de melhoria se se deparam com um cenário semelhante em uma próxima oportunidade.

A EA centra-se sobre os pontos fortes dos alunos; deve ajudá-los a identificar o que eles sabem ou dominam e o que eles são capazes de atingir com o apoio de pessoas com mais habilidades, seus colegas ou o professor, tornando-se um processo colaborativo. É neste sentido que o *feedback* adquire relevância dada ao aluno durante o processo, o que lhes dá a possibilidade de melhorar e lhes permite a autoavaliação bem como a reflexão; todos esses elementos promovem o desenvolvimento de competências e, portanto, é importante que o facilitador sempre esteja ao lado do estudante em baixa fidelidade.

O termo de EA também integra *"o conceito de assessment usado na literatura anglo-saxônica refere-se a coletar e sintetizar a informação sobre a aprendizagem dos estudantes e da avaliação, entendida como a formulação de decisões sobre tal aprendizagem"*[8]

Na área da educação da saúde, usa-se o conceito de *assessment* tanto formativo quanto sumativo. A decisão de aplicar um *assessment* formativo, sumativo ou ambos deve orientar a seleção do instrumento, a forma de sua implementação, a interpretação da partitura e a utilização dos resultados. No processo formativo, se realiza o *assessment* para intervir e tentar melhorar. No processo sumativo, se realiza o *assessment* para estabelecer uma decisão como bom/mau ou se um estudante está pronto para ser aprovado ou se deve repetir um programa.[9]

Como em toda a atividade educacional, é importante que os alunos saibam previamente os critérios de avaliação com os quais eles serão avaliados, e este deve ser definido também na guia da oficina.

Seleção do instrumento de avaliação para uma guia de oficina

Como faz em todo processo de avaliação, o professor usará a simulação clínica para avaliar a realização dos alunos que deve definir anteriormente o que, como e quando será avaliado. Deve-se lembrar que o foco da avaliação estará no progresso do aluno para um objetivo dado ou se o foco estará no cumprimento de certas realizações dos estudantes, ou se é mista, ou seja, terá de ambos. O professor também pode ter a intenção de fazer uma avaliação diagnóstica com a qual estará procurando identificar o conhecimento prévio que o aluno traz. *"Estes conhecimentos anteriores são a base da construção de novos significados e uma aprendizagem será tanto mais significativa quantas relações com sentido podem estabelecer o aluno entre o que já conhecido e o novo conteúdo que lhe é apresentado como objeto de aprendizagem"*.[10]

Independentemente da intenção da avaliação com simulação clínica, é importante notar que isso envolve um processo sistemático como qualquer outro método de avaliação e que deve incluir as seguintes etapas como mostra Jeffries:[7]

- Identificar a finalidade da avaliação;
- Determinar um período de tempo para avaliar;
- Identificar quando avaliar;
- Desenvolver um plano de avaliação;
- Selecionar os instrumentos de avaliação;
- Recorrer a informação;
- Interpretar a informação.

Finalidade ou intenção da avaliação com simulação clínica

Com relação ao propósito ou a intenção da avaliação, o professor deve definir se a avaliação será formativa, sumativa ou diagnóstica. Em uma oficina de baixa fidelidade, se a avaliação tem uma intenção formativa, o professor deve considerar sempre dar *feedback* aos alunos sobre sua *performance*. O tipo de *feedback*, quando se dá e como se dá, deve ser apresentado na concepção da simulação e refletida no *script*, bem como ser aplicado com consistência pelos facilitadores.[7] As autoras recomendam deixá-lo explícito na guia da oficina.

De acordo com Bradshaw e Lowenstein,[11] ainda que o *feedback* para o aluno não seja positivo, deve ser sempre construtivo e com respeito. O facilitador deve considerar conscientemente a comunicação com os estudantes das áreas que precisam melhorar. O *feedback* deve respeitar as características de:

- Oportunidade servir como um valioso motivador do desempenho dos estudantes e permitir-lhes melhorar a tarefa em novas oportunidades, isso deve ocorrer em um período máximo de sete dias.
- Transparência a avaliação deve ser comunicada de forma simples e compreensível para os alunos.
- Rigor — a avaliação deve cobrir todas as áreas de desempenho dos estudantes exigidos pelos professores. Dar *feedback* significa informar os alunos, o que fizeram bem e o que precisam melhorar.
- Consistência as expectativas e as diretrizes estabelecidas pelos professores não podem ser rejeitadas posteriormente no curso.
- Equitativa e justa os professores devem evitar fazer juízos discriminatórios.
- Profissionalismo o facilitador deve ser respeitado na sua comunicação com os alunos; o tom afeta como os alunos interpretam e usam o *feedback*. Se o facilitador utiliza um tom compreensivo e solidário quando faz as sugestões de melhoria, o *feedback* torna-se construtivo em vez de crítico.

Se a avaliação é formativa também deve se considerar fazer reflexão da experiência de simulação clínica com o aluno. Há dois tipos de reflexão, a reflexão na ação e reflexão sobre a ação.

A reflexão na ação (*in action*) ocorre quando o aluno é confrontado com uma experiência de simulação em que integra o conhecimento de experiências passadas a essa nova situação. A reflexão sobre a ação (*on action*) ocorre quando a experiência foi concluída; seu objetivo é rever o evento na tentativa de descobrir novas compreensões para aplicar os novos conhecimentos na prática futura.[7]

Temporalidade ou avaliação com simulação clínica

O período de tempo para avaliar e quando avaliar é determinado dependendo se a avaliação é formativa ou sumativa. As guias da oficina da escola de enfermagem da Universidad Finis Terrae também está definido e é parte do que se chama para esse modelo de *prebrief*, em que se especifica a intenção da avaliação.

Se o objetivo é formativo, a avaliação serve mais como um *assessment* do desempenho dos alunos, portanto, será realizada antes do fim da experiência de aprendizagem, depois de um evento crítico ou após os alunos participarem da experiência clínica de simulação. Contudo, enquanto eles ainda estão em curso, para lhes dar a oportunidade de fortalecer suas áreas fracas e melhorar o seu desempenho. Se a intenção é sumativa, será utilizado para medir um determinado comportamento, uma habilidade ou a aplicação de um conhecimento já durante ou ao final. Nesse caso, a medição envolve estabelecer um julgamento que possibilita determinar se o aluno atingiu as realizações produzidas na guia da oficina e determinar se é necessário executar qualquer ação corretiva antes de avançar para o próximo nível. Isso deve ser especificado no programa e ser conhecido pelos alunos desde o início.

A título de ilustração na escola de enfermagem na Universidad Finis Terrae, é realizada no quarto semestre do curso "Enfermagem Médica Cirúrgica" a oficina "Insulinoterapia e gestão de hiper e hipoglicemia", em que se avalia de forma sumativa a técnica da administração de medicamentos. Essa avaliação se estabeleceu, então, porque os alunos tiveram no semestre anterior o curso de Farmacologia uma "Oficina de administração de medicamentos por via parental", que foi avaliada como mostrado na Figura 6.3.

"Guia de Oficina de administração de medicamentos por via parentérica"

▶ Avaliação formativa:

- É realizada durante toda a oficina. Os alunos usam a orientação para dar *feedback* entre eles, que entregam ao professor no final.

▶ Avaliação sumativa:

- A atividade da oficina terá uma avaliação sumativa dos cuidados padrão. Será feito a qualquer momento durante a oficina.

Figura 6.3 Guia de oficina de administração de medicamentos por via via parenteral.

Nessa oficina, é feita a avaliação sumativa dos cuidados padrão desde os alunos já tenham realizado a "Oficina de cuidados padrão e cuidados adicionais". Tudo isso, como se pode ver, é mais uma vez a integração curricular.

Essa modalidade é um exemplo claro de que a simulação clínica deve ter uma linha de desenvolvimento compatível com o nível dos alunos, tendo em mente que se avança de menos para mais, ou seja, começa treinando os alunos em habilidades básicas para chegar a *performances* mais complexas em níveis superiores e tendo sempre em mente que se pode realizar oficinas de autorregulação ou corretivas se se notar que as realizações não foram cumpridas ou que requerem mais treinamento que o habitual.

Oficina de autorregulação com simulação clínica

A Escola de Enfermagem da Universidad Finis Terrae implementou, desde o ano de 2011, a possibilidade de os alunos realizarem oficinas de autorregulação de aprendizagem em simulação clínica, cujo objetivo principal é dar-lhes a oportunidade de ser responsável pela sua aprendizagem e desenvolver mais autonomia nesse processo. Nessas oficinas não há a tutoria direta de um professor; trata-se de incentivá-los a adquirir e melhorar suas habilidades de modo autônomo e sob a sua responsabilidade.

O professor deve desenvolver a guia da oficina de autorregulação com antecedência de modo que os alunos possam estudar os conteúdos teóricos antes da oficina, que é um complemento da guia base. Durante a oficina, os alunos realizam uma autoavaliação da atividade que vão corrigindo, em geral entre pares. É recomendado executar as atividades de desenvolvimento de competências quantas vezes seja necessário para estar seguro com a habilidade adquirida.

Uma guia de oficina de autorregulação deve contemplar uma introdução motivadora, perguntas generativas, a explicação da realização e o detalhe da atividade prática.

Extensão da avaliação com simulação clínica

Refere-se à avaliação de uma parte ou a totalidade dos objetivos ou as competências de um programa.

Na Escola de Enfermagem da Universidad Finis Terrae tem sido implementado uma OSCE/Simulação como um teste prático que visa avaliar a aquisição de competências e habilidades previstas em vários programas da carreira.

A OSCE/simulação é uma avaliação prática final que possibilita medir a aquisição de competências a partir de casos clínicos representados em um ambiente simulado e com instrumentos de medição padronizados e validados internamente. Busca medir habilidades, julgamento clínico e tomada de decisões. Este exame foi concebido com três estações pelas quais devem passar aos alunos. As duas primeiras estações são sequenciais e correspondem a um caso clínico em que o aluno deve realizar a avaliação do paciente e fazer o plano de cuidados. A terceira é uma estação para avaliar um procedimento clínico e não necessariamente tem relação com as duas anteriores. A preparação deste exame requer do estudante fazer uso de todos as guias com as tem praticado ou executado as oficinas associadas.

Com esse teste, pretende-se avaliar se os alunos, uma vez finalizada a prática clínica, estão em condições de passar o curso e avançar para o próximo nível do currículo. Portanto, é um teste de caráter reprovatório e mede um desempenho complexo que corresponde à soma de várias habilidades específicas do programa.

Construção de Guias para Baixa Fidelidade

■ Agente avaliador na simulação clínica

Com relação a quem aplicará a avaliação, é importante que o facilitador considere incorporar diferentes agentes avaliadores. Em baixa fidelidade, o mais usual é a heteroavaliação por parte do professor; entretanto, deve ir preparando os alunos para fazer a autoavaliação (por ele mesmo) e a coavaliação (entre pares) dos alunos.

A seguir, na Figura 6.4, um exemplo de uma pauta de co-avaliação desenvolvido na Escola de Enfermagem da Universidad Finis Terrae para a oficina de Administração de medicamentos por via parental, punção venosa e venóclise. Isso tende a ser uma construção própria de cada instituição; no entanto, apresentá-las pode ser um exemplo útil. Isso também é da responsabilidade do facilitador que projetou a guia e define esse objetivo durante todo o período de ensino.

Escola de Enfermagem Universidad Finis Terrae

Curso: Farmacologia Clínica
Oficina "Administração de medicamentos por via parenteral"
Padrão de punção venosa e flebóclise

Nome do estudante:
Data:
Pontuação máxima:
Pontuação obtida:

PADRÃO DE AVALIAÇÃO ENTRE PARES

ATIVIDADES	SIM	NÃO
1. Realiza higiene das mãos de acordo com a norma		
2. Verifica o material e insumos necessários (para realizar os diferentes procedimentos)		
3. Informa o paciente sobre procedimento a ser realizado		
4. Seleciona a veia adequada ao caso		
5. Faz assepsia da área de acordo com a norma		
6. Instala e comprova canalização de cateter		
7. Conecta soro		
8. Fixa o cateter de acordo com a norma e regula gotejamento		
9. Maneja precauções padrão corretamente (luvas, líquidos, material perfuro-cortante, lixo)		

Figura 6.4 Pauta de coavaliação. Oficina de administração de medicamentos por via parental. Punção venosa e venóclise.

Capítulo 6

Instrumentos de avaliação em simulação clínica de baixa fidelidade

Os instrumentos de avaliação que podem ser utilizados em simulação clínica de baixa fidelidade são variados e diversos, e sua escolha vai depender do produto, da realização ou do componente que se deseja medir, bem como os critérios anteriormente mencionados em termos de intenção, temporalidade, extensão, o agente avaliador bem como o nível do aluno. Isso deve ser designado na guia.

A escola de enfermagem da Universidad Finis Terrae desenvolveu diferentes instrumentos de avaliação, que vão desde a orientação dicotômica até a lista de verificação que são as mais utilizadas nas avaliações sumativas para as escalas tipo Likert e cabeçalhos.

Avaliação da oficina de simulação clínica e sua guia

Os professores devem fazer uma avaliação das experiências de aprendizagem e seus resultados obtidos com simulação clínica ao final do ciclo. Devem associar se a guias estavam bem colocadas em todos os seus aspectos e estabelecer as propostas de melhoria por meio de uma reflexão da equipe que trabalhou nas atividades de simulação juntamente com o coordenador de simulação e o perito metodológico.

■ Conclusão

A preparação de guias de oficina é relevante. São instrumentos muito valiosos para o processo de formação e da aprendizagem do aluno. Assim, toda a equipe responsável planeja as oficinas de simulação clínica e estabelece até mesmo os recursos que serão necessários para o período. Seu desenvolvimento é um trabalho muito exigente e envolve horas para sua preparação, contudo, uma vez lá, eles se tornam instrumentos fáceis de aplicar e que os alunos apreciam e agradecem muito.

Por fim, os professores sentem a satisfação da aprendizagem quando podem comparar o que prepararam com o que finalmente observaram.

■ Referências bibliográficas

1. Konrad C, Schiipfer G, Wietlisbach M, et al. Is There a Recommended Number of Cases for Anesthetic Procedures? Departamento de Anestesia, Facultad de Medicina Universidad de Chulalongkom. Bangkok: Tailandia anestesia, 1997.
2. Ernest W. Simulation and Adult Education Disease-a-month: DM (Impact Factor: 1.57). 2011;57(11):664-78.
3. Ronald H, Jennifer L. Essential Skills for a Medical Teacher. Capítulo 13. Amsterdã: Elsevier, 2012.
4. Pamela J, Anne RM. Designing and implementing Models for the Innovative Use of Simulation to teach of III Adults and Children: A National, Multi- Site, Multi-Method Study. EUA: Copyright National League for Nursing, 2006.
5. National League for Nursing. Proyecto Simulation Innovation Resource Center (SIRC). Estados Unidos, 2014. [Internet] [Acesso em 01 dez 2016]. Disponível em: http://www.sirc.nln.org

6. Amstrong E, Parsa-Parsi R. How can physician´s learning styles Drive Education Planning? Acad Med. 2005;80(7):680-4.
7. Jeffries P. Simulation in Nursing Education. 1.ed. EUA: National League for Nursing, 2007.
8. Condemarín M, Medina A. Evaluación de los aprendizajes un medio para mejorar las competencias lingüísticas y comunicativas. División de Educación general. Ministerio de Educación. República de Chile. 2000. [Internet] [Acesso em 01 dez 2016]. Disponível em: http://www.datoanuncios.org/images/Evaluacion_Apredizajes.pdf
9. Dent J, Harden R. A practical guide for medical teachers 2.ed. Amsterdã: Elsevier, 2005.
10. Sarmiento R. Apuntes Módulo Evaluación de los Aprendizajes. Capítulo VI. Tipos de Evaluación. 2009.
11. Bradshaw M, Lowenstein AJ. Innovative teaching strategies in nursing and related health professions. 5.ed. Boston: Jones & Bartlett, 2011.

Utilização das *Entrustable Professional* nos Ambientes Controlados de Simulação Clínica

■ EPAs no contexto da educação médica no Brasil e no mundo

No Brasil, apesar do atraso de mais de meio século em relação aos países expoentes na área da educação médica como ciência, consolidou-se a busca das melhores evidências educacionais para a formação médica. Assim, podemos considerar finalmente superado o modelo dos séculos passados, em que se destacavam, dentre outros aspectos: i) formação norteada por currículos mínimos, fragmentados em áreas de conhecimento, disciplinas e conteúdos; ii) dinâmica curricular baseada essencialmente em aulas clássicas, centrada no professor, com transmissão e repetição de conteúdos descompromissados e descontextualizados da prática profissional, elencados pelo julgamento de valor orientado pelos interesses das áreas de conhecimentos específicas; iii) realização de práticas clínicas orientadas por doenças, em ambientes não controlados, hospitalocêntricos, distantes da realidade da comunidade, do perfil epidemiológico e social e da abordagem centrada na pessoa, feitas pelos estudantes e residentes de maneira obrigatória, sem avaliação formal dos riscos e sem o consentimento informado e esclarecido dos pacientes, praticamente consentidos pela necessidade; iv) desenvolvimento de atividades clínicas com variáveis níveis de supervisão, algumas vezes inexistentes ou sem estimativa de confiabilidade; v) avaliação do estudante essencialmente somativa e punitiva, aliada a um sistema de certificação orientada pelo tempo de experiência predefinido para a graduação sem perfil definido terminal, como trampolim para a residência médica, sem avaliação do programa e do perfil do egresso.

Nesse paradigma sombrio, ainda houve iniciativas e tentativas de adotar Objetivos de Aprendizagem organizados taxonomicamente, que procuraram dar algum sentido e organização aos conteúdos, de maneira insipiente. Um grande marco foi quando finalmente emergiram as Diretrizes Curriculares Nacionais (DCNs) dos cursos de Medicina de 2001, revolucionárias para a época e desconfortáveis para as escolas médicas, dicotomizando-as equivocadamente em Tradicionais e PBL (as que adotavam a metodologia do *Problem Based Learning* em seus currículos integrados, desde o final dos anos 1990).

Mais recentemente, consolidaram-se as DCNs de 2014, com a força da Lei dos Mais Médicos, que orienta a formação médica no Brasil, onde se destacam, dentre outros aspectos: i) a descrição de um perfil profissional do egresso orientado pelas necessidades em saúde da população e do Sistema Único de Saúde (SUS); ii) o desenvolvimento do perfil do egresso norteado por currículos integrados, baseado em competências, com dimensões explícitas da competência (atenção, gestão e educação em saúde) do médico a ser formado e definição de desempenhos para cada uma delas; iii) o processo de ensino-aprendizagem centrado no estudante e com sua dinâmica e valor educacional baseados em evidências científicas, priorizando sempre a utilização das metodologias ativas de ensino-aprendizagem, buscando a autonomia crescente do aprendiz; iv) a incorporação de tecnologias educacionais e níveis de simulação clínica que garantam a segurança dos usuários do SUS, prévios as atividades em ambientes não controlados; v) a avaliação somativa e essencialmente formativa contínua, com *feedback* do processo de aprendizagem do educando pelos professores facilitadores, de natureza programática e multifocal, privilegiando avaliar competências (conhecimento, habilidades e atitudes), e não somente conteúdos; vi) a avaliação de desempenho clínico em ambientes controlados, como o OSCE (*Objective Structured Clinical Examination*), norteada por *checklists*, e em ambientes não controlados como o Mini-CEx (*Mini Clinical Examination*, com formulário orientado por nove dimensões, validado internacionalmente), entre outras ferramentas; vii) as tentativas de avaliação da qualidade do programa e do perfil do egresso a ser entregue à sociedade, competente e resolutivo para as necessidades em saúde da população no contexto do SUS, independentemente do desejo do formado pela especialização.

É consenso que, ao utilizar um coquetel de avaliações de maneira sistemática, há maior garantia de que o aprendiz seja observado por múltiplos pontos de vista e tenha oportunidade de superação e deslocamento de aprendizagem em direção à autonomia e à autenticidade profissional.

Apesar do positivo cenário de mudanças, o paradigma da organização curricular integrada, da utilização de metodologias ativas como ferramentas do processo de aprendizagem e, principalmente, da formação orientada por competências, contextualizadas pela prática profissional, tornou-se um grande desafio. As competências se tornaram o alvo central das pesquisas em Educação Médica do final dos anos 1990 até 2010. Mesmo com a enorme quantidade de evidências científicas atuais, o próprio conceito de competência ainda tem gerado controvérsias e compreensões divergentes, até o ano atual de 2020. Nessa linha, dentre as evidências científicas, emergiram dados, proposições e reflexões acerca da Avaliação de Competências, que correspondem ao produto final a ser obtido pelos aprendizes (*outputs*). Essa natureza de avaliação, muitas vezes feita de maneira empírica, gera desconforto aos professores tradicionalistas, que acabam retrocedendo à sua zona de conforto tradicional e essencialmente cognitiva. Esse fenômeno é comumente observado nas escolas médicas do Brasil e até em exames oficiais, testes de progresso, processos seletivos de residências médicas, avaliações de certificação de títulos e até acreditação de cursos de graduação.

É nesse cenário que, em 2005, ainda rudimentarmente, como veremos mais abaixo, surge a proposta de um marco conceitual que dá significado à Competência, em forma de método de avaliação dessas, inicialmente em programas de residência médica, denominado *Entrustable Professional Activities*: as EPAs (Atividades Profissionais Confiáveis).

As EPAS, inicialmente, tiveram como base avaliar o nível de confiança e autonomia de um conjunto de competências relacionadas a uma determinada atividade profissional dos aprendizes, em cenários reais da prática, pelo grau de necessidade de supervisão.

Essa é uma discussão extremamente pertinente, que perdura e se intensifica cada vez mais nos últimos 15 anos, levando à imensa produção científica e ao maior impacto e interesse dos Educadores Médicos desde o auge das publicações sobre o PBL, no final da década de 1970 e início dos anos 1980.

As EPAs têm avançado como proposta de método de avaliação do grau de confiança e autonomia dos aprendizes no processo de desenvolvimento de competências e *performance* relacionadas à prática profissional complexa pertinente à residência médica e, mais recentemente, aplicadas à graduação em Medicina e outros cursos da área da saúde como Veterinária, Fisioterapia, Enfermagem e Odontologia e até na formação de educadores em saúde, internacionalmente.

Há inclusive propostas de utilização das concepções que permeiam as EPAs como método, em conjunto com outras metodologias ativas de aprendizagem e, mais recentemente, de organização curricular. Destaca-se que a própria Formação Orientada por Competências encontra significado e concretude no amplo paradigma das EPAs.

A seguir, procuraremos avançar o conhecimento acerca das EPAs e sua relação com a Educação Baseada em Competências

■ Conceito de EPAs e sua relação com a Educação Baseada em Competências

Vencido o paradigma conteudista e os esforços em gerar uma organização educacional orientada por objetivos de aprendizagem taxonomicamente organizados, em sua maioria descontextualizados, ambos voltados ao que o estudante deveria atingir ou conhecer para se formar (*inputs*), emergiu o direcionamento do currículo e da formação superior com ênfase no desenvolvimento de um perfil de competência, relacionado à prática profissional, o qual se tornou a força propulsora para que a Educação Baseada em Competências dominasse incontestavelmente o cenário da Educação Médica mundial a partir do final do século XX, com inúmeros estudos científicos.

Entre os temas de destaque nessa vasta produção científica, os questionamentos e análises sobre a avaliação de competências sempre foi intrigante aos educadores, principalmente pela necessidade de observar e qualificar o produto final (*outputs*) do processo de formação orientada por competências.

A partir dessa necessidade, como descrito anteriormente, em 2005 foi publicada pela primeira vez a proposta das EPAs, por Olle ten Cate, educador médico da Universidade de Utrecht, como método de avaliação de competências, primeiramente aplicado à residência médica e mais tarde à graduação, norteado pelo paradigma de atribuição de níveis de confiança na realização de atividades profissionais pelo grau de necessidade de supervisão, ou seja, pela crescente autonomia confiável, atribuído aos aprendizes pelos supervisores. Desde então, as EPAs têm estado na vitrine da Educação Médica mundial, por dar sentido à Educação Baseada em Competências, conectando definitivamente o desenvolvimento da competência à execução da atividade profissional, nos cenários reais da prática, que agregam múltiplos domínios da competência, ou, mais simplesmente, de múltiplas competências.

O paradigma das EPAs postula que, à competência, é necessário incluir outros aspectos do profissionalismo, como: i) a integridade observada pela veracidade e benevolência nos relatos; ii) a confiabilidade demonstrada pelo comportamento estável, previsível e consciencioso de atuar; iii) a humildade em reconhecer as próprias limitações, incluindo a disposição em pedir ajuda; para que haja estabelecimento de confiança entre os aprendizes e os supervisores.

Dessa maneira, estabeleceu-se uma escala simplificada de níveis de confiança, atribuídos pelos supervisores aos aprendizes, de acordo com a necessidade de supervisão dos educandos na realização de tarefas profissionais legítimas, sendo: 1. Permitido estar presente e apenas observar; 2. Permitido executar sob supervisão direta (presencial); 3. Permitido executar com supervisão indireta (à distância acessível); 4. Permitido trabalhar sem supervisão (autonomamente); 5. Permitido supervisionar aprendizes.

Em resumo, as atividades profissionais são crescentemente confiáveis quando o aprendiz conquista autonomia ao evoluir pelos níveis de: estar presente e observar, realizar sendo assistido, realizar sendo assistido a distância, realizar sem supervisão e supervisionar a realização. É importante enfatizar que essa estrutura de níveis está relacionada aos graus de autonomia e minimização de riscos, a serem conquistados pelos educandos, atribuídos pelos supervisores das atividades clínicas.

Mais atualmente, a construção de currículos orientados por EPAs, na pós-graduação e na graduação, tem emergido, o que poderá propiciar, em um futuro próximo, que a formação profissional confiável seja atingida independentemente do tempo preestabelecido, podendo ocorrer a certificação da formação antes ou depois do tempo previsto, a depender da capacidade intelectual individual do aprendiz.

Cada EPA compreende um conjunto de competências, necessárias a uma determinada atividade profissional, independentemente de sua complexidade, o que envolve diferentes domínios de conhecimentos, habilidades e atitudes, por exemplo: comunicação, trabalho em equipe, relacionamento com pacientes e familiares, execução de procedimentos, elaboração de raciocínios clínicos, diagnósticos diferenciais, planos terapêuticos etc.

A EPA deve ser bem estruturada e explicada previamente aos aprendizes, estabelecendo-se pactos de confiança com o(s) supervisor(es), recomendando-se que possua pelo menos oito elementos: 1) título; 2) especificações e limitações das atividades; 3) riscos potenciais; 4) competências envolvidas; 5) conhecimentos, habilidades, atitudes e nível de experiência; 6) fontes de informações subsidiárias; 7) nível de supervisão esperada; 8) prazo para atingir autonomia.

Como explicitado anteriormente, devido ao fato de as EPAs englobarem diversas competências, há relatos de programas inteiros de formação que podem ser planejados em torno de 20 a pouco mais de 30 EPAs. A organização de currículos médicos por EPAs nos EUA, Canadá, Holanda e Reino Unido, por exemplo, além de outros cursos da saúde ou programas de formação e desenvolvimento docente, já é uma realidade.

No Brasil, ainda são insipientes e praticamente inexistentes a compreensão e a disseminação das EPAs na formação médica ou qualquer outro tipo de graduação ou pós-graduação.

Aplicação das EPAs propostas aos ambientes não controlados da prática profissional, em ambientes de Simulação Clínica (controlados): atribuindo níveis de confiança e autonomia em ambientes com ausência de risco

Quando se analisa a literatura sobre as EPAs, desde sua concepção em 2005, percebe-se um ritmo acelerado de geração de dados científicos até 2015, tendo em vista que de 2015 a 2020 o tema consolidou-se como um dos assuntos de maior destaque e profundo interesse dos educadores médicos mundiais. Pode-se perceber, na vasta literatura recente, que as EPAs têm sido destacadas, entre outras aplicações, como avaliação de profissionalismo e competências em ambientes reais da prática clínica, capaz de conferir criteriosamente o nível de confiança aos aprendizes, pelos supervisores, docentes, preceptores e equipes multiprofissionais.

No Brasil, temos a sombra do paradigma negativo do passado, em que a prática clínica em ambientes não controlados nunca foi sistematizada, e sim oportunística, tendo sido feita por um longo período de tempo com supervisão precária dos aprendizes, em pacientes do sistema público de saúde, utilizados como objetos de aprendizagem. Apesar disso, as mudanças de paradigmas na educação médica no Brasil, atrasadas em relação ao mundo, mas iniciadas no final da década de 1990, aliadas ao crescente e acessível desenvolvimento tecnológico, com ênfase no desenvolvimento e refinamento do perfil humanístico dos graduandos, fizeram com que o "treinamento" de habilidades e a Simulação Clínica contextualizada (que transcende o conceito de habilidades, agregando todos os domínios do conhecimento: afetivo, psicomotor e cognitivo) ganhassem espaço e se consolidassem nas escolas médicas.

Apesar do entendimento catastrófico e equivocado de que a simulação clínica poderia substituir a interação do aprendiz com os pacientes durante a graduação, há cada vez mais consenso de que os recursos de simulação, em todos seus níveis de complexidade e fidelidade, tem importância fundamental em conferir segurança aos usuários do SUS, com a transposição dos conhecimentos, habilidades e atitudes (competências) do ambiente controlado para o não controlado da realidade profissional, de maneira inter e transdisciplinar e multiprofissional, uma vez que a formação médica está profundamente atrelada à geração de profissionais com perfil de competência engajada à proposta de consolidação do SUS, conforme as DCNs de 2014.

Assim sendo, é quase óbvio pensar que a organização de um currículo orientado por EPAs prescinde de atividades de simulação clínica com a mesma organização, também na intenção de garantir segurança aos pacientes e o desenvolvimento da autonomia dos aprendizes, previamente à prática em cenários reais, longe de riscos, mas podendo prevê-los e simulá-los, sem danos aos serviços e às pessoas.

Nesse sentido, mesmo que não tenhamos ainda currículos organizados por EPAs no Brasil, temos fortemente proposto e recomendado em nossa escola médica e nas que contribuímos, a utilização das EPAs nas diferentes atividades dos cursos: i) organizados por currículos integrados; ii) orientados por competências; iii) com o uso de metodologias ativas de ensino-aprendizagem; iv) com a implantação sólida de avaliação sistemática e programática de caráter diagnóstico, somativo e formativo; v) com forte cultura de *feedback* imediato entre os atores dos processos em cenários diversificados.

As EPAs na simulação clínica devem ser definidas a partir de um conjunto de competências profissionais relacionadas e avaliadas pelas escalas de confiança (simplificadas ou específicas), também baseadas no nível de necessidade de supervisão dos aprendizes em diferentes momentos de sua formação, para conferir ao estudante a autonomia para a realização de atividades profissionais confiáveis, em ambientes simulados da prática clínica. Ressalta-se também, nesse caso, a importância de organizar atividades profissionais simuladas em níveis de complexidade crescentes, previamente à vivência nos campos reais de saúde, minimizando ainda mais os riscos e a vulnerabilidade de todos os envolvidos nessas práticas.

Assim, ao atingir altos níveis de confiança e autonomia em ambientes simulados, pode-se assumir que, ao estabelecer um primeiro passo, com valor preditivo na busca da crescente autenticidade profissional, iniciada na transposição da realização de atividades profissionais simuladas para aos ambientes reais da prática profissional (não controlados), pode-se conferir maior segurança a todos os atores envolvidos nos campos da prática profissional real, e possivelmente alavancar o patamar inicial de confiança nos aprendizes.

Isso só é possível porque a simulação clínica permite: i) errar sem causar danos; ii) por meio do *debriefing* e do *feedback* coletivo construtivo, observar os erros e refletir sobre eles; iii) buscar elementos de superação; iv) refinar a atuação profissional pela repetição de práticas e cenários simulados tantas vezes quanto necessário. Todos esses passos aqui detalhados e conhecidos das práticas simuladas podem ser utilizados positivamente para atingir o grau de confiança e autonomia, previamente aos cenários da realidade.

■ Breve relato de experiência da utilização das EPAs nos Ambientes Controlados de Habilidades Médicas e Simulação Clínica do Curso de Medicina da USCS – Centro

A Unidade Curricular (UC) que atravessa o currículo horizontalmente do 1º ao 8º semestre (período pré-internato), denominada Habilidades Profissionais, do curso de Medicina da USCS, está contida em um currículo integrado, orientado por competências e perfeitamente alinhada às DCNs de 2014. É desenvolvida de maneira crescente de complexidade, inter-relacionada às UCs temáticas verticais e à Integração Ensino-Serviço Comunidade, na lógica de conferir segurança aos usuários do SUS, sendo os estudantes inseridos, desde a entrada no curso, nas Estratégias de Saúde da Família do município. É planejada para o desenvolvimento de competências de maneira crescente, relacionadas a comunicação, relação médico-paciente e equipe multiprofissional, anamnese e exame físico clássicos e nos modelos da abordagem clínica centrada na pessoa, propedêutica específica, raciocínio clínico, elaboração de plano terapêutico, entre outras. São utilizados simuladores de todos os níveis de complexidade e fidelidade, desde cenários simples que privilegiam simuladores para *task training* até cenários críticos mais complexos e contextualizados, com simulação mista, com pacientes-atores ou simuladores clínicos de alta fidelidade e complexidade. São utilizados 12 consultórios simulados, enfermaria/unidade de terapia intensiva simulada e outros cenários que propiciam a elaboração de cenários diversos, desde atendimentos ambulatoriais simples a situações clínicas complexas, de urgências e emergências, pré e intra-hospitalares, com *checklists*, *debriefing*, realização de práticas deliberadas e todos os modelos clássicos da simulação clínica e treinamento de habilidades. Inclui-se na UC de Habilidades Profissionais a transposição das competências desenvolvidas em ambientes da simulação, para o atendimento ambulatorial, do 5º ao 8º semestre, no cenário não controlado do Centro Ambulatorial Universitário da USCS, integrado ao SUS local, que não será alvo desta descrição, a qual terá ênfase na utilização das EPAs em ambientes controlados.

Na USCS, desde o final de 2018, iniciou-se um processo de planejamento educacional, orientado pela direção do curso, de reelaboração das atividades simuladas para a organização das EPAs, com avaliação de níveis de confiança, integrando as diversas competências, aqui citadas, em cenários simulados da prática profissiona . No início de 2019, foi feita uma capacitação em EPAs dirigidas aos docentes das Habilidades Profissionais, presentes do 1º ao 8º semestre, conforme dito anteriormente, e da Simulação Clínica, presente no currículo do 3º ao 12º semestre, sendo inseridas também ao longo dos rodízios do internato médico, realizados do 9º ao 12º semestre, em cenários reais de prática profissional, em acordo as DCNs de 2014.

Após a elaboração das EPAs, seguindo o modelo dos oito componentes, citados anteriormente neste capítulo, propusemos uma dinâmica metodológica nas atividades, que pudessem evidenciar os níveis de confiança na execução das atividades profissionais, pela escala de necessidade de supervisão.

Como marco inicial, utilizamos as atividades simuladas realizadas nos 12 consultórios simulados do curso de Medicina, estruturadas em forma de EPAs, previamente planejadas. Elas eram apresentadas aos estudantes em número de 30 para dois docentes (15 alunos/docente), distribuídos em número de dois a três alunos por consultório.

A seguir, descreveremos o método ou as fases do processo de aprendizagem dos estudantes, dentro deste paradigma.

- Fase 1: Na primeira fase, o docente permanece presente no consultório, com dois a três estudantes no máximo, explicando a EPA e demonstrando como deve ser desenvolvida. Nesta fase o estudante permanece no nível 1 de confiança (ou autonomia), que é o estar presente e assistir à demonstração desde que contribua na ativação dos conhecimentos previamente demandados, provocada por meio de perguntas motivadoras, elaboradas pelo docente. Enquanto esta fase é desenvolvida, os demais 12 a 13 estudantes permanecem atrás de uma parede de espelho, com sistema de comunicação, ouvindo a demonstração e questionamentos, já realizando suas reflexões e discussões individuais, avançando em suas fronteiras de conhecimento. Ao final da demonstração, a primeira dupla permanece no consultório praticando a EPA, enquanto o docente repete para as demais cinco duplas ou trio o mesmo processo, com a permanência atrás do espelho livre e de acordo com a necessidade individual.
- Fase 2: O docente volta ao primeiro consultório e observa a demonstração da EPA feita pelos estudantes, assistindo-os ativamente e contribuindo ainda mais para o deslocamento de sua fronteira de conhecimento, habilidades e atitudes previstas na EPA, privilegiando a construção de competências diversas. Isso é repetido sucessivamente nas demais cinco estações. Esta fase corresponde ao nível 2 da escala de confiança e autonomia do aprendiz.
- Fase 3: Enquanto a fase 2 se dá para os demais grupos, o primeiro grupo, que já cumpriu a fase 2, permanece executando a EPA, com assistência a distância,

porém acessível, do docente. Esta fase corresponde ao nível 3 de confiança e autonomia do aprendiz.
- Fase 3: O docente retorna ao primeiro consultório e observa cada estudante demonstrando autonomamente a EPA, sem interferir, promovendo sua avaliação formativa com *feedback* realizado imediatamente ao final da demonstração de todos os estudantes do grupo. É importante destacar que a aprendizagem colaborativa nesta fase, que corresponde ao nível 4 da escala de confiança e autonomia do aprendiz, é extremamente positiva para o processo de aprendizagem individual e coletivo.
- Fase 4: Os estudantes, depois de atingirem o nível 4, podem avançar ao nível 5 de confiança e autonomia, atribuído pelo docente, que é o de atuar como supervisores e orientar os estudantes iniciantes ou que demonstraram dificuldades no desenvolvimento da EPA proposta.

Dessa maneira, mobilizamos ativamente os estudantes para a construção e a demonstração de suas competências, organizadas sob a forma de EPAs. Uma análise prévia demonstrou maior engajamento, motivação e nível de confiança e autonomia dos estudantes na realização de atividades profissionais em ambientes simulados. Alguns projetos de pesquisa estão sendo desenvolvidos no sentido de validar a metodologia e avaliar o valor educacional da utilização de EPAs nos ambientes simulados. Em médio ou longo prazo, pretendemos avaliar se a transposição da atribuição de confiança e autonomia em cada EPA dos ambientes simulados é efetivamente transferida para os ambientes não controlados da prática profissional. Há uma proposta da gestão do curso para que todas as atividades de Habilidades Profissionais e Simulação Clínica sejam elaboradas em EPAs, que estão neste momento planejando conjuntamente suas atividades para que essa inovação se consolide na prática, respeitando o tempo de adaptação cultural da equipe docente e discente para adotar esse novo paradigma, a princípio recebido em nossa comunidade acadêmica como grande avanço educacional.

■ Bibliografia consultada

- Bloom BS, Engelhart MD, Furst EJ, Hill WH, Krathwohl DR. Taxonomy of educational objectives: the classification of educational goals. New York: Longmans, Green and Co; 1956.
- Carraccio C, Wolfsthal SD, Englander R, Ferentz K, Martin C. Shifting paradigms: from Flexner to competencies. Acad Med. 2002;77(5):361-7.
- Nousiainen MT, McQueen SA, Ferguson P, Alman B, Kraemer W, Safir O, et al. Simulation for teaching orthopaedic residents in a competency-based curriculum: do the benefits justify the increased costs? Clin Orthop Relat Res. 2016;474(4):935-44.
- Peters H, Holzhausen Y, Boscardin C, ten Cate O, Chen HC. Twelve tips for the implementation of EPAs for assessment and entrustment decisions. Med Teach. 2017;39(8):802-7.
- Schultz K, Griffiths J, Lacasse M. The application of entrustable professional activities to inform competency decisions in a Family Medicine Residency Program. Acad Med. 2015;90(7):888-997.
- ten Cate O. An Updated Primer on Entrustable Professional Activities (EPAs). Rev Bras Educ Méd, 2019;43(1 Suppl 1):712-20.

- ten Cate O. Competency-based medical education. In: Ccckerham WC, Dingwall R, Quah S, editors. The Wiley-Blackwell Encyclopedia of health, illness, behavior, and society. Hoboken: John Wiley & Sons; 2014. p. 1329-35.
- ten Cate O. Entrustability of professional activities and competency-based training. Med Educ. 2005;39(12):1176- 7. ten Cate O. Entrustment as assessment: recognizing the ability, the right, and the duty to act. J Grad Med Educ. 2016;8(2):261-2.
- ten Cate O, Graafmans L, Posthumus I, Welink L, van Dijk M. The EPA-based Utrecht undergraduate clinical curriculum: development and implementation. Med Teach. 2018;40(5):506-13.

OSCE e *Checklist*

*"Não há contexto teórico se este não estiver
em união dialética com o contexto concreto."*

Paulo Freire

■ Introdução

Histórico

O OSCE (*Observed Structured Clinical Examination*) ou Exame Clínico Objetivo Estruturado foi descrito por Harden *et al.*, em 1975, e idealizado como uma ferramenta que permitisse a avaliação das habilidades clínicas e atitucinais, da capacidade de resolução de problemas e da aplicação do conhecimento em um único exame. Na versão original, os alunos se moviam ao redor de 18 estações de exames e duas de descanso. Cada estação testava uma única competência como, por exemplo, o desempenho de um procedimento, anamnese ou exame físico de um paciente.[1]

Desde então, inúmeras publicações surgiram na literatura a fim de amparar e fundamentar a utilização do OSCE baseado em evidências. Autores definem o OSCE de diversas maneiras:

"*O OSCE consiste em uma série de estações pelas quais o estudante é avaliado. Em cada estação ele se depara com casos reais ou problemas práticos simulados. O estudante deve demonstrar suas habilidades, como estabelecer um diálogo com o paciente e seus familiares, realizar exame físico, executar procedimentos esperados para a situação apresentada, entre outros. Os estudantes percorrem de seis a 10 estações diferentes, sob a observação de um docente, que analisa sua capacidade de enfrentamento das situações e habilidades para resolvê-las.*"[2]

"*Um OSCE exige que o aluno demonstre habilidades e comportamentos específicos em um ambiente de trabalho simulado, com pacientes padronizados. Normalmente consiste de uma série de tarefas curtas (estações), avaliadas por um examinador utilizando um checklist predeterminado e estruturado*".[3]

No Brasil, o curso de Medicina da Faculdade Estadual de Londrina inaugurou o primeiro Laboratório de Habilidades em 1998, realizando o OSCE como avaliação de desempenho após cada módulo interdisciplinar, seguido pelo curso de Medicina da Universidade Estácio de Sá, no Rio de Janeiro.[4] A Faculdade de Medicina da Universidade de São Paulo iniciou o uso dessa ferramenta em 2002, para a avaliação da prática estruturada de habilidades no internato.[2] Atualmente, diversas instituições e cursos na área da saúde no país e no exterior utilizam o OSCE como instrumento de avaliação.

Avaliação de competências e Pirâmide de Miller

Quando se quer aumentar a autenticidade profissional da avaliação de competências, é necessária, além da avaliação de conhecimentos, a avaliação de habilidades e atitudes[5]. Sabe-se que competência não é um atributo genérico, mas específico, de modo que não é possível predizer o desempenho geral dos participantes testados por meio de apenas uma tarefa prática.[6,7] Considerando tal especificidade, o OSCE surge como uma contribuição para a ampliação sistematizada das competências a serem testadas.[6] A avaliação da competência profissional é uma área da educação médica na qual tem ocorrido um progresso significativo nos últimos anos.[8] As atuais Diretrizes Curriculares Nacionais (DCNs) do curso de graduação em Medicina, descritas em junho de 2014, determinam que o formando desenvolva durante a sua graduação algumas competências gerais e específicas para atender ao perfil esperado e exigido:

> *"O graduado em Medicina terá formação geral, humanista, crítica, reflexiva e ética, com capacidade para atuar nos diferentes níveis de atenção à saúde, com ações de promoção, prevenção, recuperação e reabilitação da saúde, nos âmbitos individual e coletivo, com responsabilidade social e compromisso com a defesa da cidadania, da dignidade humana, da saúde integral do ser humano e tendo como transversalidade em sua prática, sempre, a determinação social do processo de saúde e doença."*[9]

A avaliação desempenha um papel importante não somente no processo da educação médica, mas também na vida dos estudantes de Medicina e na sociedade, que objetiva certificar médicos competentes, assim como solicita as DCNs do Ministério da Saúde.

O conceito de competências é complexo e abrange conhecimentos, habilidades clínicas, habilidades em comunicação, capacidade de raciocínio, reflexão e profissionalismo na prática clínica diária. Desse modo, é importante considerar a aquisição de conhecimentos, habilidades e atitudes como competências, pois isso implica a progressão do desenvolvimento de iniciante para, em última análise, um clínico proficiente e, por fim, especialista.[10]

Em 1990, Miller propôs uma pirâmide para avaliação da competência clínica em educação médica que auxilia professores na correspondência de resultados de aprendizagem. O nível mais baixo corresponde ao conhecimento (saber), seguido por competência (saber como), desempenho (mostrar como) e ação (fazer). O ambiente clínico, seja enfermaria, emergência ou ambulatório, é o único local onde o nível mais alto da pirâmide pode ser avaliado, e avaliar esse nível de competências é sempre desafiador, uma vez que os professores, além de observar a interação dos alunos com os pacientes, deverão também garantir o atendimento adequado a eles.[11]

OSCE e *Checklist*

O OSCE, conforme demonstra a Figura 8.1, avalia o "demonstrar" da pirâmide, ou seja, quando o aluno mostra a integração de conhecimentos e habilidades no desempenho, como, por exemplo, desenvolver e implementar um plano de tratamento para uma criança com meningite e explicar com clareza o que deve ser feito para a família do paciente.[8]

Desse modo, o OSCE pode ser visto como uma ferramenta para a avaliação de desempenho dentro de ambientes simulados, uma vez que não avalia o estudante em sua prática junto ao paciente e ambiente real.

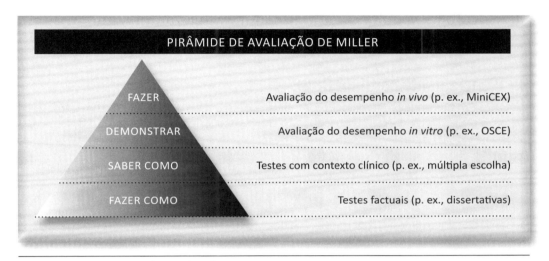

Figura 8.1 Descrição da pirâmide da Miller.

Pacientes padronizados

Recentemente, a maioria dos OSCEs emprega pacientes padronizados, que compreendem pessoas treinadas para simular um paciente com determinada doença ou condição, proporcionando, desse modo, um exame prático aos alunos, antecedendo o estágio com os pacientes reais.[10] A utilização de pacientes simulados foi desenvolvida há mais de quatro décadas e se consolidou porque torna possível a repetição das atividades inúmeras vezes, oferece segurança aos pacientes reais e facilita correções sempre que necessárias, permitindo um exercício mais ativo e dinâmico. Esse recurso consente que um número considerável de alunos seja avaliado em condições muito semelhantes.[12] Neste capítulo, consideramos o termo "paciente padronizado ou simulado" de modo genérico, no qual todas as pessoas que são treinadas, como ator profissional, estudantes, pacientes reais, estudantes ou não, simulem condições que seriam apresentadas pelos pacientes reais.

Feedback

O *feedback* é essencial para o que estudante conheça seu desempenho, o que fez adequadamente e o que deve ser melhorado e, desse modo, tenha consciência das consequências de suas ações. É um passo crucial na aquisição de habilidades clínicas, uma vez que aponta onde o aluno está em comparação a onde deveria estar e para onde deverá ir. Quando bem feito, o *feedback* promove a autorreflexão e a autoavaliação, valiosas no processo de aprendizagem.[7,8,11]

Um dos maiores obstáculos ao *feedback* é a falta de observação direta dos alunos pelos professores, uma vez que a competência clínica não pode ser avaliada por exames escritos, autorrelato ou observação de terceiros. Além disso, muitas vezes os professores hesitam em fornecer *feedback* negativo. Os estudantes, por outro lado, podem sentir o *feedback* negativo como um ataque pessoal, por isso se faz necessário estabelecer sempre um ambiente de aprendizagem positivo no qual o *feedback* seja esperado e aceito o mais rápido possível após a realização da atividade[11]. Esse assunto será abordado de modo minucioso em capítulo posterior.

■ Planejamento geral do OSCE

No Brasil, há diversas dificuldades para a construção adequada de um laboratório de habilidades, que constitui um conjunto de "consultórios" dispostos com mesas, cadeiras, divãs e materiais diversos para a realização de consultas e procedimentos gerais e/ou específicos, que podem ou não ser acompanhados pelos docentes através de vidros unidirecionais que possibilitem a interação mediante microfones dispostos nas salas sem a visualização direta dos estudantes e/ou profissionais. As principais habilidades a serem desenvolvidas nesse tipo de ambiente são as relacionadas com a semiologia, procedimentos e habilidades em comunicação. Além da estrutura física específica, faz-se necessário o investimento em manequins ou eventualmente simuladores e equipamentos diversos (estetoscópios, laringoscópios, entre outros), além dos materiais gerais de consumo (luvas, máscaras, entre outros), dependendo do ensino e/ou da avaliação proposta (Figuras 8.2 a 8.4).

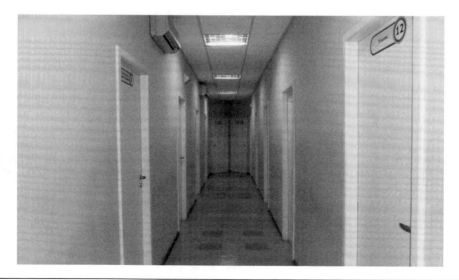

Figura 8.2 Corredor entre os consultórios – OSCE.

Fonte: Curso de Medicina da Universidade Cidade de São Paulo (Unicid).

OSCE e *Checklist*

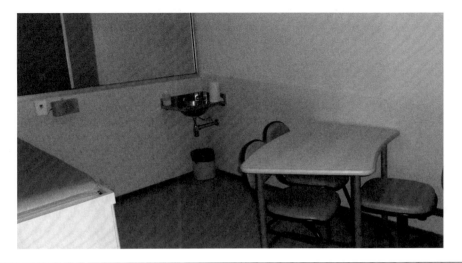

Figura 8.3 Exemplo de OSCE para laboratório de habilidades.
Fonte: Curso de Medicina da Universidade Cidade de São Paulo (Unicid).

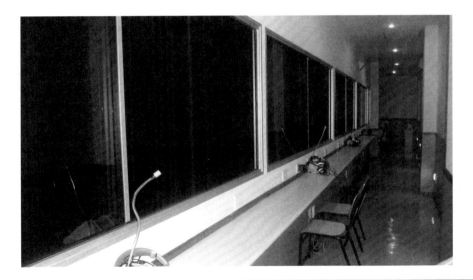

Figura 8.4 Visão externa dos consultórios, vidros unidirecionais e microfones para comunicação entre o avaliador/docente e o estudante/profissional.
Fonte: Curso de Medicina da Universidade Cidade de São Paulo (Unicid).

Atualmente, há diversas opções no mercado para a compra desses manequins e materiais, porém o investimento deve considerar manutenções e reposições de peças que farão parte da dinâmica desse ambiente. No sentido acadêmico, as maiores dificuldades pairam sobre a capacitação docente para a utilização dessa estratégia de modo eficaz e válido, evitando a rejeição e a sensação punitiva por parte dos estudantes. Para o trabalho adequado em OSCE, deve-se considerar o *feedback* como a ferramenta mais valiosa da aprendizagem e/ou avaliação, como já descrito em resumo anteriormente. O *feedback* é fator decisivo na retenção do conhecimento, sendo assim, sugerimos atenção e estudo particular ao tópico.[7,8,11] Os pacientes padronizados são muito utilizados em OSCE e, de acordo com o objetivo predeterminado, isso possibilita aos estudantes e profissionais vivenciarem simultaneamente a dinâmica da anamnese, exame físico e habilidades de comunicação, diminuindo um dos maiores vieses do OSCE, que, na maioria das vezes, compartimenta as atividades práticas, ou seja, muitas vezes não consegue integrar mais de uma atividade por estação. As chamadas estações híbridas, nas quais há a interação do paciente padronizado com um manequim acoplado (por exemplo, um braço para punção de acesso periférico ou pelve para exame ginecológico), também caracterizam uma excelente tentativa de unificar as habilidades procedimentais com as atitudinais, evitando, inclusive, dilemas éticos com pacientes reais, já discutidos no Capítulo 2 (Figura 8.5).

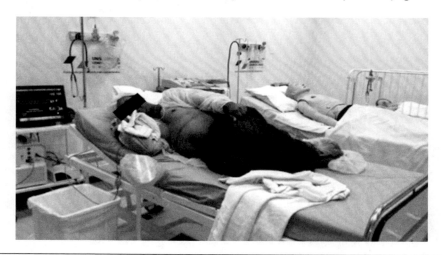

Figura 8.5 Paciente padronizado em estação prática de pancreatite. Foco na anamnese e exame físico.
Fonte: Curso de Medicina da Universidade Cidade de São Paulo (Unicid).

Um benefício logístico interessante na realização do OSCE é a sua menor duração em comparação com outros métodos de observação direta, como o Mini-CEX (*Mini Clinical Evaluation Exercise*) ou OSLER (*Observed Structured Long Examination Record*).

A dinâmica de utilização das salas é variável de acordo com a proposta, mas em geral, para fins de avaliação, o tempo utilizado por estação fica em torno de cerca de 5 a 10 minutos, no qual os alunos realizam um rodízio de sala a sala resolvendo as solicitações de cada estação. Em casos de avaliação, faz-se necessária a explicação clara e objetiva ao estudante do que se deseja avaliar; a forma mais comum é a explicação de todos os detalhes impressa e fixada na porta do consultório, oferecendo tempo hábil para sua leitura. Desse modo, sugere-se destacar qual ou quais tarefas deverão ser realizadas, conforme o exemplo a seguir.

ORIENTAÇÃO DA PORTA

CASO

Paciente H. M. S., 25 anos de idade, estava em sua moto quando sofreu colisão com um carro na Rua Bom Estudante. A vítima apresenta trauma de tórax à direita com os seguintes dados informados pelo atendimento médico móvel: equimose em hemitórax direito, ausculta muito diminuída à direita, percussão hipertimpânica e hipoexpansividade à direita, sem enfisema subcutâneo. Presença de estase jugular e desvio de traqueia à esquerda.

Monitorização: pressão arterial: 100 × 60 mmHg, frequência cardíaca: 92 batimentos por minuto, saturação de oxigênio: 90%, frequência respiratória: 32 incursões por minuto.

Você terá 10 minutos para realizar três tarefas:

TAREFA 1: Escrever no prontuário que está sobre a mesa o provável diagnóstico do caso (2 minutos).
TAREFA 2: Realizar o procedimento imediato pertinente ao caso no manequim selecionado. Há materiais para sua escolha localizados na maca ao lado do manequim (6 minutos).
TAREFA 3: Citar dois exames para acompanhamento e/ou complementares após o procedimento realizado (2 minutos).

A presença do avaliador dentro da sala, e não atrás do vidro unidirecional, poderá ser positiva para uma avaliação formativa e para a retenção do conhecimento do estudante, desde que o docente esteja capacitado a realizar adequadamente o *feedback*. A solicitação de portfólios sobre as práticas realizadas nesse ambiente pode ser considerada para finalidade avaliativa e promover autorreflexão e necessidade de estudo prévio e posterior à atividade por parte dos estudantes.

Quando o OSCE for utilizado para promover exclusivamente a aquisição de conhecimentos, e não como instrumento de avaliação, podem-se utilizar para auxílio das práticas específicas as chamadas guias de procedimentos, nas quais os docentes podem promover, além de um conteúdo prévio, uma revisão de conceitos, esclarecer os objetivos das aulas, incluir referências bibliográficas para estudo e, ainda, familiarizar o aluno com o conteúdo a ser abordado, assim como descrito no capítulo anterior. As guias de habilidades fornecem várias informações em detalhes sobre o que se pretende estudar e se diferencia muito do *checklist*, que tem objetivo focado na avaliação e tarefa proposta. Atualmente, a confecção das EPAs (*Entrustable Professional Activities*) – ainda sem tradução validada para português – tem substituído de forma crescente as guias de habilidades no Brasil. Entendem-se as EPAs como tarefas ou responsabilidades que os docentes confiam para os discentes executarem, sem supervisão, uma vez que eles tenham obtido competência adequada (como se as guias de habilidades fossem elaboradas pelos próprios alunos). As EPAs são executáveis dentro de um determinado período de tempo observável e mensurável e devem descrever as habilidades (técnicas ou atitudinais) necessárias para determinada situação.[13]

Quando o OSCE for utilizado para fins de avaliação, sugere-se um coordenador geral para monitorar o tempo das estações, além de alguns profissionais ou monitores como *staff* para auxiliar no rodízio dos estudantes ou em casos de imprevistos com materiais ou outras necessidades especiais durante a avaliação. Sugere-se considerar intervalos durante as avaliações para evitar o cansaço dos avaliadores, que certamente apresentarão perda da consistência com o passar do tempo, assim como manter todos os estudantes em avaliação em salas isoladas e com acesso restrito à comunicação externa.

Checklists

O *checklist* é utilizado como um instrumento de registro e avaliação em OSCE, e seus aspectos psicométricos serão ainda discutidos neste capítulo; entretanto, é fato que sua construção é fundamental no processo da avaliação, padronizando o que de fato deverá ser verificado em cada estação de forma homogênea. O *checklist* pode ser descrito de modo sucinto, detalhado ou misto e, em geral, o preenchimento global e subjetivo da participação do estudante é solicitado, o que pode auxiliar e garantir maior confiabilidade nas avaliações. No caso das avaliações em habilidades em comunicação, o preenchimento do *checklist* poderá ser realizado pelo próprio paciente padronizado ou pelo docente ou, ainda, por ambos; já para o restante das estações técnicas, sugere-se treinamento prévio de todos os docentes avaliadores com o intuito de manter os mesmos critérios de avaliação, especialmente em situações mais subjetivas e globais (Tabelas 8.1 a 8.3).

Tabela 8.1 Exemplo de *checklist* – 1: Parada cardiorrespiratória.

UNIVERSIDADE – XYZ		
ALUNO:		
AVALIADOR:	**DATA:**	
PONTOS CRÍTICOS		**Comentário**
Checar pulso	( ) sim ( ) não	
Chamar ajuda da equipe	( ) sim ( ) não	
Colocar superfície/prancha rígida	( ) sim ( ) não	
Iniciar RCP (30 × 2)	( ) sim ( ) não	
Verificar tipo de PCR com as pás	( ) sim ( ) não	
Reconhecer FV e administrar desfibrilação	( ) sim ( ) não	
Retomar RCP por 2 minutos	( ) sim ( ) não	
Checar pulso	( ) sim ( ) não	
Administrar choque	( ) sim ( ) não	
Solicitar acesso venoso e adrenalina (1 mg + *flush*)	( ) sim ( ) não	
Manter RCP por 2 minutos	( ) sim ( ) não	
Medicar novamente com adrenalina	( ) sim ( ) não	
Checar pulso	( ) sim ( ) não	
Administrar choque	( ) sim ( ) não	
Manter RCP por 2 minutos	( ) sim ( ) não	
Solicitar amiodarona dose de ataque (300 mg + *flush*)	( ) sim ( ) não	
Solicitar IOT	( ) sim ( ) não	
Massagem efetiva (posicionamento, frequência)	( ) sim ( ) não	
Ventilação com bolsa-válvula-máscara efetiva (posicionamento)	( ) sim ( ) não	

RCP: reanimação cardiorrespiratória; PCR: parada cardiorrespiratória; FV: fibrilação ventricular; IOT: intubação orotraqueal.

Tabela 8.2 Exemplo de *checklist* – 2: Relacionamento médico-paciente.

UNIVERSIDADE – XYZ		
ALUNO:		
AVALIADOR: **DATA:**		
PONTOS CRÍTICOS		*Comentários*
Cumprimentar o paciente	( ) sim ( ) não	
Apresentação pessoal	( ) sim ( ) não	
Solicitar que o paciente fique sentado	( ) sim ( ) não	
Contato visual	( ) sim ( ) não	
Utilizar linguagem acessível	( ) sim ( ) não	
Demonstrar atenção ao problema apresentado	( ) sim ( ) não	
Comunicação verbal – explicar a utilização da medicação adequadamente	( ) sim ( ) não	
Comunicação não verbal	( ) sim ( ) não	
Negar a realização de atestado por 10 dias	( ) sim ( ) não	
Verificar se há alguma dúvida a ser esclarecida	( ) sim ( ) não	
Despedir-se cordialmente	( ) sim ( ) não	

Global Rating				
Geral	Muito boa ( )	Boa ( )	Razoável ( )	Ruim ( )	Muito ruim ( )
Comentários:				

Tabela 8.3 Exemplo de *checklist* – 3: Intubação orotraqueal.

UNIVERSIDADE – XYZ			
ALUNO:			
AVALIADOR: **DATA:**			
PONTOS CRÍTICOS	*Correto*	*Incorreto*	*Não realizou*
Paramentar e verificar materiais (1,0 ponto)			
Ventilar adequadamente o paciente com bolsa-valva-máscara (1,0 ponto)			
Considerar medicações associadas pertinentes ao caso (1,0 ponto)			
Posicionar adequadamente a via aérea (1,0 ponto)			
Introduzir laringoscópio com a técnica adequada (1,0 ponto)			
Introduzir cânula adequadamente sob visualização direta (1,0 ponto)			
Retirou o fio-guia e insuflou o *cuff* (1,0 ponto)			
Verificar posicionamento do tubo (1,0 ponto)			
Solicitou capnógrafo (1,0 ponto)			
Fixar cânula (1,0 ponto)			

Global Rating				
Geral	Muito boa ( )	Boa ( )	Razoável ( )	Ruim ( )	Muito ruim ( )
Comentários:				

Um *checklist* bem feito deve levar em consideração o nível dos estudantes e a análise de conteúdo por especialista da área fundamentados, evidentemente, pela literatura. Sugere-se também a participação de toda a equipe docente na validação do *checklist*, uma vez que o especialista tende a especificar detalhes que não precisarão necessariamente ser valorizados. Outra sugestão seria "pilotar" ou "testar" as estações com todos os materiais e *checklist* para a verificação de alterações ou complementações tanto do instrumento de avaliação quanto dos materiais necessários para a realização adequada das estações (sobretudo onde há a utilização de pacientes padronizados que podem precisar de maquiagens "*moulage*" ou associação com manequim "híbrido") para adequado treino, garantindo a maior homogeneidade entre todos os alunos avaliados. Desde que feito com zelo, o *checklist* pode auxiliar em avaliações formativas e somativas, avaliando competências diversas, seja no exame físico, seja nas habilidades comportamentais; além disso, pode servir como instrumento de autoavaliação prática aos estudantes. O preenchimento desse instrumento geralmente é realizado em tempo real, independentemente da participação ativa ou não do avaliador na estação. Em instituições nas quais há a possibilidade de filmagem, o preenchimento poderá ser feito ao término de todos os avaliados.

Um artigo da Universidade de Otago de 2018 faz uma reflexão sobre o fato de o OSCE não se resumir à aparente objetividade do *checklist* perfeitamente descrito, o qual o docente perde muito tempo preenchendo, mas sim considerar múltiplas observações, como o "olhar mais" para o aluno na estação prática e também a possibilidade de os professores terem mais liberdade para fazerem seus respectivos *global rating*.[14] A literatura tem apresentado também alguns artigos sobre a utilização de formulários digitais para o preenchimento dos *checklists* no OSCE; de forma geral, apesar de algumas variações não houveram mudanças significativas na confiabilidade geral, logo já existem resultados que sugerem a transição completa para a avaliação baseada em *tablet*, uma vez que não compromete os padrões de avaliação.[15]

Aspectos psicométricos

Para melhor compreensão das características psicométricas do OSCE, é necessário situá-lo no contexto das evidências trazidas pelos estudos de avaliação de competências na área da educação médica. Nesse sentido, um dos princípios de avaliação que deve ser ressaltado é o de que a validade do OSCE, bem como a de qualquer outro instrumento de avaliação, reside mais nas pessoas que desenvolvem, aplicam e utilizam o instrumento do que no instrumento em si.[7,8] Desse modo, deve-se reconhecer que a garantia da qualidade psicométrica do OSCE depende das condições de seu planejamento e de sua efetiva implementação.

Para a obtenção de ótima qualidade psicométrica, é desaconselhável estabelecer *a priori* quaisquer regras para o número e o conteúdo de estações, sua duração e o número de avaliadores. Para o adequado estabelecimento dessas especificações, deve-se primeiro conhecer os propósitos do OSCE a ser realizado, bem como a utilização de seus resultados[6]. Posteriormente, após a definição dos propósitos e usos do OSCE, deve-se procurar identificar os fatores que interferem no processo de interpretação dos resultados e que, portanto, representam ameaças à sua validade. É possível classificar tais ameaças em duas categorias principais: a sub-representação do construto a ser mensurado e a variância irrelevante ao construto.[6,16]

Validação

O fenômeno da sub-representação pode ser exemplificado quando há um número insuficiente de estações para avaliar uma amostra representativa do domínio que se pretende avaliar ou, ainda, quando há uma representação enviesada das tarefas das estações favorecendo apenas uma parte do domínio testado. Portanto, a validade de conteúdo do OSCE depende, a princípio, de sua capacidade de conter uma amostra das habilidades exigidas em determinado domínio de modo suficiente e sistemático.[6] Para evitar o fenômeno da sub-representação, sugere-se a adoção da estratégia de "*blueprint*". Dá-se o nome de *blueprint* ao conjunto de especificações referentes ao conteúdo de um instrumento de avaliação. No caso do *blueprint* de um OSCE, pode-se fazer uma tabela com os subdomínios testados (por exemplo, disciplinas ou sistemas orgânicos) e as competências testadas (anamnese, exame físico, diagnóstico diferencial, procedimentos, terapêutica, ética). Quando há uso de pacientes padronizados no OSCE, pode-se adicionar uma terceira dimensão ao *blueprint*: as características dos pacientes.[6,16] É importante ressaltar que a literatura mostra, de modo consistente, que a maior fonte de queda da confiabilidade é a variabilidade do desempenho entre diferentes estações.[17] Portanto, recomenda-se atenção redobrada à variedade e representatividade das estações escolhidas no formato final do OSCE a ser realizado. Ainda em termos de sub-representação do construto, deve-se estar atento à compatibilidade do caso ou tarefa com o nível de habilidade esperado para os estudantes testados. Uma tarefa muito superior ao nível dos participantes muito provavelmente provocará falta de variância de escores devido a muitos insucessos, ocasionando baixa confiabilidade/generalizabilidade dos escores.[6,16]

Com relação às ameaças à validade do OSCE por variância irrelevante ao construto, pode-se citar primeiro a ocorrência de erros técnicos de redação nas instruções aos alunos, docentes avaliadores, pacientes-atores e pessoas responsáveis pela segurança do teste, bem como falhas no treinamento para a padronização de condutas por parte dos envolvidos na realização do teste. A falta de clareza das instruções ou a falta de treinamento de avaliadores e pacientes-atores pode invalidar não apenas uma estação, mas todo um OSCE, sobretudo quando há violação do sigilo necessário para a condução do teste.[6,16]

O risco de viés originado por falhas na redação dos casos, bem como na composição dos *checklists* e escalas de avaliação, também deve ser considerado como fonte de variância irrelevante ao construto. Psicometricamente, a confiabilidade dos *checklists* aplicados por avaliadores treinados é ótima, com coeficientes acima de 0,7.[18] Todavia, apesar da suposta impressão de objetividade conferida pelos *checklists*, uma revisão sistemática mostrou que, para a avaliação de procedimentos clínicos, mesmo quando criados a partir do consenso de especialistas, podem não captar de modo adequado as competências essenciais da pessoa examinada.[19]

As críticas feitas ao mau uso de *checklists* incluem a trivialização do OSCE, em que os participantes memorizam o que fazer para passar no teste e são bem-sucedidos, mas, na prática *in vivo*, são incapazes de estabelecer uma conexão genuína com os pacientes e apresentam desempenho prático *de facto* inferior.[7] Contra tal trivialização e consequente ameaça à validade consequencial, ou seja, o impacto educacional do OSCE, sugere-se não confundir os conceitos de confiabilidade e objetividade, pois é possível obter julgamentos confiáveis no OSCE com um julgamento mais "holístico" do desempenho sem o uso de *checklist*, tendo em vista a alta correlação entre os resultados obtidos nestes e em *global ratings*.[20,21] O uso de *checklists* também tem sido criticado por não capturar um aumento no nível de *expertise*,[22] ao mesmo tempo em que o uso de *global ratings* tem mostrado evidências de validade superiores em relação à identificação no aumento no nível de *expertise*.[23]

Recomendações psicométricas para o desenho de um OSCE

Com relação ao número de avaliadores, sabe-se que o uso do mesmo avaliador para todas as estações é desaconselhável e que o uso de examinadores diferentes para cada caso aumenta sensivelmente a confiabilidade. Curiosamente, a utilização de dois juízes para cada caso não aumenta de modo significativo[24] a confiabilidade, recomendando-se aumentar o número de tarefas/estações com um avaliador cada uma, em vez de ter menos estações com dois avaliadores em cada uma.[16] No entanto, para exames decisivos (por exemplo, provas práticas de residência), o uso de mais de um avaliador e a gravação do exame em vídeo são medidas que consideramos desejáveis.

Com relação ao número de tarefas, considera-se que 12 estações sejam, na maioria das vezes, um número adequado para que se obtenham níveis minimamente aceitáveis de confiabilidade/generalizabilidade.[16] Para níveis mais aceitáveis em exames decisivos, sugerimos 14 a 18 estações.[25] Em Dundee, onde o OSCE foi criado, relata-se o uso de 25 estações curtas.[6]

Com relação à duração do OSCE e suas estações, não há um limite superior ou inferior. Para equacionar o binômio exequibilidade-confiabilidade, sugerimos a duração mínima total de 2 horas, podendo ser maior, dependendo do propósito do exame e utilização dos escores. Quanto mais decisivo for o exame, mais estações devem ser utilizadas. Para exames decisivos (*high-stakes examinations*, como provas práticas de residência ou de título de especialista), uma duração de 4 horas é suficiente para uma mensuração de qualidade, com confiabilidade compatível com seu grau de importância. Não obstante a ótima qualidade psicométrica obtida em OSCE de 4 horas, as restrições podem tornar tal duração inexequível. Todavia, não recomendamos para tais exames decisivos uma duração menor que 2 horas para o participante testado. Segundo Petrusa,[26] um OSCE com duração total de 1 hora para o aluno apresenta confiabilidade baixa (0,54), ao passo que um OSCE de 2 horas tem um nível bom de confiabilidade (0,69) e um OSCE de 4 horas tem confiabilidade ótima (0,82). Para um OSCE com 8 horas de duração, o coeficiente de confiabilidade esperado é de 0,9.[26] Tendo em vista a ausência de aumento significativo na confiabilidade, bem como a possibilidade de fadiga dos participantes e avaliadores, não aconselhamos durações superiores a 4 horas. Como a confiabilidade serve para nos dar uma estimativa do percentual de variância dos escores que seria explicada pelo construto, pode-se dizer que, em um OSCE com duração de 1 hora, se espera que quase metade da variância (1 − 0,54 = 0,46 ou 46%) não seja relacionada com o construto que se pretende medir, neste caso a habilidade médica. Em outras palavras: a relação entre "sinal" e "ruído" captados pelo OSCE de 1 hora se aproxima de 1:1.

Com relação à duração de cada uma das estações, não há a recomendação de uma regra fixa, dependendo também das condições de infraestrutura e disponibilidade de pessoal a serem equacionadas. De modo geral, devem-se dimensionar as tarefas de acordo com o tempo disponível. Recomenda-se, ainda, que a duração de todas as estações seja igual para garantir a exequibilidade do exame. Desse modo, se não for possível realizar cada estação em um tempo ideal, deve-se reduzir a(s) tarefa(s) de modo que os participantes possam realizá-la(s) dentro do tempo oferecido. Para estações meramente procedurais com ou sem pacientes, a duração costuma variar entre 5 e 10 minutos. Para estações com pacientes padronizados, nos quais se espera a realização sucinta dirigida de anamnese, exame físico, diagnóstico e plano terapêutico, o tempo costuma variar entre 15 e 30 minutos.[6,16]

■ Considerações finais

Nas últimas três décadas, o OSCE apresentou crescimento considerável e vem sendo utilizado em exames de cursos de graduação e pós-graduação em todo o mundo; hoje é estabelecido como um dos testes mais válidos, fiáveis e eficazes para a avaliação das habilidades clínicas.[27] Seu uso já está bem difundido em programas de educação médica e cada vez mais adaptado para outros programas de profissionais da saúde[3]. Assim como a simulação de alta fidelidade, a prática de habilidades não tem o objetivo de substituir ou diminuir o contato do estudante com o paciente real, mas certamente traz benefícios à segurança do paciente e maior confiança aos estudantes antes de serem expostos à situação real, em que há possibilidade de repetição e erro. A utilização do OSCE de caráter somativo e formativo, com o fornecimento de *feedback* ao participante sobre seu desempenho, parece ser a estratégia mais acertada para a otimização de sua utilidade educacional.[7,8]

Agradecimento

Os autores agradecem à direção do curso de Medicina da Universidade Cidade de São Paulo pela contribuição na cessão das imagens utilizadas neste capítulo.

■ Referências bibliográficas

1. Khan KZ, Ramachandran S, Gaunt K, Pushkar P. The Objective Structured Clinical Examination (OSCE): AMEE Guide No. 81. Part I: an historical and theoretical perspective. Med Teach. 2013;35(9):e1437-46.
2. Grisi SJFE. O processo de formação do médico. Pediatria (São Paulo). 2004;26(4):217-8.
3. Nulty DD, Mitchell ML, Jeffrey CA, Henderson A, Groves M. Best Practice Guidelines for use of OSCEs: Maximising value for student learning. Nurse Educ Today. 2011 Feb;31(2):145-51.
4. Pezzi L, Pessanha Neto S. O Laboratório de habilidades na formação médica. Cadernos ABEM. 2008;4:16-22.
5. Miller GE. The assessment of clinical skills/competence/performance. Acad Med. 1990;65(9 Suppl):S63-7.
6. Yudkowsky R. Performance tests. In: Downing SM, Yudkowsky R. Assessment in Health Professions Education. New York: Routledge; 2009. p. 217-44.
7. van der Vleuten CP, Schuwirth LW, Driessen EW, Dijkstra J, Tigelaar D, Baartman LK, et al. A model for programmatic assessment fit for purpose. Med Teach. 2012;34(3):205-14.
8. Van der Vleuten CP, Schuwirth LW, Scheele F, Driessen EW, Hodges B. The assessment of professional competence: building blocks for theory development. Best Pract Res Clin Obstet Gynaecol. 2010;24(6):703-19.

9. Ministério da Educação. Conselho Nacional de Educação. Câmara de Educação Superior. Resolução CNE/CES n° 3, de 20 de junho de 2014. Diretrizes curriculares nacionais do curso de graduação em medicina. Diário Oficial da União, Brasília, seção 1, p. 8-11. Disponível em: http://portal.mec.gov.br/index.php?option=com_docman&view=download&alias=15874-rces003-14&category_slug=junho-2014-pdf&Itemid=30192. Acesso em: 8 jan. 2020.
10. Turner JL, Dankoski ME. Objective structured clinical exams: a critical review. Fam Med. 2008;40(8):574-8.
11. Ramani S, Leinster S. AMEE Guide no. 34: Teaching in the clinical environment. Med Teach. 2008;30(4):347-64.
12. Troncon LEA. Utilização de pacientes simulados no ensino e na avaliação de habilidades clínicas. Medicina (Ribeirão Preto). 2007;40(2):180-91.
13. ten Cate O. Entrustability of professional activities and competency-based training. Med Educ. 2005;39(12):1176-7.
14. Wilkinson T. How not to put the O into an OSCE. Perspect Med Educ. 2018;7(Suppl 1):28-9.
15. Monteiro S, Sibbald D, Coetzee K. i-Assess: Evaluating the impact of electronic data capture for OSCE. Perspect Med Educ. 2018;7(2):110-9.
16. Downing SM, Haladyna TM. Validity threats: overcoming interference with proposed interpretations of assessment data. Med Educ. 2004;38(3):327-33.
17. van der Vleuten CPM, Swanson DB. Assessment of clinical skills with standardized patients: state of the art. Teach Learn Med. 1990;2(2):58-76.
18. Winckel CP, Reznick RK, Cohen R, Taylor B. Reliability and construct validity of a structured technical skills assessment form. Am J Surg. 1994;167(4):423-7.
19. McKinley RK, Stand J, Ward L, Gray T, Alun-Jones T, Miller H. Checklists for assessment and certification of clinical procedural skills omit essential competencies: a systematic review. Med Educ. 2008;42(4):338-49.
20. Rothman AI, Blackmore D, Dauphinee WD, Reznick R. The use of global ratings in OSCE station scores. Adv Health Sci Educ Theory Pract. 1997;1(3):215-9.
21. Regehr G, MacRae H, Reznick RK, Szalay D. Comparing the psychometric properties of checklists and global rating scales for assessing performance on an OSCE-format examination. Acad Med. 1998;73(9):993-7.
22. Hodges B, Regehr G, McNaughton N, Tiberius R, Hanson M. OSCE checklists do not capture increasing levels of expertise. Acad Med. 1999;74(10):1129-34.
23. Norman G. Checklists vs. ratings, the illusion of objectivity, the demise of skills and the debasement of evidence. Adv Health Sci Educ Theory Pract. 2005;10(1):1-3.
24. Swanson DB. A measurement framework for performance-based tests. In: Hart I, Harden R. Further developments in Assessing Clinical Competence. Montreal: Can-Heal Publications; 1987. p. 13-45.
25. Accreditation Council for Graduate Medical Education (ACGME), and American Board of Medical Specialties (ABMS) (2000). Toolbox of Assessment Methods. Version 1.1. Retrieved on March 30th, 2014. [Internet] Disponível em: https://dconnect.acgme.org/Outcome/assess/Toolbox.pdf. Acesso em: 1 dez. 2016.
26. Petrusa E. Clinical performance assessments. In: Normal DR, van der Vleuten CPM, Newble DI. International Handbook of Research in Medical Education. Dordrecht: Kluwer; 2002. p. 673-709.
27. Troncon LEA. Clinical skills assessment: limitations to the introduction of an "OSCE" (Objective Structured Clinical Examination) in a traditional Brazilian medical school. São Paulo Med J. 2004;122(1):12-7.

A Simulação no Ensino da Graduação

■ Introdução

São notáveis as mudanças pelas quais vêm passando os métodos de ensino. A semiologia e outras disciplinas/módulos da área médica e das demais áreas de saúde têm tomado a iniciativa de promover um ensino menos diretivo e mais estimulador da participação ativa dos alunos, com a preocupação do desenvolvimento de habilidades e educação continuada.[1]

Nesse novo contexto, a utilização da simulação tem se tornado parte importante nos cursos da área da saúde, representando uma forma inovadora, prática e ética de aquisição de competências pelos alunos. A tecnologia tem sido utilizada como aliada nas novas metodologias de ensino, com comprovação científica de que esta estratégia educacional deve integrar parte do treinamento.[2,3]

Com base na premissa de que a simulação é uma prática com bons resultados para o aprendizado de conteúdos clínicos, há experiências que pautam a concepção construtivista e partem da premissa de que aprender não é reproduzir a realidade, mas ser capaz de elaborar uma representação pessoal sobre a situação apresentada. Assim, a partir da vivência de situações simuladas, os estudantes são estimulados a refletir sobre seus conhecimentos. Nessa perspectiva, o objetivo é ressignificar a aprendizagem construindo novos saberes voltados para a excelência profissional.[4]

O aprendizado baseado em simulação é uma metodologia eficaz para o desenvolvimento de conhecimentos, habilidades e atitudes, e ao mesmo tempo protege os pacientes de riscos desnecessários. Alguns temas fornecem um quadro para análise ética da educação médica baseada em simulação: melhores padrões de atendimento e formação, gestão de erros e segurança do paciente, a autonomia do paciente e da justiça social e distribuição de recursos. Estes temas são analisados do ponto de vista dos pacientes, alunos, educadores e sociedade.[5]

O uso da simulação na graduação para os diversos cursos da área da saúde promove benefícios no processo de ensino-aprendizagem, uma vez que oferece condições para o treinamento de inúmeras habilidades essenciais para as variadas práticas profissionais.[6] Medicina, enfermagem, fisioterapia, terapia ocupacional, odontologia, psicologia, fonoaudiologia, medicina veterinária, nutrição, entre outros cursos, realizam não somente treinamento de habilidades procedimentais de cada área assim como de habilidades de comunicação com pacientes, familiares e equipe multidisciplinar, dentre elas desenvolvimento das relações de trabalho em equipe, incluindo a abordagem ética e humanística dos pacientes, muitas vezes negligenciadas nos currículos e onde a simulação tem grande impacto e aplicabilidade. Para especialistas da graduação médica, o aluno deverá receber desde o início do curso treinamento em habilidades de comunicação em grau crescente de complexidade com relação aos tópicos estudados em suas disciplinas ou módulos.[7]

No ensino da enfermagem, a simulação tem sido cada vez mais adotada como método que possibilita a participação efetiva do estudante em um aprendizado mais crítico e reflexivo. A inserção de metodologias inovadoras no currículo de enfermagem, que adotam a simulação como método tem sido objeto de estudo. Isto implica em grandes mudanças de paradigmas: a construção de um currículo que se apoie em novas abordagens de ensino-aprendizagem, na capacitação e integração dos docentes em um planejamento gradual que inclua desde mudanças curriculares até a obtenção de recursos para adequada infraestrutura. A criação de um programa que incorpore as melhores práticas baseadas em evidências e que possibilite a construção de uma cultura de simulação no ensino de enfermagem com uma abordagem multidisciplinar é hoje um grande desafio.

Na área acadêmica, o aprimoramento de habilidades para docentes e discentes está centrado na capacidade de comunicação e repertório de experiências, como o conhecimento, as representações cognitivas de atenção, intenção, as crenças e os sentimentos pessoais.[8] Para os pesquisadores, o aprendizado efetivo em ambiente de simulação está regido pelas interações sociais entre as pessoas e o ambiente. Todos os envolvidos (professores, monitores, tutores e acadêmicos) e todas as situações vivenciadas podem ser considerados como uma unidade inseparável.[9,10] Nessa visão, considera-se a possibilidade de contemplar os conteúdos temáticos da comunicação em diversos cenários, como os de atenção primária em ações de acolhimento, escuta, suporte e encaminhamento que se constituem nos pilares de uma ação terapêutica adequada e assertiva.[11] É importante promover atividades simuladas envolvendo equipes multiprofissionais desde a graduação, de forma a tornar a prática mais realística e a incentivar a boa relação com os pares.

São várias as vantagens do ensino baseado na simulação, dentre elas a possibilidade de repetição de habilidades, buscando uma aquisição progressiva das capacidades e competências, além de possibilitar vivências de situações próximas ao real antes do contato direto com o paciente, independentemente da disponibilidade de pacientes com determinado achado clínico, o que promove um aprendizado colaborativo, motivacional e significativo.[12-15] Por outro lado, podem ser citados como possíveis desvantagens da simulação o custo dos manequins, simuladores e equipamentos, a necessidade de manutenção contínua, a vida útil limitada de alguns materiais, necessidade de reposição após certo tempo de uso, de um ambiente específico para as simulações, capacitação docente na metodologia e *expertise* para a adequada inserção curricular dessa estratégia educacional nos diferentes tipos de currículos. Entretanto, essas desvantagens não superam os benefícios da utilização da simulação para o ensino de alunos da área da saúde.

Os manequins e simuladores disponíveis hoje, com recursos digitais avançados e pormenores anatômicos de grande fidelidade ao corpo humano, possibilitam a simulação de situações simples a complexas de determinada situação ou quadro clínico; a grande diferença entre uma prática específica de um procedimento para um momento de simulação é que este mesmo procedimento estará contextualizado, ou seja, o aluno já detém o conhecimento técnico do procedimento realizado no ambiente de habilidades e agora ele precisará entender quando deve executar em ambiente contextualizado. Não obstante todos os recursos tecnológicos existentes, o preparo docente para facilitar esse processo é mandatório para o sucesso da atividade, ou seja, um investimento altíssimo em tecnologia não garante efetividade no treinamento; entretanto, uma contextualização bem elaborada terá significado real aos estudantes que levará à reflexão e retenção do seu conhecimento.

A simulação torna possível ao aluno o contato com situações de aprendizagem que só estariam disponíveis em ambiente de pós-graduação. Técnicas endoscópicas podem ser realizadas utilizando simuladores computadorizados, abrangendo capacitação para áreas, como cirurgia, gastroenterologia, urologia, otorrinolaringologia, entre outros. Situações já utilizadas na pós-graduação podem ser adaptadas para o ensino na graduação nas áreas de anestesiologia com treinamento de procedimentos anestésicos, na ginecologia obstetrícia com treinamento de procedimentos propedêuticos e cirúrgicos por histeroscopia e laparoscopia, na cirurgia com o treinamento de diversos procedimentos laparoscópicos, na gastroenterologia com o treinamento de procedimentos endoscópicos, na pneumologia com treinamento em broncoscopia, entre outros.[16-19] A inclusão dessas atividades deve considerar um planejamento curricular adequado e com objetivos bem estruturados e, desse modo, contribuir para a formação de um profissional mais bem preparado para as diversas situações encontradas na prática clínica.

Gaba,[20] um dos grandes estudiosos do tema, define simulação não como uma tecnologia, mas um conjunto de técnicas metodológicas utilizadas para ampliar experiências reais por experiências planejadas, de natureza imersiva, ou seja, que possam transmitir a sensação de que os participantes estejam envolvidos em uma tarefa ou cenário, como se estivessem em uma situação real. Segundo esse autor, as aplicações da simulação podem ser categorizadas em 11 dimensões, demonstradas no Quadro 8.1.

No quesito avaliação, o OSCE (*Objective Structured Clinical Examination*) e aplicações de avaliações globais (*global rating*) são utilizados para garantir o aprendizado efetivo com base em simulação que serão discutidos em capítulos posteriores.

■ Inserção curricular

O uso da simulação na graduação não deve ser confundido unicamente com o capacitação de diretrizes internacionais de atendimento, como suporte básico ou avançado de vida em cardiologia, pediatria, trauma, entre outros, muito embora também façam parte do conteúdo a ser trabalhado na graduação. A simulação pode ser inserida em todos os momentos do curso em que seja necessário trabalhar habilidades e o raciocínio clínico dos estudantes, e isso não necessariamente deverá estar ligado a procedimentos ou condutas terapêuticas, mas sim para transformar conteúdos teóricos em práticos. Para atingir esses objetivos, uma boa inserção da simulação é aquela que esteja integrada aos módulos ou disciplinas já existentes no curso, colaborando com o conteúdo que esteja vigente e agindo como parceiro educacional. Os docentes devem trabalhar juntos na decisão de quais tópicos poderão ou não se beneficiar da simulação. A seguir, exemplo de inserção com associação teórico-prática:

Quadro 8.1 Dimensões da aplicação da simulação.

1. Propósito e objetivo da simulação: educação, capacitação, avaliação de *performance*, ensaio clínico, pesquisa.
2. O alvo da simulação: indivíduos ou equipes.
3. O nível de experiência dos participantes da simulação.
4. O domínio e o nível do cuidado em que a simulação é aplicada: cuidados primários a cuidados de alto risco.
5. Aplicação da simulação a todos os profissionais de saúde em todos os níveis de atuação.
6. Tipo de conhecimento, habilidades, atitudes e comportamentos a serem trabalhados na simulação: aquisição de novos conhecimentos e conceitos, habilidades técnicas, tomadas de decisão, atitudes e comportamentos, trabalho em equipe e profissionalismo.
7. Aplicação de cenários simulados de várias especialidades e todas as faixas etárias.
8. A tecnologia adotada ou aplicada na simulação: vários tipos de tecnologia podem ser aplicadas à simulação, de simulações verbais, atores, vídeos, manequins de baixa e alta fidelidade, até realidade virtual.
9. Ambiente da simulação: a distância, laboratórios de simulação com réplicas de ambientes clínicos, unidades clínicas reais para simulações *in situ*.
10. Participação na simulação: a) sem interação direta; b) a distância: com interação verbal ou prática, participação direta "*hands on*"; e, c) participação imersiva.
11. Métodos de discussão: *debriefing* em tempo real, *debriefing* pós-simulação com vídeo, *feedback* pelo próprio simulador.

CASO

Caso Motivador de Estudo – Bronquiolite

Estudo Morfofuncional do Aparelho Respiratório (anatomia, histologia, patologia, radiologia, laboratório).

Estudo de Habilidades: trabalhar a checagem dos sinais vitais. Reconhecer os dispositivos não invasivos de vias aéreas. Praticar ausculta pulmonar, reconhecer equipamentos gerais relacionados com a oxigenação, entre outros.

Simulação: caso clínico elaborado em que os estudantes possam com auxílio do simulador realizar anamnese, exame físico, discutir exames de imagem, gasometria e aplicar (ou não) algum dispositivo não invasivo de ventilação e, assim, estabelecer suas hipóteses diagnósticas. Embora não tenha resposta terapêutica no caso, há um universo prático a ser realizado e que colocará os estudantes em uma situação de aplicação de todos os conteúdos discutidos nos diferentes módulos/disciplinas que abordam o tema.

O mesmo caso poderá ser repetido outras vezes conforme outras informações e procedimentos forem incorporados aos estudantes até o momento em que o grupo terá condições de reconhecer e manejar a bronquiolite, por exemplo; o importante é em algum momento das habilidades contextualizar os procedimentos ensinados, buscando atingir o objetivo do ensino.

■ *Debriefing* no ensino

Rudolph,[21] ao referir-se ao *debriefing* no ensino, o diferencia da avaliação formativa pela característica interativa do *debriefing* e pela construção conjunta de uma experiência que envolve o binômio estudante-facilitador. A avaliação formativa é um modelo de avaliação do currículo ou do estudante com *feedback* e utilização de critérios predefinidos.

Debriefing é uma estratégia de ensino reflexiva e um componente essencial para todos os tipos de simulação, independente da fidelidade e complexidade,[22] portanto, uma simulação por mais simples que seja no sentido de conteúdo para estudantes iniciantes – é mandatório que haja um momento de reflexão, procurando as justificativas e os mecanismos mentais associados à decisão, mostrando, se necessário, o que ele poderia fazer diferente da próxima vez.[23] A simulação isoladamente não leva ao aprendizado; portanto, o *feedback* para as habilidades e o *debriefing* nas simulações são os componentes mais importantes desse processo e não devem ser negligenciados. Um capítulo dedicado a esse tema será abordado posteriormente.

■ Considerações finais

A simulação é um método que vem sendo cada vez mais empregado para a educação superior, e tem se mostrado uma estratégia de ensino muito adequada para área da saúde,[24] sobretudo em situações cujo aprendizado depende da vivência, a qual nem sempre é possível durante a graduação. Exemplo disso são as situações de urgência e emergência, em que a observação e atuação prévias proporcionam maior segurança no atendimento exigindo conhecimento, eficiência e agilidade na tomada de decisões.[25]

As ferramentas da simulação para o ensino de conteúdos para cursos de graduação da área da saúde são valiosas. Vários são os formatos existentes, como, por exemplo, a utilização de manequins básicos e avançados, atores, simulação híbrida, equipamentos simples ou que permitem a sensação háptica. Em todas essas situações é importante orientar os alunos participantes que a simulação deve ser encarada como uma situação real, mantendo-se uma postura ética, com respeito ao manequim ou simulador como se este fosse o paciente, buscando as boas práticas na relação com os colegas e com o professor ou profissional que está atuando como facilitador. A prática clínica é fundamental, mas o treinamento prévio possibilita que o aluno se apresente ao paciente com uma postura de maior confiança baseada na experiência prévia vivenciada. O aprendizado depende de conhecimento adquirido, envolvendo experimentações e práticas. As habilidades de comunicação, técnicas comportamentais e a relação de trabalho em equipe devem ser valorizadas no ensino de práticas de saúde e as técnicas de *debriefing* estão cada vez mais presentes nas práticas simuladas. Com o objetivo de promover uma cultura de segurança e minimizar eventos adversos, a educação baseada em simulação vem de encontro com o aprendizado ativo em ambiente livre de risco, propiciando conhecimento, habilidade técnica, capacidade de liderança e comunicação, itens fundamentais para a qualificação assistencial. Portanto, a familiaridade com essa nova ferramenta de ensino é indispensável para garantir aos pacientes o melhor cuidado com o mínimo de risco.[26]

Por fim, a simulação não é uma substituta à prática clínica, mas, sim, uma complementação para a formação, possibilitando o contato do aluno com situações que nem sempre seriam possíveis na clínica, tornando, desse modo, o ensino mais uniforme para este e mais ético para os pacientes. Sua inserção curricular deve ser realizada de modo integrado às práticas já existentes no currículo de cada universidade e pode ser inserida desde o início do curso em associação a outras atividades. A capacitação docente na metodologia é fundamental para que essa atividade seja motivadora, em ambiente controlado e significativa para a formação do aluno.

■ Referências bibliográficas

1. Troncon LEA, Maffei CML. Implementing simulation-based education in the medical undergraduate program at the Ribeirão Preto Faculty of Medicine, University of São Paulo, Brazil. Medicina (Ribeirão Preto). 2007;40(2):153-61.
2. Health Workforce Australia. Simulated learning environments (SLEs). 2012. [Internet] [Acesso em 01 dez 2016]. Disponível em: http://www.hwa.gov.au/work-programs/clinical-training-reform/simulated-learning-environments-sles
3. Watson K, Wright A, Morris N, et al. Can simulation replace part of clinical time? Two parallel randomized controlled trials. Med Educ. 2012;46:657-67.
4. Vargal CRR, Almeida VC, Germanol CMR, et al. Relato de Experiência: o Uso de Simulações no Processo de Ensino-aprendizagem em Medicina. [Internet] [Acesso em 01 dez 2016]. Disponível em: http://www.scielo.br/pdf/rbem/v33n2/18.pdf
5. Ziv A, Wolpe PR, Small SD, et al. Simulation-Based Medical Education: An Ethical Imperative. Acad Med. 2003;78(8):783-8.
6. Thomas P, Walker K. Rehabilitation For The Over-resuscitated SimMan: Healthcare Simulations In Cardiorespiratory Physiotherapy. Focus Health Prof Educ. 2011;13(2):1-12.
7. Leite AJM, Caprara A, Filho JMC. Habilidades de comunicação com pacientes e famílias. São Paulo: Salvier, 2007. p.242.
8. Román CJH. El livro de las Habilidades de Comunicación. 2.ed. España: Ediciones Diaz de Santos, 2005. p.10.
9. Roca E. Como Mejorar tus Habilidades Sociales. 3.ed. Ver Valencia: ACDE, 2005. p.10.
10. Dieckmann P. The use of simulations from different perspectives: a preface. In: Dieckmann P. Using simulations for education, training and research. Germany: Pabst Science Publishers Germany, 2009. p.9-17.
11. Gonçalves DA, Fiori MLM. Pilares da ação terapêutica. In: Gonçalves DA, Fiori MLM. Vinculo, acolhimento e abordagem psicossocial: a prática da integralidade. São Paulo: Universidade Federal de São Paulo, 2010-2011. Módulo Psicossocial. [Internet] [Acesso em 01 dez 2016]. Disponível em: http://www.unasus.unifest.br
12. Ogden PE, Cobbs LS, Howell MR, et al. Clinical simulation: importance to the internal medicine educational mission. Am J Med. 2007;120:820-4.
13. Carrol JD, Messenger JC. Medical simulation: the new tool for training and skill assesment. Perspect Biol Med. 2008;51:47-60.
14. Amaral JMV. Simulação e ensino-aprendizagem em Pediatria. 1ª Parte: Tópicos essenciais. Acta Pediatr Port. 2010;41(1):44-50.

15. Ziv A, Wolpe PR, Small SD, et al. Simulation-based medical education: an ethical imperative. Simul Healthc. 2006;1(4):252-6.
16. Abrahamson S, Denson JS, Wolf RM. Effectiveness of a simulator in training anaesthesiology residents. Qual Saf Health Care. 2004;13:395-7.
17. Banks E, Chudnoff S, Karmin I, et al. Does a cirurgical simulator improve resident operative performance of laparoscopic tubal ligation? Am J Obstet Gynecol. 2007;197:541.e1-e5.
18. Burchard E, Lockrow EG, Zahn CM, et al. Simulation training improves resident performance in operative hysteroscopic resection techniques. Am J Obstet Gynecol. 2007;197:542.e1-e4.
19. Fried MP, Satava R, Weghorst S, et al. Identifying and reducing errors with surgical simulation. Qual Saf Health Care. 2004;13 (Suppl 1):19-26.
20. Gaba DM. The future vision of Simulation in Health Care. Qual Saf Health Care. 2004;13(Supp 1):2-10.
21. Rudolph WJ, Simon R, Rivard P, et al. Debriefing as formative assessment: Closing performance gap in Medical Education. Ac Emerg Med. 2008;(15)1C10-6.
22. Fanning RM, Gaba DM. The Role of Debriefing in Simulation-Based Learning. Simul Healthc. 2007;2(2):115-24.
23. Coutinho VRD, Martins JCA, Pereira MFCR. Construção e validação da Escala de Debriefing associado à Simulação (EADaS). Referência. 2014;4(2):41-50.
24. Troncon LEA, Maffei CML. A incorporação de recursos de simulação no curso de graduação em Medicina da FMRP-USP. Medicina (Ribeirão Preto), 2007. [Internet] [Acesso em 01 dez 2016]. Disponível em: http://www.fmrp.usp.br/revista/2007/vol40n2/1_a%20incorporacao_de_recursos.pdf
25. Romano MMD, Pazin Filho A. Simulação em manequins: aspectos técnicos. Medicina (Ribeirão Preto), 2007. [Internet] [Acesso em 01 dez 2016]. Disponível em: http://www.fmrp.usp.br/revista/2007/vol40n2/4_simulacao_em_manequins.pdf
26. Flato UAP, Guimarães HP. Educação baseada em simulação em medicina de urgência e emergência: a arte imita a vida. [Internet] [Acesso em 01 dez 2016]. Disponível em: http://files.bvs.br/upload/S/1679-1010/2011/v9n5/a2250

Ariney Costa de Miranda • Claudia Regina Dias Siqueira • Cláudio Eduardo Corrêa Teixeira • Viviane Ferreira Paes Monteiro • Thayana Ribeiro Kajitani Pacheco

Simulação no Ensino de Pós-graduação

"Precisamos descobrir novas maneiras de ensinar"

■ Introdução

Uma das preocupações mais frequentes entre os profissionais da área da saúde que ingressam no mercado de trabalho, ou mesmo os que vão se dedicar à residência ou outra forma de pós-graduação, é saber se terão conhecimento, habilidade e capacidade de atender os pacientes com qualidade e ética, trabalhando em equipe e utilizando todos os recursos disponíveis no local.[1]

Quais estratégias poderiam ser utilizadas para mudar essa realidade? Como podemos formar profissionais mais capacitados e treinados? Como trabalhar em equipe, cujo objetivo final é o melhor atendimento possível para o doente?

Para responder a essas questões, essa estratégia ativa de aprendizagem está ocupando cada vez mais espaço na pós-graduação de profissionais na área da saúde: a utilização de simuladores, sobretudo os de alta fidelidade, que vêm para alcançar uma nova dinâmica de estudo e aprendizagem, com os quais transforma-se informação contextualizada em atendimento prático.[2]

A simulação proporciona aos participantes colocar em prática, durante o atendimento do paciente ator ou paciente-robô, toda a teoria assimilada e desenvolvida durante a sua vida profissional. Além disso, podemos trabalhar assuntos selecionados, pouco frequentes, que os participantes não teriam a oportunidade de manejar na vida real.

Antes seria impossível imaginar um cenário de prática em que um simulador de alta fidelidadse, ou um paciente-ator, poderia ser utilizado para o treinamento de um assunto específico, com as mais variadas possibilidades de evolução e complicações, no qual o profissional objetiva realizar o atendimento da forma mais correta possível, mas que possibilita erros nas decisões tomadas, que podem ser discutidas e corrigidas durante uma discussão complementar e estímulo à busca ativa das informações, sem prejuízo ao doente.[3]

Treinamento simulado em saúde

A simulação na área de saúde foi derivada da indústria da aviação, que vem utilizando práticas de aprendizagem baseada em simulação para treinamento de pilotos desde a Primeira Guerra Mundial. A atividade de simulação possibilita a formação segura dos alunos envolvidos em atividades que poderiam ser muito perigosas na prática real. Como exemplo, pode-se citar o risco e o custo envolvidos para enviar um novo piloto de um Jumbo 747 a 40.000 pés no ar e praticar uma falha de funcionamento de motor, quando com um simulador adequado pode-se treinar um novo piloto na execução de tais manobras no chão e em segurança. Da mesma forma, durante uma situação de risco de vida real, não podemos deixar que um paciente seja conduzido por alunos ou por profissionais inexperientes sem a devida certificação para realizar os procedimentos possíveis e necessários ao caso. No entanto, a necessidade de treinar os profissionais de saúde na comunicação em equipe, pensamento cognitivo e medidas necessárias baseadas em habilidades durante uma situação estressante é fundamental para os resultados positivos.[4,5]

O ensino de Habilidades e Competências, sejam elas técnicas ou comportamentais, constitui-se num desafio constante no dia a dia das instituições e dos profissionais que se dedicam a essa tarefa. Criar um ambiente acadêmico produtivo e seguro, seja no ensino de graduandos, seja pós-graduandos nos diversos programas de residências que compõem a área de saúde, deve ser considerado como ponto crucial a ser realizado. O preceptor tem o desafio de avaliar o pós-graduando em seus conhecimentos prévios, habilidades já desenvolvidas, aspectos comportamentais e outros atributos, além de ter que buscar ferramentas confiáveis a serem aplicadas com esse objetivo, somado à responsabilidade de saber aplicar testes e interpretar os resultados, fornecendo ao pós-graduando mais subsídios para seu aprendizado antes do início de sua prática profissional.[4] Contudo, vários fatores contribuem de modo limitante no processo de ensino e aprendizagem em nosso país. De modo geral, esse fatores são pouco discutidos, sendo justificados pela necessidade dos pós-graduandos aprenderem inseridos nas rotinas de serviços muitas vezes sem condições técnicas assistenciais adequadas, ou ambientes ideais para o ensino.[6]

É de suma importância inserir o pós-graduando em um ambiente capaz de fornecer conhecimento técnico adequado, princípios de humanização e respeito pelo próximo, atuação em equipe multidisciplinar, tudo isso de modo seguro. Acredita-se que o uso de ferramentas ou metodologias que visem atingir essas metas, a exemplo da Simulação Realística, devam fazer parte da formação de graduandos, pós-graduandos e na educação continuada dos profissionais da área de saúde. Ter a possibilidade de simular situações reais que possam reproduzir o atendimento de eventos, comuns ou não, assim como de fácil ou difícil resolução, tem se mostrado cada vez mais produtivo para diversos profissionais, facilitando sua atuação em casos reais futuros.[3]

Deve-se encarar a formação profissional durante a residência como um processo educacional e considerá-la algo mais que um treinamento. Esse processo se baseia no desenvolvimento coordenado de diversas formas de conhecimentos e habilidades e na aquisição de atributos técnicos e comportamentais. Para que essa formação profissional tenha sucesso, a aprendizagem deve ser significativa e com objetivos bem explicitados. Na aquisição da *expertise*, o residente deve adquirir habilidades para aprimorar seu raciocínio clínico, utilizando mecanismos analíticos e não analíticos, traduzindo as competências informativas e conseguindo integrá-las, o que lhe permite desempenhar tarefas complexas exigidas pela profissão. Outro fator importante para o êxito da aprendizagem durante a residência é a ênfase na metacognição; por meio desse exercício, o residente vai adquirindo atributos técnicos e comportamentais que lhe permitem se responsabilizar progressivamente pelos atos profissionais, até que não precise mais da ajuda do preceptor.[7]

■ Utilização da simulação no ensino profissional

A aplicação da simulação realística no ensino da pós-graduação não é uma ferramenta nova. Em 1968, Gordon desenvolveu o Harvey, um simulador cardiopulmonar de alta tecnologia, capaz de simular sons de ausculta, pressão arterial, pulsos arteriais, impulsos precordiais, sons cardíacos normais e murmúrios. Harvey foi utilizado por estudantes de medicina, enfermeiros e também por residentes e médicos assistentes. Desde então, vários simuladores têm sido desenvolvidos com o objetivo de criar os mais diversos ambientes controlados por meio dos quais se pode reduzir a lacuna que existe entre o ambiente de aprendizagem e o ambiente clínico real, minimizando, quando em ambiente clínico real, a ocorrência de eventos adversos e a gravidade da sua ocorrência.[8]

A gestão do risco clínico é uma prioridade global e requer um programa de treinamento com medidas objetivas das habilidades, assim como a capacidade de aquisição e manutenção dessas habilidades ao longo do tempo. Tais medidas objetivas são mais facilmente reprodutíveis e confiáveis em um ambiente de simulação.[9,10]

Nesse contexto, há uma preocupação crescente com o aprendizado em pacientes (*learning by doing aproach*), com tendência a priorizar o treinamento de habilidades clínicas e cirúrgicas utilizando os mais diversos modos de simulação, possibilitando a aquisição precoce das habilidades, em uma curva de aprendizado menor e sem oferecer riscos à integridade do paciente. O treino simulado torna possível a repetição de procedimentos, com o objetivo de aperfeiçoamento técnico e aumento da precisão antes de se reproduzir a técnica treinada em um ambiente real.[9,10]

A análise da atuação (*debriefing*) durante os casos clínicos permite evidenciar, além das habilidades técnicas, a importância das competências não técnicas no trabalho em equipe, como a comunicação e o poder de tomar decisões, diante de um ambiente muitas vezes estressante, que dificulta a percepção da gravidade da situação clínica, o estabelecimento de prioridades, a distribuição de tarefas que potencializam a ocorrência do erro. A vivência de casos simulados possibilita um aumento significativo do nível de confiança para a resolução de situações emergentes, evidenciando a contribuição positiva do processo de aprendizagem emocional aplicado ao treino de equipes.[11]

A adoção de um treinamento completo em simulação realística pode possibilitar a interação entre residentes de múltiplas áreas médicas e não médicas (fisioterapeutas, enfermeiros, psicólogos, fonoaudiólogos), em um ambiente em que esses profissionais possam ser requisitados a interagir, obtendo melhor treinamento quanto ao atendimento multidisciplinar.[11]

A recriação do ambiente clínico permite também identificar deficiências evitáveis de comportamentos e procedimentos possibilitando uma melhoria na prática médica e, possivelmente, da morbidade/mortalidade dos pacientes. Os residentes podem cometer erros e aprender com eles, sem o risco de causar prejuízos aos pacientes.[8,9]

Em virtude das consideráveis vantagens do uso de simuladores para o aperfeiçoamento médico (Quadro 10.1), tem ocorrido larga aplicabilidade do método, consideravelmente em maior escala a partir dos anos 90, em diversas áreas da medicina.[8] Os cirurgiões têm se beneficiado do uso para treinamento de procedimentos cirúrgicos complexos e que necessitam de muitas horas de prática para a habilitação, como a cirurgia videolaparoscópica e a microcirurgia;[12,13] anestesistas utilizam para adquirir as competências técnicas necessárias para a realização de procedimentos invasivos, como a inserção de cateter epidural;[14,15] pediatras treinam procedimentos invasivos em simuladores de neonatos.[16]

Quadro 10.1 Vantagens da simulação.

- Prática de procedimentos pouco comuns e/ou invasivos
- Prática contínua e repetitiva
- Permite a ocorrência de erros e suas naturais consequências
- Evita riscos aos pacientes e aprendizes
- Oportunidade do mesmo cenário ser acessado por diferentes aprendizes, permitindo oportunidades similares de aprendizado
- Planejamento de casos baseados na necessidade dos aprendizes
- Exposição a situações raras e/ou complexas
- *Feedback* imediato durante o *debriefing*
- Permite uso de equipamento médico real

Diversos estudos têm assinalado a simulação como significativa ferramenta de aprendizado e aperfeiçoamento, contribuindo para a formação de profissionais mais seguros e capacitados.[8,9] Em um estudo que comparou o programa de treinamento em medicina de emergência entre residentes dos Estados Unidos e residentes da Arábia Saudita, foi constatado que uma maioria significativa dos residentes sauditas sentiram que o seu programa de treinamento não forneceu adequada oportunidade de aprendizado de procedimentos incomuns, como cricotireoidostomia, pericardiocentese e estimulação cardíaca. Tal fato é provavelmente explicado pela limitada disponibilidade de laboratórios de simulação na Arábia Saudita: apenas 36,7% dos residentes sauditas têm acesso a laboratórios de simulação, comparados a 100% de acesso dos residentes americanos.[17]

A simulação tem sido reconhecida como um método útil na aquisição de competências técnicas porque se encaixa bem no modelo de três estágios da cognição, integração e automação. Cognição é o desenvolvimento de compreensão da tarefa, sendo o indivíduo capaz de fazer uma descrição clara e demonstração desta. Integração torna o conhecimento obtido a partir da cognição pronto para ser incorporado em aprender as habilidades motoras para a tarefa. Por fim, a tarefa torna-se automática. A competência em habilidades processuais é atingida por um variável número de tentativas em condições normais e patológicas, e depende da qualidade do ensino, das habilidades motoras e da aptidão individual dos estagiários. O residente previamente treinado pode obter proficiências em contato direto com pacientes. Se um aluno atinge o nível de automação na execução de determinado procedimento, ele pode alcançar capacidades adicionais, como comunicação, trabalho em equipe e tomada de decisão.[4]

Aquisição de habilidades e competências nos serviços de pós-graduação

Várias podem ser as possibilidades do uso e tipos de simuladores nos programas que devem garantir e certificar habilidades e competências aos seus participantes. Simuladores de baixa e média fidelidade podem garantir o aprendizado de procedimentos emergenciais, como a intubação orotraqueal, via aérea cirúrgica, acesso venoso central e periférico, drenagens e punções pleurais, dentre outras, sobretudo com uso de *checklist* e princípios do Ensino Baseado em Tarefas (EBT).[2] Simuladores de alta fidelidade favorecem simulações mais complexas em diversos cenários, contextualizados em ambientes mais realísticos e com efeitos educacionais melhores e mais estimulantes (Figura 10.1). Outra alternativa seria a chamada simulação híbrida ou cenários dentro de um laboratório ou setor específico nos diferentes ambientes de assistência frequentados pelos pós-graduandos, como UTIs, centro cirúrgico, enfermarias, pronto atendimento, utilizando equipamentos e materiais de consumo reais desses setores, conhecida como simulação *in situ*.[5]

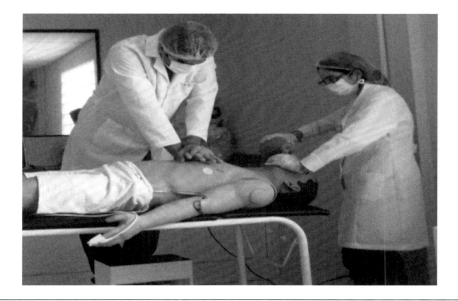

Figura 10.1 Simulação de alta fidelidade – Laboratório de Simulação Realística.
Fonte: Centro Universitário do Pará – 2014 (Cesupa).

Durante as últimas duas décadas deste século ocorreram avanços na engenharia de hardware e software, na aplicabilidade de ferramentas oriundas da grande área de Inteligência Artificial (Aprendizado de Máquina, Visão Computacional, Reconhecimento de Padrões, Interface Homem-Máquina, etc.), na evolução da capacidade gráfica digital e no surgimento da chamada "Realidade Aumentada", entre outros, os quais permitem que hoje tenhamos simuladores de situações clínicas em Realidade Virtual (VR) que oferecem réplicas de cenários diversos com grau de equivalência cada vez mais profundo. Importante ressaltar que ainda existe muito potencial nesses avanços a ser explorado e utilizado em prol da educação em saúde especializada, sendo o futuro, já a curto prazo, muito promissor.

Basicamente, existem hoje simuladores de cenários técnicos e simuladores comportamentais em VR. Os simuladores de cenários técnicos em VR são utilizados, principalmente, para estudos e treinamento em abordagens que exigem desempenho técnico complexo, a maioria das vezes, procedimentos invasivos, como a laparoscopia, a endoscopia, a cirurgia endovascular, etc., tendo porém como principal desvantagem o grau de fidelidade na replicação de aspectos complexos da anatomofisiologia humana, embora melhorias significativas e soluções cada vez mais efetivas neste aspecto estejam surgindo frequentemente.[18-20] Já os simuladores comportamentais em VR são, geralmente, baseados em texto e questionários, em um contexto fortemente dependente da capacidade gráfica digital do hardware disponível, contexto este apresentado de forma estática, com desenhos animados, ou avatares, utilizados como fonte de interação. A principal desvantagem desse tipo de simulação ainda está ligada ao fato de seus usuários receberem pouco ou nenhum *feedback* pedagógico, além de a experiência dialógica com o paciente ser ou ausente ou pobre. [21]

Por outro lado, existem simulações *on-line* baseadas em vídeos pré-gravados, nos quais o aluno, ao assisti-los, é levado a desempenhar o papel do profissional no atendimento de um paciente simulado, sendo este paciente interpretado por um ator treinado para simular humores, atitudes e respostas emocionais variáveis através de comunicação verbal ou não verbal. A experiência compreende uma série de visitas onde o indivíduo em treinamento deve tomar decisões de acordo com o que ocorrer, e o sistema fornece resultados diferentes dependendo das decisões tomadas, as quais são analisadas por uma interface baseada em voz, ou seja, pelo reconhecimento de padrões da voz do usuário. A entrevista pode ser pausada a qualquer momento para discussão, geração de problemas de aprendizagem, e interação com o tutor. Ao final de cada visita, um *feedback* pedagógico é fornecido, com base nas decisões e estratégias adotadas pelo usuário.[22] Certamente, a integração de uma interface baseada em voz dá ao usuário a percepção de uma experiência mais próxima da realidade quando este interage com o sistema de vídeo de modo natural, como se estivesse em uma vídeoconferência. Mais além, esta interface permite ao usuário adquirir pensamento crítico e treinar habilidades de resolução de problemas juntamente com outras habilidades, mais relacionais e que exigem comunicação adequada.

A simulação tem um potencial para promover um novo paradigma em relação a ferramentas de ensino tradicionais. Habilidades técnicas e comportamentais podem ser ensinadas aos residentes por meio de um programa de simulação padronizada e organizada. Esperamos que as sociedades acadêmicas, responsáveis pela elaboração dos serviços de pós-graduação, possam desenvolver programas de simulação que sejam compatíveis com as normas internacionais e que tenham como escopo alcançar competência clínica e técnica nas diversas especialidades, e mantenham a segurança do paciente como prioridade[5] (Figura 10.2).

Simulação no Ensino de Pós-graduação

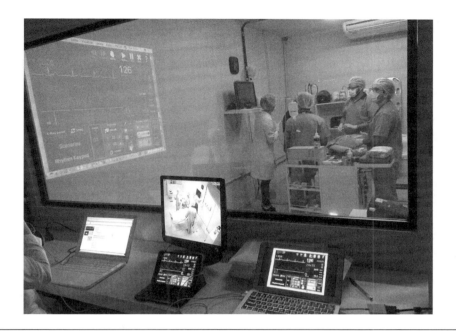

Figura 10.2 Laboratório de simulação clínica.

Fonte: Centro Universitário do Pará – 2014 (Cesupa).

■ Considerações finais

Comprovadamente os benefícios do uso de simuladores e das técnicas de simulações em diversas áreas para a formação de graduandos ou graduados têm adquirido cada vez mais espaço nos dias atuais. Não seria diferente na área da saúde em seus vários níveis de complexidade. Os diversos centros de formação espalhados em vários países, com seus resultados positivos na aquisição de habilidades e competências gerais e específicas, estimulam novos adeptos ao uso dessa ferramenta. Como comentado anteriormente, o treinamento de habilidades de comunicação, a capacidade de integração futura de várias competências em situações clínicas reais, o fornecimento de treinamento em equipe em situações complexas, raras, ou situações perigosas, como eventos e cenários de desastres e catástrofes, são perfeitamente alcançados e reprodutíveis nesses ambientes controlados.

Nos programas de pós-graduação, o uso da simulação pode trazer alguns benefícios conhecidos, como a seleção e o treinamento de habilidades para os residentes ou de eventos clínicos que se beneficiariam da simulação, a definição de objetivos de aprendizagem ou de desempenhos específicos que seriam atendidos por simulação, e a criação de documentos de instrução e de informação adequados para todos os participantes, como alunos, preceptores e pessoas envolvidas na simulação.

Referências bibliográficas

1. Lampert JB. Coletânea de artigos e entrevistas publicados nos boletins informativos da 2002/2004. Cadernos ABEM. 2004;1:23-5.
2. Abdalalla IG. Projeto Pedagógico e as Mudanças na Educação Médica. Rev Bras Educ Med. 2009;33:44-52.
3. Samia H, Khan S, Lawrence J, et al. Simulation and Its Role in Training. Clin Colon Rectal Surg. 2013;26(1):47-55.
4. Bilotta FF, Werner SM, Bergese SD, et al. Impact and Implementation of Simulation-Based Training for Safety. The Scientific World Journal, 2013. Article ID 652956. p.6. [Internet] [Acesso em 01 dez 2016]. Disponível em: http://dx.doi.org/10.1155/2013/652956
5. Stan H, Ingrid P. Simulation in Graduate Medical Education: Understanding Uses and Maximizing Benefits. J Graduate Med Educ. 2012;4:539-40.
6. Cox M, Irby DM. Assessment in Medical Education. N Engl J Med. 2007;358:387-96.
7. Botti SHdO, Rego S. Processo ensino-aprendizagem na residência médica. Rev Bras Educ Med. 2010;34:132-40.
8. Chang CH. Medical simulation is needed in anesthesia training to achieve patient's safety. Korean J Anesthesiol. 2013;64(3):204-11.
9. Aucar JA, Groch NR, Troxel SA, et al. A review of surgical simulation with attention to validation methodology. Surg Laparosc Endosc Percutan Tech. 2005 Apr;15(2):82-9.
10. Meier A, Rawn C, Krummel T. Virtual reality surgical application— challenge for the new millennium. J Am Coll Surg. 2001;192:372-84.
11. Matos FM, Gomes AS, Costa FJ, et al. Importância da Simulação no Treino de Equipe para Eventos Críticos em Obstetrícia: Resultados da Primeira Fase do Plano Nacional de Educação Médica Contínua. Acta Med Port. 2012 Mar-Apr;25(2):64-7.
12. Ekblad S, Mollica RF, Fors U, et al. Educational potential of a virtual patient system for caring for traumatized patients in primary care. BMC Med Educ. 2013;13:110.
13. Ghanem AM, Hachach-Haram N, Leung CCM, et al. A systematic review of evidence for education and training interventions in microsurgery. Arch Plast Surg. 2013;40:312-9.
14. Houben KW, van den Hombergh CL, Stalmeijer RE, et al. New Training Strategies for Anaesthesia Residents. Curr Opin Anaesthesiol. 2011;24:682-6.
15. Murray DJ. Current Trends in Simulation Training in Anesthesia: A Review. Minerva Anestesiol. 2011;77:528-33.
16. Sam J, Pierse M, AQahtani A, et al. Implementation and evaluation of a simulation curriculum for paediatric residency programs including just-in-time in situ mock codes. Paediatr Child Health. 2012 Feb;17(2):e16-20.
17. Alghamdi K, Alburaih A, Jo Wagner M. A comparison between Emergency Medicine Residency Training Programs in the United States and Saudi Arabia from the Residents' Perception. Emerg Med Int. 2014:4. ID 362624. [Internet] [Acesso em 01 dez 2016]. Disponível em: https://www.hindawi.com/journals/emi/2014/362624/
18. Mahmood T, Scaffidi MA, Khan R, Grover SC. Virtual reality simulation in endoscopy training: Current evidence and future directions. World J Gastroenterol. 2018;24(48):5439-5445.
19. Naur TMH, Nilsson PM, Pietersen PI, Clementsen PF, Konge L. Simulation-Based Training in Flexible Bronchoscopy and Endobronchial Ultrasound-Guided Transbronchial Needle Aspiration (EBUS-TBNA): A Systematic Review. Respiration. 2017;93(5):355-362.

20. Aggarwal S, Choudhury E, Ladha S, Kapoor PM, Kiran U. Simulation in cardiac catheterization laboratory: Need of the hour to improve the clinical skills. Ann Card Anaesth. 2016;19(3):521-6.
21. McGrath JL, Taekman JM, Dev P, Danforth DR, Mohan D, Kman N, Crichlow A, Bond WF. Using Virtual Reality Simulation Environments to Assess Competence for Emergency Medicine Learners. Acad Emerg Med. 2018;25(2):186-95.
22. Tavarnesi G, Laus A, Mazza R, Ambrosini L , Catenazzi N, Vanini S, Tuggener D. Learning with virtual patients in medical education. In: Dimitrova V, Praharaj S, Fominykh M, Drachsler H (eds). EC-TEL Practitioner Proceedings 2018: 13th European Conference on Technology Enhanced Learning. Leeds, UK, 2018. http://ceur-ws.org.

Simulação Clínica na Educação Médica Continuada

■ Introdução – Educação médica continuada

Antes de iniciar este capítulo, buscaremos a educação médica continuada no contexto da educação em geral para definir seu propósito e escopo.

A educação médica continuada ocorre após a formação básica dos profissionais de saúde. Em outras palavras, muitas vezes ocorre depois da conclusão do ensino superior (bacharelado) e, na maioria das vezes, do ensino de pós-graduação (especialização, mestrado, doutorado etc.).

A Figura 11.1 apresenta a posição da educação contínua no contexto da educação em geral.

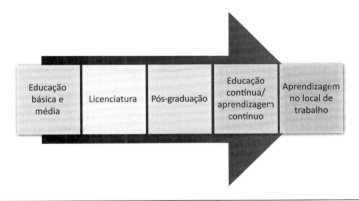

Figura 11.1 Local da educação contínua no contexto da educação em geral.

Isso traz várias implicações educacionais em decorrência de, entre outras coisas, os participantes desses cursos:

- Já possuírem conhecimento e experiência clínicos (apropriados ou não);
- Estarem imersos em um contexto de trabalho específico;
- Terem determinadas motivações para participar desses cursos;
- Possuírem um certo grau de competência em relação ao tema central da educação;
- Interagirem continuamente com outros profissionais de saúde para atingir suas metas de trabalho.

Quem planeja, portanto, participar de programas de educação médica continuada terá que considerar, entre outras coisas, esses aspectos.

Algumas recomendações para a criação de cursos de educação médica continuada são:

1. Deve-se basear na avaliação das necessidades e incluir dados dos resultados clínicos esperados (desfechos);
2. Os objetivos de aprendizagem devem incluir habilidades de aprendizagem ao longo da vida, o exercício do raciocínio clínico, a compreensão do processo de tomada de decisão e a aquisição de conteúdo específico;
3. Os objetivos específicos devem ser reforçados pela seleção apropriada de métodos educacionais;
4. A incorporação de novas metodologias (como simulação clínica) deve ser feita após a avaliação de seus pontos fortes como ferramentas educacionais;
5. É importante que os professores sejam treinados nas metodologias a serem usadas durante o curso;
6. Os esforços educacionais devem ser, sempre que possível, respaldados pela medicina baseada em evidências;
7. Devem-se promover a interação profissional e, quando possível, a interprofissional, como uma prioridade da educação médica continuada;
8. A eficácia desses cursos deve incluir a mensuração dos resultados (desfechos) buscados no contexto clínico.

Kern *et al.* propuseram uma metodologia para o desenvolvimento curricular e nós adaptamos essa metodologia ao contexto da educação médica continuada para facilitar sua aplicação nesse contexto.

1. Diagnóstico de Necessidades de Treinamento: consiste na identificação de um problema clínico específico e na análise da Abordagem Atual e da Abordagem Ideal. A lacuna entre a Abordagem Atual e a Abordagem Ideal, portanto, definirá os Objetivos de Aprendizagem para o referido curso de educação médica continuada (Figura 11.2). Para esse fim, várias fontes de informação podem ser usadas, como: publicações (revisões, evidências, metanálise, guias de melhores práticas, guias clínicos etc.), consultores especializados, coleta de informações no *site* em questão (usando pesquisas, grupos focais, informações sobre sessões de morbimortalidade, análise de causa raiz etc.). Também é necessário realizar uma análise destinada a:
    a. Participantes: considerando sua preparação anterior, o motivo das diferenças de desempenho (Figura 11.1), estilos de aprendizagem, conteúdo do curso etc.;

b. Ambiente: cursos que abordam o mesmo tema e suas limtações, bem como suas qualidades, professores em potencial, barreiras à sua implementação, recursos necessários, facilitadores etc.;
c. Metodologia: para esse fim, é necessário considerar o conteúdo em si, mas também entender as necessidades dos participantes. Essas informações podem ser obtidas em discussões direcionadas (grupos focais), pesquisas, questionários, observação no local de trabalho, avaliações, auditorias e planos de trabalho, bem como no planejamento estratégico das organizações.

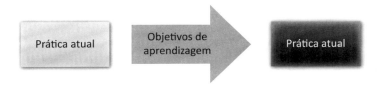

Figura 11.2 Diagnóstico das necessidades de treinamento.

Alguns problemas frequentemente identificados no campo clínico são:

- Implementação de novas metodologias e procedimentos;
- Atualização/padronização de procedimentos;
- Treinamento para o uso de novos dispositivos ou equipamentos;
- Segurança do paciente;
- Fatores humanos (liderança, comunicação, trabalho em equipe etc.);
- Experiência do paciente, entre outros.

2. Definição de metas e objetivos de aprendizagem: lembremos que isso deve incluir metas de aprendizagem ao longo da vida, o exercício do raciocínio clínico, a compreensão do processo de tomada de decisão e a aquisição de conteúdo específico. Os objetivos devem considerar aspectos cognitivos, psicomotores, bem como atitudes e valores associados ao desempenho clínico adequado. Eles devem ser claros em termos de:
   a. Quem?
   b. O que vai fazer?
   c. Quanto (quão bem), isso pode ser definido com o verbo usado de acordo com a taxonomia escolhida (por exemplo, Bloom)?
   d. De quê?
   e. Quando (a que hora e em que contexto)?

Os objetivos também devem ser: específicos, mensuráveis, atingíveis no contexto do treinamento que você pretende dar, realistas e devem contar com tempo suficiente para que possam ser atingidos.

3. Seleção de Metodologias Educacionais: Recomenda-se manter a congruência entre os objetivos de aprendizagem e a metodologia utilizada (ver Tabela 11.1). Além de usar vários métodos educacionais e torná-los realistas em termos de

Simulação Clínica e Habilidades na Saúde

recursos disponíveis, vários métodos educacionais podem fornecer experiências para a modificação de determinados comportamentos (cognitivos, psicomotores, atitudinais). A Tabela 11.1 mostra uma análise de várias metodologias educacionais e sua relação com os objetivos de aprendizagem buscados.

Tabela 11.1 Metodologias de aprendizagem *vs.* objetivos de aprendizagem.

Método educativo	Tipo de objetivo					
	Cognitivo	Cognitivo	Afetivo	Psicomotor	Psicomotor
	Conhecimento	Resolução de problemas	Atitudinal	Habilidade ou competência	Conduta ou desempenho
Leituras	+++	+	+	+	
Conferências	+++	+	+	+	
Aprendizagem programada	+++	+	+	+	
Discussão	++	++	+++	+	+
Reflexão sobre a experiência			+++	+++	+++
Retroalimentação do Desempenho	+	++	++	+++	+++
Aprendizagem em pequenos grupos	++	++	++	+	+
Aprendizagem baseada em problemas	++	+++	+		+
Aprendizagem baseada em equipes	+++	+++	++	+	+
Projetos de aprendizagem	+++	+++	+	+	+
Modelos de papel		+	++	+	++
Modelos artificiais e simulação	+	++	++	+++	+
Pacientes padronizados	+	++	++	+++	+
Experiências da vida real	+	++	++	+++	+++
Revisão de áudio/vídeo pelo estudante	+			+++	+
Intervenções comportamentais/ambientais*			+	+	+++

Adaptada de Kern *et al.*, 2009.

4. Implementação: Para a implementação, é importante considerar os recursos necessários (pessoal, tempo, instalações, custo e fonte de financiamento), fontes para obter apoio, administração do currículo (estrutura administrativa, comunicação, operações, academia etc.), identificação de barreiras potenciais e maneiras de lidar com elas, introdução do currículo (direcionamento, introdução e implementação total) e ajustes de acordo com os resultados das outras fases descritas nesta seção do capítulo.
5. Avaliação: Lembrando que ela pode ser cumulativa ou formativa e deve ser avaliada tanto pelo participante quanto pelo programa. Assim como as metodologias educacionais, existem metodologias de avaliação mais apropriadas para determinados objetivos de aprendizagem. A Tabela 11.2 mostra várias estratégias de avaliação para os domínios que mais favorecem, segundo Epstein *et al.*

Critérios de Glassnick

Em 1997, Glassnick *et al.* publicaram uma lista de seis critérios para avaliar a qualidade dos professores por meio dos programas de educação que implementam. Os critérios são os seguintes e podem ser usados para avaliar se um curso de educação médica continuada tem qualidade suficiente:

1. Objetivos claros: O professor estabelece claramente os propósitos de seu trabalho de ensino. O professor define objetivos que são realistas e atingíveis. O professor identifica questões importantes no campo;
2. Preparação adequada: O professor mostra entendimento sobre o campo. O professor possui as habilidades necessárias para seu trabalho. O professor utiliza os recursos necessários para fazer o projeto prosperar;
3. Métodos apropriados: O professor utiliza métodos adequados aos objetivos de aprendizagem. O professor aplica os métodos selecionados efetivamente. O professor modifica os procedimentos em resposta a mudanças nas circunstâncias;
4. Resultados significativos: Os objetivos estabelecidos são alcançados. O professor trabalha de maneira consistente no campo e o trabalho dele abre áreas adicionais para uma maior exploração;
5. Apresentação eficaz: O professor usa um estilo apropriado e eficaz para organizar e apresentar seu trabalho. O professor usa fóruns apropriados para comunicar seu trabalho ao público que ele pretende influenciar. O professor apresenta sua mensagem com clareza e integridade;
6. Crítica reflexiva: O professor avalia criticamente seu próprio trabalho. O professor traz um ar de evidência para as críticas ao seu trabalho. O professor utiliza a avaliação para melhorar a qualidade de seu trabalho futuro.

O uso desses critérios para avaliar se o curso é realizado de maneira abrangente pode ser útil e construtivo em termos de melhoria contínua.

Tabela 11.2 Estratégias de avaliação e domínios avaliados.

Método exercícios escritos	Domínio	Tipo de uso	Limitações	Pontos fortes
Perguntas de múltipla escolha ou melhor resposta única ou formato emparelhamento extenso	Conhecimento, capacidade para resolver problemas	Avaliações cumulativas em cursos ou *rounds*, licenciamento e certificação	Difícil de escrever, especialmente para determinadas áreas de conteúdo; podem resultar em viés; podem parecer artificiais, longe de situações reais	Podem avaliar diferentes áreas de conteúdo em um tempo relativamente curto, com alta confiabilidade, podem ser qualificados por computador
Perguntas sobre Aspectos-Chave e Concordância Clínica	Raciocínio clínico, capacidade para resolver problemas, habilidade para aplicar conhecimentos	Exames de licenciamento e certificação	Não se comprovou transferência para situações da vida real que requerem raciocínio clínico	Avaliação da capacidade para resolver problemas, evitar viés, pode ser qualificada por computador
Perguntas de respostas curtas	Capacidade de interpretar exames de diagnóstico, resolução de problemas e raciocínio clínico	Avaliações cumulativas e formativas em cursos e *rounds* clínicos	Confiabilidade dependente do treinamento do qualificador	Evita viés, avalia a interpretação e a habilidade para resolução de problemas
Ensaios estruturados	Síntese de informações, interpretação de literatura médica	Cursos pré-clínicos, uso limitado em *rounds*	Leva tempo para avaliá-los, é necessário trabalhar no estabelecimento da confiabilidade entre avaliadores, tempo para administração elevado para incluir vários domínios	Evita viés, usa processos cognitivos de ordem superior

Avaliação por clínicos-supervisores				
Avaliações globais com comentários no final do *round*	Habilidades clínicas, comunicação, trabalho em equipe, habilidades de apresentação, organização, hábitos de trabalho	Avaliação cumulativa global e às vezes avaliação formativa nos *rounds* clínicos	Regularmente baseado em relatórios de "segunda mão e apresentações de casos, em vez de observação direta e subjetiva	Uso de vários avaliadores independentes pode reduzir a variabilidade devido à subjetividade

(*continua*)

Tabela 11.2 Estratégias de avaliação e domínios avaliados. *(continuação)*

Avaliação por clínicos-supervisores				
Observações diretas estruturadas com guias de observação/ diretrizes (p. ex., exercício de miniavaliação clínica, revisão em vídeo)	Habilidades de comunicação, habilidades clínicas	Uso limitado em *rounds* clínicos e residências, alguns exames de aconselhamento	Comportamentos seletivos mais do que o habitual observados, consomem relativamente tempo	*Feedback* fornecido por especialistas confiáveis
Exames orais	Conhecimento, raciocínio clínico	Uso limitado em *rounds* clínicos e avaliação global de faculdades de medicina, alguns exames de aconselhamento	Foram relatados vieses subjetivos, de gênero e de raça, consomem tempo, exigem treinamento de avaliadores, para avaliações cumulativas são necessários dois ou mais avaliadores	*Feedback* fornecido por especialistas confiáveis
Simulações clínicas				
Pacientes padronizados e exame clínico objetivo estruturado (ECOE)	Algumas habilidades clínicas, condutas interpessoais, habilidades de comunicação	Avaliação formativa e cumulativa em cursos, *rounds*, escolas de Medicina, licenciamento, certificação de conselho no Canadá	A hora e o cenário podem parecer artificiais, requerem suspensão da incredulidade; diretrizes de observação podem penalizar avaliados que utilizam "atalhos"; caro	Adequado aos objetivos educativos, confiável, apresentação de caso e avaliações consistentes; podem ser observados por professores ou pacientes padronizados; realista
Pacientes padronizados incógnitos	Hábitos da prática real	Usados primordialmente para investigação; alguns cursos, *rounds* e residências utilizam-nos para retroalimentação formativa	Requer consentimento prévio, objetivo logístico importante, caro	Muito realista, o modo mais preciso de avaliar a conduta do médico

(continua)

Tabela 11.2 Estratégias de avaliação e domínios avaliados. *(continuação)*

Simulações clínicas

Simulações de alta tecnologia	Habilidades para procedimentos, trabalho em equipe, dilemas clínicos simulados	Avaliação formativa e cumulativa	A hora e o cenário podem parecer artificiais, requer suspensão da incredulidade, guias de observação podem penalizar os avaliados que utilizam "atalhos", caro	Adequado para objetivos educativos; pode ser observado por professores; frequentemente realista e confiável

Avaliações de múltiplas fontes ("360 graus")

Avaliação por pares	Conduta profissional, hábitos de trabalho, conduta interpessoal, trabalho em equipe	Retroalimentação formativa e cursos e avaliação abrangente de faculdades de Medicina, avaliação formativa para recertificação de conselhos	Confidencialidade, anonimato e convencimento do estudante são essenciais	As avaliações abrangem condutas habituais, fontes confiáveis e correlacionam com desempenho futuro acadêmico e clínico
Avaliação por pacientes	Habilidade para obter a confiança dos pacientes; satisfação do paciente, habilidades de comunicação	Formativa e cumulativa, recertificação de conselho, usada por seguradora para determinar obrigações	Fornece impressões globais e não análise de uma conduta específica, avaliações em geral altas com pouca viabilidade	Fonte confiável de avaliação
Autoavaliadores	Conhecimentos, habilidades, atitudes, crenças, condutas	Formativa	Não descreve com precisão a conduta atual a menos que se forneça treinamento e *feedback* necessários	Promove a reflexão e o desenvolvimento de planos de aprendizagem
Portfólios	Todos os aspectos da competência, especialmente adequado para a aprendizagem e melhora baseadas na prática e para a prática baseada no sistema	Usos formativos e cumulativos ao longo do currículo em *rounds*; usados por algumas faculdades na Inglaterra e alguns conselhos	Estudantes selecionam material dos melhores casos; sua preparação e revisão consomem tempo	Mostra projetos para revisão, promove a reflexão e o desenvolvimento de planos de aprendizagem

Adaptada de: Epstein, 2007.

■ Desenvolvimento – A simulação clínica na educação médica continuada

Embora a simulação clínica seja uma ferramenta educacional recente e altamente questionada, há evidências de sua utilidade em várias áreas da aprendizagem. A simulação clínica, particularmente, tem sido uma ferramenta útil em:

- Aprendizagem de processos cognitivos;
- Aprendizagem de atitudes;
- Desenvolvimento de trabalho em equipe e interprofissional;
- Aperfeiçoamento das habilidades psicomotoras;
- Exposição a situações clínicas incomuns;
- Desenvolvimento de habilidades humanas;
- Outras.

Levando em consideração os pontos anteriores, mencionarei algumas das áreas em que a simulação clínica pode ter maior relevância.

1. Desafio da experiência anterior: pelo fato de, na educação médica continuada, ser comum a presença de participantes especialistas e que já têm experiências anteriores, às vezes o uso de simulação pode ajudar a desafiar esse preconceito e fazer com que o participante descubra lacunas entre seu desempenho pessoal e o ideal despertando nele o desejo de modificar seu comportamento.
Na verdade, o nível de fidelidade e complexidade da simulação também deve ser adaptado ao nível de experiência do participante.
A Figura 11.3 apresenta a relação entre o nível de experiência do participante e o custo/benefício da fidelidade na simulação.

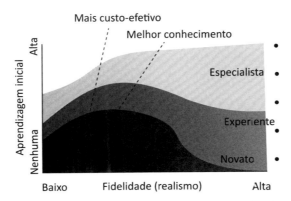

AAMC: Institute for Improving Medical Education, Effective Use of Educational Technology in Medical Education, Março 2007.

Figura 11.3 Relação entre o nível de experiência do participante e o custo/benefício da fidelidade na simulação.

2. Relacionamento com o ambiente de prática real: quando a simulação é praticada de maneira realista ou em cenários de alta fidelidade ou mesmo no local. Os participantes podem relacionar de maneira mais sólida os conceitos praticados e refletidos com o desempenho real do trabalho, criando, assim, um aprendizado mais significativo e uma transferência mais sólida da experiência para o mundo real. Isso contempla um desafio maior ao se prepararem e executarem cenários de simulação para especialistas.
3. A simulação clínica é um cenário ideal para a aprendizagem interprofissional: a maioria dos profissionais de saúde tem seu treinamento original em instituições onde são educados entre colegas da mesma profissão. No entanto, a prestação de serviços de saúde e, portanto, os problemas clínicos que geram a necessidade de educação continuada também são de natureza interprofissional. A simulação clínica oferece a possibilidade de exercitar essa experiência de maneira interprofissional e, em seguida, analisá-la, encontrando-se áreas de oportunidade e aprimoramento, bem como a possibilidade de aprimorar a prática de grupos multidisciplinares.
4. Promoção do aprendizado de processos cognitivos e julgamento clínico: como o desenho dos cenários possibilita aos participantes testar diversas estratégias de diagnóstico, tanto da maneira como da abordagem da equipe de saúde, a reflexão após a simulação clínica possibilita aos participantes avaliar seus próprios processos cognitivos, atitudes, comunicação e, em geral, os esquemas que os levam a tomar determinadas decisões.
5. Aprendizagem ao longo da vida: o *debriefing* como parte da simulação é uma ferramenta que possibilita ao participante autoavaliar seu desempenho e identificar potenciais áreas de melhoria. Quando um participante experimenta essa técnica em várias ocasiões, ele é capaz de realizá-la em casos clínicos reais e até em sua vida pessoal e profissional, identificando, assim, áreas de oportunidade e definindo estratégias potenciais de melhoria.
6. Resultados de aprendizagem: como outras estratégias de ensino, a simulação clínica não é uma ferramenta totipotencial que facilita qualquer tipo de aprendizado. No entanto, a simulação clínica, juntamente com o período de reflexão denominado *debriefing*, facilita a aquisição de competências psicomotoras, atitudinais e de desempenho profissional que podem ser adicionadas a outras estratégias propostas na Tabela 11.1.
7. Avaliação: embora a simulação em si seja uma ferramenta de aprendizagem, os instrumentos utilizados para a simulação clínica podem ser utilizados para a avaliação do desempenho clínico, particularmente em relação aos aspectos psicomotores, atitudinais e outras habilidades cognitivas, como comunicação, liderança, acompanhamento, trabalho em equipe etc. Além disso, durante um período de reflexão após a simulação, o processo cognitivo que levou o participante a tomar uma ou outra decisão poderia ser avaliado, possibilitando que tanto o estudante como o avaliador tivessem uma maior compreensão sobre a discriminação entre informações relevantes e não relevantes.

■ Considerações finais

Dicas para um bom uso da simulação clínica no contexto da educação médica continuada:

1. Avalie claramente os objetivos de aprendizagem e a relação com os problemas clínicos que você gostaria de abordar.
2. Identifique as diferentes metodologias de ensino, incluindo a simulação, que poderia ser um suporte para o aprendizado dessas habilidades. Utilize apenas o nível de fidelidade e tecnologia necessário para o desenvolvimento das competências procuradas.
3. Considere todas as áreas de competência que podem ser desenvolvidas com o uso de simulação. Incorpore problemas clínicos e desafios que possibilitem ao participante desenvolver habilidades não apenas técnicas, mas também humanas e atitudinais.
4. Avalie os resultados da aprendizagem não apenas em termos de resultados e satisfação dos alunos, mas também do impacto clínico de tais intervenções.

■ Bibliografia consultada

- AAMC Institute for Improving Medical Education. Effective use of Educational Technology in Medical Education. Colloquium on Educational Technology: Recommendations and Guidelines for Medical Educators. March 2007.
- Epstein RM. Assessment in medical education. N Engl J Med. 2007;356(4):387-96.
- Glassick CE, Huber MR, Maeroff GI. Scholarship assessed – evaluation of the professoriate. San Francisco, CA: Jossey-Bass; 1997.
- Kern DE, Thomas PA, Hughes MT. Curriculum Development for Medical Education: A six-step Approach. 2nd ed. Baltimore: Johns Hopkins University Press; 2009.

Fábio Fernandes Neves • Alessandro Giraldes Iglesias • Antônio Pazin-Filho

Construção de Cenários Simulados

■ Introdução

O treinamento de profissionais da saúde é um grande desafio para o educador, tendo em vista a complexidade das tarefas a serem executadas tanto em termos de conhecimento quanto de habilidades. Essas tarefas se desenvolvem num contexto de elevado nível de incerteza e grande densidade de tomada de decisões, provocando um ambiente estressante e muitas vezes caótico, no qual a capacidade de raciocinar criticamente e fazer escolhas apropriadas são competências fundamentais.[1]

Além disso, ocorre constante mutação das evidências científicas, bem como o surgimento de novas técnicas diagnósticas e terapêuticas, as quais exigem a revisão contínua das competências a serem desenvolvidas durante o treinamento.

Diante dos novos desafios pedagógicos, estratégias alternativas de aprendizagem foram desenvolvidas nas últimas décadas, dentre elas o treinamento baseado na utilização de cenários simulados. Este recurso é um meio efetivo de acelerar a estruturação de competências, visto que o aluno desenvolve a capacidade de identificar problemas e organizar o conhecimento em torno destes, num ambiente protegido semelhante ao de sua prática profissional. O processo de aprendizado baseado na experimentação de situações é bastante familiar e significativo para o estudante, visto que ocorre naturalmente em todas as etapas do desenvolvimento humano.[2]

Para o sucesso do ensino baseado em cenários é fundamental uma ampla discussão das competências a serem desenvolvidas em cada atividade, bem como a estruturação de material de apoio que fomente a discussão e o desenvolvimento das situações de aprendizagem.[3] Este capítulo busca fornecer diretrizes concisas de elaboração de cenários para utilização em treinamentos simulados, discutindo aspectos práticos da aplicação dessa metodologia na área da saúde.

■ Conceito de cenário

Na educação em saúde, o cenário pode ser definido como o relato de uma situação clínica que possibilita o desenvolvimento de objetivos específicos de aprendizagem.[4]

Há muita confusão entre os conceitos de cenário e caso clínico. Em um cenário, ocorre a obrigatoriedade de interação dos participantes com a ferramenta didática, enquanto o caso clínico pode ser empregado de modo estático, apenas como disparador inicial para a abordagem teórica de um conteúdo. Entretanto, num contexto de utilização de metodologias ativas, cenário e caso podem ser tratados como sinônimos.

Um cenário deve ser verossímil, desencadeando oportunidades de aprendizagem, que envolvam estratégias de raciocínio crítico, tomada de decisões e solução de problemas.[5]

Além disso, as informações e os eventos devem ser oferecidos de modo sequencial, conforme a natureza das decisões tomadas pelos participantes durante a condução do caso. As inúmeras possibilidades de condução da situação devem ser previstas pelo facilitador, entretanto, essas informações não devem ser de conhecimento dos participantes, sob risco de causar um viés de observação e, desse modo, prejudicar o aproveitamento da atividade de simulação. A Figura 12.1 ilustra a estrutura de um cenário de sepse com as possibilidades de desfecho, de acordo as ações tomadas pelo participante.

■ Características gerais de um cenário

Um cenário clínico adequado deve ser relevante, envolvente, realístico e instrutivo.[3]

Relevância do cenário

Para se determinar a relevância de um cenário, é necessário responder a três questões principais:

- Que problema é abordado por esse cenário?
- Qual o público-alvo dessa atividade?
- Quais os objetivos de aprendizagem?

A identificação do problema a ser abordado é o primeiro passo. Muitas vezes, o problema é conhecido, sobretudo em ambiente acadêmico, embasado nas diretrizes curriculares. No entanto, cenários também podem ser construídos para abordar situações profissionais em que muitas vezes o problema pode não estar claro para os desenvolvedores. Por exemplo, pode-se suspeitar que determinado problema que ocorre em uma indústria seja decorrente de erro de comunicação. Considerando-se o tempo e recursos financeiros necessários para elaborar um cenário, ele deve se basear em dados reais e na certeza de que estamos abordando realmente o problema. Para tanto, podemos utilizar fontes disponíveis de erros na utilização de protocolos (qualidade), avaliar a impressão das diversas categorias profissionais na empresa, avaliar a cultura organizacional, buscar literatura pertinente em órgãos fiscalizadores e quaisquer outras informações que embasem a necessidade de construção desse cenário.

Ainda que um determinado cenário aborde problemas de inquestionável relevância para a formação profissional, é importante que seja avaliada a sua integração e sinergia com as diretrizes gerais, como o conteúdo curricular geral em instituições acadêmicas.[6]

Construção de Cenários Simulados

Homem, 73 anos, no segundo dia de internação para tratamento de pneumonia adquirida na comunidade.

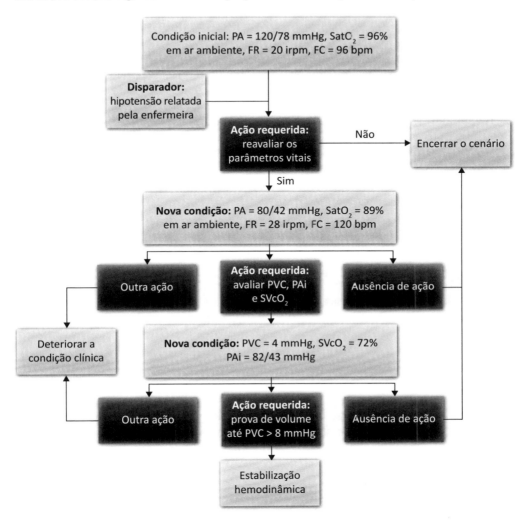

PA: pressão arterial sistêmica; SatO$_2$: saturação arterial de oxigênio; FR: frequência respiratória;
FC: frequência cardíaca; PVC: pressão venosa central; SVcO$_2$: saturação venosa central de oxigênio;
PAi: pressão arterial invasiva.

Figura 12.1 Exemplo de estrutura de cenário ilustrando as diversas vias de condução, dependendo das ações dos participantes.

Por exemplo, um cenário clínico focado na realização de exame ginecológico em gestantes deve estar integrado às atividades teóricas do curso de obstetrícia, bem como aos estágios práticos correlacionados, como os realizados em ambulatório de pré-natal e centro obstétrico. Essa integração possibilita a aplicação das competências desenvolvidas na simulação e a manutenção da proficiência em longo prazo.

Além disso, é importante a adequação do cenário ao nível de conhecimento e vivência do participante. Por exemplo, um cenário focado no atendimento de arritmia cardíaca complexa atende às expectativas do médico residente da área, mas é muito desafiador para o interno e desmotivador para o cardiologista experiente.[7] No caso de treinamento de usuários qualificados, devem-se discutir previamente as expectativas dos participantes, possibilitando a adaptação do cenário às necessidades específicas.[4]

Um cenário pode focar a aquisição, manutenção ou avaliação de competências, sejam elas individuais ou coletivas, sendo adequado para a abordagem tanto daquelas cognitivas quanto das psicomotoras ou afetivas.

Não obstante frequentemente negligenciada, a elaboração formal de objetivos de aprendizagem – claros, mensuráveis e sucintos – facilita a organização da atividade de ensino bem como a criação da lista de conhecimentos e habilidades necessárias para a sua execução.

Portanto, pode ser considerado relevante o cenário que aborda problemas importantes para a formação profissional, possibilitando o desenvolvimento de competências adequadas ao perfil do participante e de forma sinérgica com as outras atividades curriculares.

Adesão do participante ao cenário

Deve-se ter sempre presente que a simulação é uma situação fictícia. Por mais crível que seja o cenário, sempre haverá a percepção do usuário, em algum momento, daquilo que ele está fazendo não ser real. Durante a execução do cenário, haverá momentos em que ele "mergulha" no cenário e outros em que ele retorna à realidade. A ideia de que o participante fica constantemente "mergulhado" no cenário é errônea.[8] Os motivos para que isso ocorra são os mais variados, como fatores intrínsecos do participante e falência da credibilidade do cenário, tanto por fatores no desenho como na construção dele. Fatores intrínsecos do participante podem ser contornados pelo grau de familiaridade do facilitador com a população que irá participar do cenário e também pela frequência de exposição do participante a ambientes simulados.[9,10] Já os fatores dependentes da elaboração e condução do cenário podem ser planejados.

Um cenário mal elaborado pode provocar dissociação entre a situação simulada e a realidade. Há evidências de que os participantes psicologicamente envolvidos com o cenário têm o aprendizado potencializado, enquanto os desinteressados tendem a apresentar dificuldade em alcançar os objetivos de aprendizagem propostos.[11] Para estimular o envolvimento do participante no cenário é importante garantir que o caso seja suficientemente complexo, permitindo múltiplos níveis de análise.[12] A utilização de casos reais é estratégia que auxilia na obtenção de níveis adequados de complexidade,[13] bem como tende a captar a atenção dos participantes, visto que deflagra o raciocínio intuitivo de que "se isso aconteceu a alguém também pode ocorrer comigo".

O cenário deve preferencialmente se desenvolver num ambiente semelhante ao da prática profissional do participante, com o objetivo de facilitar a associação entre o conteúdo abordado e a realidade de trabalho.[3] Portanto, se o treinamento tem o objetivo de capacitação de médicos anestesistas em relação à utilização de uma nova substância, seriam mais adequados os cenários desenvolvidos no centro cirúrgico ou na sala de recuperação pós-anestésica.

Com relação à condução do cenário, há diversas estratégias que podem ser utilizadas para ampliar o tempo que o participante permanece imerso no cenário. Essas estratégias também podem ser utilizadas para recuperar participantes que emergiram da experiência simulada antes que ela termine. Recebem diversas denominações dependendo do tipo de intervenção que se faça, mas o conceito principal é de uma estratégia adaptativa do cenário durante a sua condução.

Por exemplo, deve existir flexibilidade na condução dos eventos que envolvam o cenário, possibilitando que o participante se sinta fator determinante da evolução clínica do paciente simulado.[1] A estabilização hemodinâmica após uma intervenção tecnicamente correta produz um *feedback* positivo para o participante, aumentando o seu grau de satisfação com a atividade e, por sua vez, o nível de envolvimento. Nesse sentido, os simuladores que aceitam apenas cenários predefinidos são ferramentas didáticas inferiores, quando comparados àqueles que possibilitam a customização imediata de acordo com as decisões do participante.[13]

A reação da equipe de simulação diante dos disparadores do cenário também é fator determinante do nível de envolvimento do participante. Tanto uma intervenção ativa quanto uma indiferença passiva, desde que oportunamente executadas, podem despertar a atenção do estudante para o caso em desenvolvimento.[1]

Outra estratégia que costuma provocar motivação é a utilização de fontes diversas de informação. Por exemplo, um cenário de cuidado paliativo pode ser alimentado por ponderações oriundas do próprio paciente, dos familiares e do agente de saúde que realiza o cuidado domiciliar, admitindo comparar os saberes e as expectativas de cada envolvido. Esse conflito de percepções tende a captar a atenção dos envolvidos no cenário.

Em atividades direcionadas a usuários mais experientes, como aqueles que estão repetindo o treinamento, é necessário tornar o cenário desafiador. Os casos são mais desafiadores quando abrangem situações estressantes, como pressão psicológica, excesso de informação e falta de tempo para reflexão; cuidado de pacientes críticos, cuja falta de ações imediatas determinam mau prognóstico; além de situações raras, pouco usuais ou de diagnóstico complexo. Outras estratégias úteis são a apresentação das informações de modo não sequencial e a abordagem sob a forma de serie de casos interconectados. Cabe ao desenvolvedor do cenário encontrar o ponto ideal, em que exista equilíbrio entre desafio e efetividade didática.[14]

Uma estratégia comumente utilizada é o chamado "hot seat" em que um participante do cenário portando uma informação complementar fica inicialmente fora do cenário e só é chamado quando o facilitador necessitar que essa informação seja adicionada. Essa função também pode ser utilizada por um dos membros da equipe de facilitadores e também por atores simulados. Pelas características históricas de desenvolvimento e peculiaridades de capacitação, as estratégias de simulação envolvendo manequins e aquela envolvendo atores treinados só estão sendo mescladas recentemente.[15]

Capítulo 12

Diante do exposto, o facilitador de uma atividade de simulação deve se fazer a seguinte pergunta: Os participantes estão interagindo com cenário de forma semelhante a uma situação envolvendo paciente real? Se a resposta for negativa, é mandatória a intervenção durante a condução daquele cenário e realizar a revisão da estrutura do cenário posteriormente à finalização. O detalhamento das ocorrências da condução do cenário com os problemas enfrentados pelo facilitador é ponto importante para que essas deficiências sejam corrigidas.

Fidelidade do cenário

Fidelidade pode ser definida como a semelhança na aparência e comportamento do ambiente simulado quando comparado ao mundo real, ou seja, o grau em que o simulador recria a realidade.[16,17]

Conforme demonstrado na Figura 12.2, a fidelidade de um cenário é determinada por três aspectos interligados e complementares: fidelidade ambiental, fidelidade do equipamento e fidelidade psicológica.

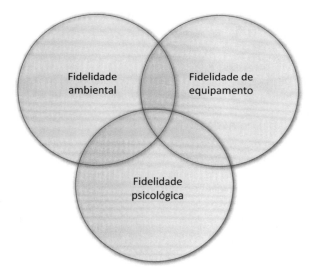

Figura 12.2 Tipologia de fidelidade em simulação.

Fonte: Adaptada de Rehmann *et al.*, citado por Beaubien e Baker.[16]

O conjunto da fidelidade do equipamento com a ambiental é denominado fidelidade física, sendo uma medida do grau de semelhança sensorial entre o ambiente simulado e o real. Por outro lado, a fidelidade psicológica influencia a percepção do participante em relação ao ambiente simulado, fazendo com que ele execute nesse ambiente ações semelhantes àquelas que seriam realizadas em situações reais.[17]

No caso de uma simulação de procedimento cirúrgico, o manequim com tecidos de textura semelhante à humana, que exibisse órgãos de tamanho e aspecto reais e possibilitasse a aplicação das principais técnicas operatórias, determinaria uma excelente fidelidade de equipamento.

Entretanto, um equipamento com toda essa tecnologia não garante a fidelidade do cenário. Se ele for utilizado numa sala de aula convencional, dificilmente os participantes se envolveriam como numa situação real. Nesse ponto, faz-se necessário o emprego de recursos para uma adequada fidelidade ambiental. O simulador deveria estar inserido num ambiente que reproduzisse, integralmente, uma sala cirúrgica, com todos os equipamentos usuais, como maca, foco, carrinho de anestesia, mesa cirúrgica, aspirador, cauterizador, caixa cirúrgica, cirurgiões auxiliares, equipe de enfermagem, anestesista, dentre outros.

Mesmo com todo o investimento em fidelidade física pode não ocorrer a total neutralização do descrédito dos participantes mais céticos. Para isso, devem ser abordados os aspectos de fidelidade psicológica. Todos os envolvidos na atividade de simulação deveriam agir exatamente como numa situação real, reproduzindo as atitudes e comportamentos esperados e "contaminando" a atitude dos participantes.[18]

Evidências científicas sinalizam que cenários fiéis aumentam a probabilidade de os participantes transportarem as competências desenvolvidas num ambiente de simulação para o mundo real.[3] Entretanto, há limites para isso. A obtenção de níveis mais elevados de realismo implica aumento exponencial do investimento financeiro, nem sempre com a contrapartida equivalente em termos de efetividade da aprendizagem. Cenários superproduzidos podem provocar certa fascinação excessiva nos participantes, distraindo-os dos objetivos de aprendizagem. Enfim, o investimento em tecnologia não corrige as falhas de um cenário mal planejado ou sem sinergia com o restante do conteúdo a ser abordado.

Utilidade do cenário

Um cenário é útil quando tem bom potencial instrutivo, ou seja, facilita a contemplação dos objetivos de aprendizagem, preparando o participante para situações reais semelhantes. Nesse sentido, o caso deve possibilitar o aproveitamento dos saberes prévios dos participantes, proporcionando efetiva interação entre os envolvidos e destes com o ambiente de simulação, além de tornar possível a avaliação do desempenho esperado de modo claro e objetivo.

■ Construindo um cenário em oito passos

A seguir, serão expostos oito passos conceituais na elaboração de um cenário. Embora haja grande variação nas fichas de documentação dos cenários de cada laboratório, esses passos estão presentes em sua maioria. O apêndice deste capítulo ilustra um modelo de cenário construído a partir dos oito passos descritos.[19]. Ele demonstra o roteiro de cenário de simulação no qual os participantes avaliam um paciente portador de malária grave.[20]

Passo 1 – Definição dos objetivos de aprendizagem

O primeiro passo envolve a especificação do conteúdo curricular a ser abordado, do público-alvo e dos pré-requisitos para a participação na atividade.

Com isso definido, deve-se perguntar *"Quais competências deverão ser treinadas nesta atividade?"*. Esta pergunta guiará a elaboração dos objetivos de aprendizagem, os quais devem ser claros, concisos e especificar o desempenho a ser observado. O Quadro 12.1 mostra a lista das competências que podem ser desenvolvidas em cenários de simulação.[6]

Quadro 12.1 Competências do profissional da saúde que podem ser desenvolvidas em cenários de simulação.

- Administrativas: atestados, declaração de óbito, admissão hospitalar, referência
- Atitudinais: profissionalismo, código de conduta
- Raciocínio clínico
- Comunicação: informação de más notícias, relação com pacientes difíceis
- Incorporação crítica de evidências científicas
- Econômicas: gestão de recursos em saúde
- Éticas: consentimento informado, confidencialidade
- Segurança: uso de EPI, normas de isolamento
- Anamnese
- Exame físico
- Busca de informação: bases de dados, análise crítica das evidências
- Capacidade de autoaprendizagem
- Organização do trabalho: controle do tempo
- Prescrição
- Procedimentos técnicos
- Apresentação de casos
- Reanimação e ressuscitação
- Educação de pacientes e colaboradores
- Trabalho em equipe e liderança

Um cenário ideal deve ter duração média de 10 minutos, além do tempo especificado para aquecimento e síntese (*briefing* e *debriefing*). Desse modo, poderão ser desenvolvidos, no máximo, cinco objetivos de aprendizagem por cenário, dependendo da complexidade dos problemas abordados.[13]

Devido à importância que a simulação exerce no desenvolvimento de competências envolvendo os fatores humanos, pode ser interessante destacar a redação dos objetivos afetivos daqueles que envolvem objetivos cognitivos e psicomotores.[21]

Passo 2 – Inventário de recursos

A complexidade do problema a ser resolvido deve determinar a magnitude dos recursos a serem utilizados.

Esse inventário de recursos é útil ao Laboratório de Simulação para preparar as atividades de acordo com o especificado, repor material de consumo, fazer inventário da vida útil do material permanente, necessidades de manutenção preventiva e reposição.

As competências cognitivas podem ser desenvolvidas com investimento mínimo, por exemplo, na forma de estudo de casos, em que se utiliza apenas caneta e papel. Essa estratégia envolve a criação de cenário que inclui um evento marcante (disparador), as ações da equipe de saúde diante do evento e o desfecho clínico. A discussão foca a efetividade das ações da equipe e sua influência no desfecho do caso. Os participantes devem organizar os conhecimentos prévios, aplicá-los na situação fictícia e modificar as intervenções consideradas inadequadas.[16] Por apresentar baixa fidelidade e limitada interatividade, esse treinamento não é o de escolha para a abordagem de objetivos psicomotores ou afetivos.

O treinamento de tarefas parciais (*Part Task Trainer*) utiliza a metodologia de dividir uma tarefa complexa nos seus componentes principais. Após o domínio de uma parte da tarefa, é oferecido treinamento da etapa seguinte até que o participante domine todo o processo. Por exemplo, no treinamento da intubação orotraqueal, o aluno aprende sucessivamente a posicionar o paciente, avaliar a anatomia da via aérea superior, montar e testar o laringoscópio, selecionar e testar o tubo orotraqueal, realizar a laringoscopia direta e posicionar o tubo na traqueia. Não há necessidade de fidelidade psicológica ou ambiental, visto que o objetivo é focado no treinamento específico da habilidade psicomotora. Nesse tipo de treinamento, são utilizados simuladores de média fidelidade, como um torso com via aérea de anatomia semelhante à humana.

Simulações de alta fidelidade são mais adequadas ao treinamento de competências complexas, envolvendo tomada de decisões, resolução de problemas, comunicação e trabalho em equipe. Desse modo, o inventário de recursos nessa modalidade é bastante complexo, como especificado a seguir:

1. **Ambiente no qual o cenário será desenvolvido:** enfermaria, ambulância, sala de emergência, via pública, centro obstétrico, centro cirúrgico, unidade de terapia intensiva, enfermaria de saúde mental, recuperação pós-anestésica, sala de exame especializado;
2. **Posição ocupada pelo simulador ou paciente simulado:** chão, maca, escadas, carro, cadeira, cadeira de rodas, mesa cirúrgica, destroços;
3. **Atores (caso sejam necessários):** número, idades, gêneros, papéis e estilo de atuação. Além disso, deve-se considerar a capacitação desses atores de acordo com o tipo de cenário e os honorários devem ser calculados no custo de execução do cenário;
4. **Adereços:** roupas, joias, documentos de identificação, celular, uniforme, vídeo, música ambiente, odores, embalagens de medicamentos, exames complementares prévios, dispositivos invasivos, colar cervical, maquiagem, bandagens, gesso, feridas, sangue, secreções;
5. **Recursos diagnósticos e terapêuticos:** medicações, equipamento para exame físico especial, equipamentos para procedimentos invasivos.

Simulação Clínica e Habilidades na Saúde

Passo 3 – Parâmetros iniciais e instruções para o operador

De acordo com o tipo de cenário, devem ser fornecidos os parâmetros clínicos iniciais, bem como suas possíveis variações, conforme adequação das ações do participante (Figura 12.1). São parâmetros úteis na maioria dos casos: frequência respiratória, saturação de oxigênio, pressão arterial, ritmo cardíaco, ausculta pulmonar, sons vocais, temperatura e nível de consciência. Informações mais específicas podem ser utilizadas, como aquelas oriundas do exame físico especial, desde que auxiliem o aluno a atingir os objetivos de aprendizagem do cenário.

Toda e qualquer informação proveniente do prontuário do paciente simulado, além de cartas de encaminhamento, ficha de atendimento pré-hospitalar, ficha de triagem hospitalar ou exames complementares, devem ser planejadas com antecedência. É importante a identificação desse material com o registro do paciente simulado, evitando-se a troca de documentos devido à utilização em outros cenários do mesmo centro de simulação.

Quanto maior a elaboração das informações disponíveis, menor será a chance de que uma informação providenciada de última hora interfira com a credibilidade do cenário.

Passo 4 – Documentação de suporte

Toda e qualquer informação proveniente do prontuário do paciente simulado, além de cartas de encaminhamento, ficha de atendimento pré-hospitalar, ficha de triagem hospitalar ou exames complementares, devem ser planejadas com antecedência. É importante a identificação desse material com o registro do paciente simulado, evitando-se a troca de documentos devido à utilização em outros cenários do mesmo centro de simulação.

Quanto maior a elaboração das informações disponíveis, menor será a chance de que uma informação providenciada de última hora interfira com a credibilidade do cenário.

Passo 5 – Contexto do cenário

Este passo inclui os *scripts* dos atores e as informações a serem oferecidas aos participantes durante o aquecimento da atividade (*briefing*). Antes do início do cenário, as seguintes questões devem ser esclarecidas para os participantes:

- Qual o papel de cada participante?
- Quem está atuando?
- O que está acontecendo?
- Onde esta situação está ocorrendo?
- Quais recursos são avaliáveis?
- Quando a situação está acontecendo?
- O que está motivando os envolvidos?

Passo 6 – Ferramentas de apoio ao ensino

Dependendo do objetivo do cenário e da vivência dos participantes em relação ao seu conteúdo, pode ser positiva a utilização de materiais complementares, como vídeos, artigos científicos, apresentação de *slides*, dentre outras. Esse tipo de material pode ser utilizado na preparação da atividade ou durante o *debriefing*, facilitando a síntese dos novos conhecimentos e habilidades.

Nessa etapa, também deve ser previsto qualquer tipo de adaptação que o cenário venha a requerer durante a sua evolução, como o que foi discutido anteriormente para as intervenções tipo *hot seat*.

Passo 7 – Referências

As evidências guiam a prática. Toda e qualquer fonte de informação utilizada na construção do cenário deve ser listada nessa secção. Ela é importante para dar credibilidade ao cenário, sobretudo quando ele é compartilhado por outros instrutores.

Passo 8 – Observações para o instrutor

Nesta seção, devem estar descritas as ações críticas que deverão ser observadas pelo instrutor, as quais sinalizam que os objetivos foram contemplados pelos participantes. Também deve conter dicas de ações a serem tomadas pelo instrutor no sentido de resolver problemas de execução do cenário, sugerindo caminhos alternativos.

Além disso, deve haver um espaço grande para comentários do instrutor a respeito da dinâmica de aplicação do cenário. Mesmo que minuciosamente preparado e revisado pelos pares, podem ocorrer falhas de execução do cenário, as quais são identificadas pelo instrutor durante a atividade de simulação. Esse espaço visa documentar essas falhas, provendo material para futuras adequações.

Principais falhas no desenvolvimento de cenários

Informação excessiva

A existência de excessivos aspectos a serem integrados num cenário pode provocar confusão e divagação por parte do estudante. Por exemplo, um paciente com suspeita de anafilaxia que apresenta sangramento digestivo durante o atendimento, evoluindo para choque circulatório e insuficiência respiratória aguda num pronto-socorro que acaba de ficar sem energia elétrica. Embora potencialmente factível, esse cenário seria complexo demais para ser didático. Ele sobrecarregaria o participante e o instrutor, visto o elevado número de objetivos a serem abordados durante a simulação. O mais adequado seria dividir o conteúdo em dois ou três cenários diferentes, especificando melhor os objetivos de aprendizagem de cada atividade.

Tempo insuficiente

Por motivos didáticos o desenvolvimento temporal de um cenário costuma ser acelerado; entretanto, ele não pode ocorrer em tempo inferior ao razoável para a realização das ações críticas esperadas e também manter a similaridade fisiológica da situação. Um paciente simulado não pode passar de uma condição de hipertensão sintomática à hipotensão e choque em apenas 20 segundos e esperar-se do participante engajamento realista ao cenário e desenvolvimento das ações diagnósticas e terapêuticas adequadas. Além disso, a escassez de tempo pode provocar estresse excessivo no participante, dificultando o raciocínio crítico e a tomada de decisões. Muitas vezes, a redução da velocidade do cenário para tempo real melhora o aproveitamento do aluno e sua percepção de utilidade da atividade.[22]

Supervalorização do detalhe

Os cenários que envolvem a identificação de um mínimo detalhe para a chave de sua solução não são adequados. Por exemplo, o cheiro de álcool num paciente simulado que apresenta rebaixamento do nível de consciência pode passar despercebido. Em situações de estresse, a capacidade perceptiva do participante pode estar prejudicada e, além disso, muitas vezes é difícil julgar se o odor é parte do cenário ou apenas uma associação casual. Os disparadores dos cenários devem ser planejados de modo que sejam facilmente identificados pelos participantes.

Excesso de adereços

Na maioria das vezes, são adicionados elementos não essenciais ao conteúdo do cenário, como queda de energia, desconexão de cabos, extubação acidental, ausência de recursos terapêuticos ou atores coléricos. O uso desmedido desses artifícios pode tornar o cenário excessivamente artificial, bloqueando o aproveitamento do participante. Por que se dedicar a uma atividade se, independentemente do seu esforço, o "universo" vai conspirar para que ocorra insucesso?

■ Considerações finais

A construção de cenários deve ser encarada como planejamento. Como todo projeto, deve-se gastar 80% no seu preparo e 20% na sua execução. Se o inverso ocorrer, é sinal que o seu planejamento não foi adequado. Como todo projeto, ele engloba não só aspectos cognitivos (o que se pretende ensinar), mas também o que vai ser necessário para se atingir o objetivo, tanto em aspectos logísticos (material a ser utilizado, ambiente, preparo)como também em estratégias para garantir que a experiência de simulação seja a mais crível possível, retendo o participante imerso pelo maior tempo possível. Alguns pontos comuns de falha dos cenários incluem o excesso de informação, o tempo em que se pretende que tal atividade ocorra e sua relação com uma situação crível e supervalorização do detalhe. Embora existam diversas linhas propostas para a composição de cenários, é importante que os laboratórios desenvolvam um protótipo padrão a ser seguido por seus facilitadores. Isso garante uniformidade, possibilita a troca de experiências de modo facilitado e o aprimoramento contínuo das atividades. Além disso, permite que o laboratório tenha maior domínio sobre o material permanente e de custeio que deverão ser avaliados.

Exemplo de roteiro de cenário de simulação

Roteiro do cenário	
Identificação do cenário	
Referência rápida	Registro: 0124 Paciente simulado: Maria José, 34 anos Problema principal: atendimento inicial da malária grave Público alvo: internos do 6º ano
Autoria	Autor: Fábio Neves Contato: neves@email.com Data da criação: 17/09/2012 Última revisão: 30/05/2013 Arquivo: 124_malaria.doc
Objetivos de aprendizagem	
Após esta atividade o participante deverá ser capaz de: 1. Reconhecer os fatores de risco para malária 2. Realizar as ações de estabilização clínica inicial, corrigindo a hipoxemia, hipoglicemia e hipotensão 3. Conduzir o diagnóstico clínico e laboratorial da malária 4. Prescrever corretamente terapia endovenosa com drogas padronizadas	
Inventário de recursos	
Ambientais	Sala de estabilização clínica de um departamento de emergência: • Monitor de PA, FR, FC e Sat O_2 • Maca completa • Negatoscópio • Suporte de soro • Dispositivos de oferta de O_2, vácuo e ar comprimido
Simuladores	• Simulador de alta fidelidade (Reg. 004)
Atores: **1 instrutor** **3 participantes**	• Médico: participante que tomará as decisões • Enfermeira: outro participante que apoiará o médico durante a realização dos procedimentos • Técnico do RX, ECG e laboratório: outro participante que entregará os resultados de exames ao médico • Paciente: instrutor na sala de controle, através do sistema de voz do manequim
Recursos diagnósticos ou terapêuticos	• ECG: taquicardia sinusal com QT longo • Três radiografias de tórax de paciente feminino, sendo uma normal, outra com edema pulmonar não cardiogênico e outra após intubação orotraqueal • Laudo de hemograma: hematócrito 36, leucócitos 12.000 sem desvio, plaquetas 120.000

Recursos diagnósticos ou terapêuticos (*continuação*)	• Laudo de bioquímica: sódio 135, potássio 4,9, cloro 106, ureia 75, creatinina 1,5, lactato 5,0 bilirrubina total 2,5 e bilirrubina direta 0,5 • Laudo de gasometria arterial com pH 7,2, PaO_2 75, $PaCO_2$ 30 e HCO_3 7,0 • Material padrão acesso venoso • Material padrão de intubação orotraqueal • Drogas e dispositivos de infusão: soro fisiológico, artesunato, clindamicina, dopamina, quinidina, artemeter, ceftriaxona, sulfato de magnésio 10%, bicarbonato de sódio 8,4%, glicose 50% e glicose 5% • Exame de gota espessa e imunocromatografia positivos para *P. falciparum*
Adereços	• Roupa do paciente e de cama úmidas, devido à sudorese excessiva • Maquiagem: tom amarelado da pele do simulador • Distratores: nenhum

Parâmetros iniciais e instruções ao operador

Apresentação	• Palavras iniciais com dispneia de uma sentença: *"Doutor, eu me sinto terrível... Estou muito mal... Minha cabeça dói e eu não paro de vomitar.."*. Após: *"Comecei a me sentir o corpo dolorido e febril há três dias... Ontem, eu comecei a vomitar e não consigo parar"* • História de viagem (se perguntando): esteve no interior do Pará há 20 dias para participar de funeral de parente distante, tendo retornado há sete dias (*Hot Seat* – se não questionada, introduzir o marido que fornece a informação) • Revisão dos sistemas (se perguntando): dispneia, urina escura, dor abdominal difusa e mialgia • Exame físico (se avaliado): taquicardia, taquipneia, abdome tenso e doloroso à palpação. Alerta, porém com raciocínio lentificado • Exames complementares: RX de tórax normal, ECG, gasometria, hemograma e bioquímica descritos acima
Parâmetros do simulador	• FC 120, FR 34, PA 92/64, T38,7, $SatO_2$ 96% • Esforço para vomitar ocasionalmente • Ausculta pulmonar limpa • Sopro sistólico (2+/6.) em foco aórtico

Intervenções do operador	Ação	Reação
	• Anamnese inadequada • Não solicitação de exames diagnósticos específicos • Não oferta de oxigênio • Diagnóstico ou tratamento da hipoglicemia inadequados • Prescrição de quinidina • Prescrição de drogas VO • Desconhecimento do tratamento da malária • Não oferta de volume	• Introduzir o marido da paciente com as informações pertinentes • Introduzir o médico especialista para consultoria • Evolução para insuficiência respiratória e necessidade de IOT • Desenvolvimento de crises convulsivas • Arritmia ventricular devido ao QT longo • Vômitos incoercíveis • Introduzir o médico especialista para consultoria • Instabilidade hemodinâmica

Construção de Cenários Simulados

Documentação de suporte

Ficha de triagem constando as seguintes informações
- Mulher de 34 anos com queixa de febre e cefaleia há três dias
- Refere ter vomitado quatro vezes hoje
- Em uso de paracetamol para febre
- Nega uso de tabaco, álcool ou drogas ilícitas
- Antecedente de asma na infância

Contexto do cenário

Briefing	**Para todos os envolvidos:** vocês estão de plantão na sala de urgência de um hospital terciário, quando a enfermeira da triagem solicita a avaliação de uma mulher de 34 anos. O hospital dispõe de todos os recursos diagnósticos e terapêuticos para a condução do caso. Entretanto, se vocês precisarem de consultoria especializada, o Dr. Miguel é um médico especialista que está de plantão à distância e poderá ser acionado. O interno Ricardo será o médico, a Alessandra será a enfermeira e o Alberto ficará na sala de comando, realizando intervenções pontuais conforme a minha orientação.
	Apenas para os participantes: não se aplica
	Apenas para os observadores: não se aplica

Ferramentas de apoio ao ensino

Assistir o vídeo sobre o ciclo de vida do plasmódio após o *debriefing*
https://www.youtube.com/watch?v=WolO-g1hiSo

Referências bibliográficas

1. Brasil. Ministério da Saúde. Secretaria de vigilância em saúde. Departamento de vigilância epidemiológica. Guia prático de tratamento da malária no Brasil. Departamento de vigilância epidemiológica - Brasília: ministério da Saúde, 2010. 36 p.
2. Greenwood BM, Bojang K et al. Malaria. The lancet. 2005; 365 (9469): 1487-1498.
3. Trampuz A, Jereb M, Muzlovic I, Prabhu RM. Clinical review: severe malaria. Critical Care. 2003;7(4):315-323.

Observações para o instrutor

- O cenário deve se desenvolver em até 20 minutos
- O instrutor deve modificar os parâmetros do simulador, melhorando ou piorando a condição clínica, de acordo com as ações do participante
- Deve-se evitar que o paciente morra, mesmo que seja necessária consultoria externa (médico especialista que chega ao plantão)
- Deverão ser observados os seguintes desempenhos:
  - Direcionou a hisótia para fatores de risco de malária?
  - Solicitou exames complementares adequados para o diagnóstico de malária? (gota espeça ou imunocromatografia)
  - Reconheceu que a hipotensão, a dispneia e a acidose são sinais de gravidade da malária?
  - Solicitou glicemia capilar e tratou adequadamente a hipoglicemia?
  - Ofereceu ocigênio suplementar e realizou intubação orotraqueal (se necessária) com técnica adequada?
  - Fez prova de volume com salina endovenosa?
  - Prescreveu medicação endovenosa específica para o tratamento da malária grave? (artesunato ou artemether + clindamicina)

Espaço destinado às considerações do instrutor em relação à execução do cenário

Capítulo 12

Referências bibliográficas

1. Cannon-Bowers JA. Recent advances in scenario-based training for medical education. Curr Opin Anaesthesiol. 2008 Dec;21(6):784-9. PubMed PMID: 18997530.
2. Gobet F, Simon HA. Recall of random and distorted chess positions: implications for the theory of expertise. Mem Cognit. 1996 Jul;24(4):493-503. PubMed PMID: 8757497.
3. Kim S, Phillips WR, Pinsky L, Brock D, Phillips K, Keary J. A conceptual framework for developing teaching cases: a review and synthesis of the literature across disciplines. Med Educ. 2006 Sep;40(9):867-76. PubMed PMID: 16925637.
4. Alinier G. Developing high-fidelity health care simulation scenarios: a guide for educators and professionals. Simulation & Gaming. 2011;42(1):9-26.
5. Nadolski RJ, Hummel HGK, van den Brink HJ, Slootmaker A, Kurvers HJ, Storm J. EMERGO: A methodology and toolkit for developing serious games in higher education. Simulation & Gaming. 2008;39(3):338-52.
6. Bradley P, Postlethwaite K. Setting up a clinical skills learning facility. Med Educ. 2003 Nov;37 Suppl 1:6-13. PubMed PMID: 14641633.
7. Morrow CB, Epling JW, Teran S, Sutphen SM, Novick LF. Future applications of case-based teaching in population-based prevention. Am J Prev Med. 2003 May;24(4 Suppl):166-9. PubMed PMID: 12745001.
8. Dieckmann P. Simulation settings for learning in acute medical care. In: Wehner T, Manser T, editors. Using simulations for education, training and research. Lengerich, Alemanha: PABST Science Publishers; 2009. p. 40 - 138.
9. Cook DA. One drop at a time: research to advance the science of simulation. Simulation in healthcare: journal of the Society for Simulation in Healthcare. 2010 Feb;5(1):1-4. PubMed PMID: 20383082.
10. Gaba DM. The pharmaceutical analogy for simulation: a policy perspective. Simulation in healthcare: journal of the Society for Simulation in Healthcare. 2010 Feb;5(1):5-7. PubMed PMID: 20383083.
11. Ironside PM. Using narrative pedagogy: learning and practising interpretive thinking. J Adv Nurs. 2006 Aug;55(4):478-86. PubMed PMID: 16866843.
12. Clark PG. Values and voices in teaching gerontology and geriatrics: case studies as stories. Gerontologist. 2002 Jun;42(3):297-303. PubMed PMID: 12040131.
13. Waxman KT. The development of evidence-based clinical simulation scenarios: guidelines for nurse educators. J Nurs Educ. 2010 Jan;49(1):29-35. PubMed PMID: 19810672.
14. VanLeit B. Using the case method to develop clinical reasoning skills in problem-based learning. Am J Occup Ther. 1995 Apr;49(4):349-53. PubMed PMID: 7785717.
15. Szauter K. Adding the human dimension to simulation scenarios. Simulation in healthcare : journal of the Society for Simulation in Healthcare. 2014 Apr;9(2):79-80. PubMed PMID: 24695078.
16. Beaubien JM, Baker DP. The use of simulation for training teamwork skills in health care: how low can you go? Qual Saf Health Care. 2004 Oct;13 Suppl 1:i51-6. PubMed PMID: 15465956. Pubmed Central PMCID: 1765794.
17. Maran NJ, Glavin RJ. Low- to high-fidelity simulation - a continuum of medical education? Med Educ. 2003 Nov;37 Suppl 1:22-8. PubMed PMID: 14641635.
18. Eshach H, Bitterman H. From case-based reasoning to problem-based learning. Acad Med. 2003 May;78(5):491-6. PubMed PMID: 12742784.
19. Seropian MA. General concepts in full scale simulation: getting started. Anesth Analg. 2003 Dec;97(6):1695-705. PubMed PMID: 14633545.

20. Kestler A, Kestler M, Morchi R, Lowenstein S, Anderson B. Developing and testing a high-fidelity simulation scenario for an uncommon life-threatening disease: severe malaria. Journal of tropical medicine. 2011;2011:310524. PubMed PMID: 21760807. Pubmed Central PMCID: 3134186.
21. Leonard M, Graham S, Bonacum D. The human factor: the critical importance of effective teamwork and communication in providing safe care. Qual Saf Health Care. 2004 Oct;13 Suppl 1:i85-90. PubMed PMID: 15465961. Pubmed Central PMCID: 1765783.
22. Dieckmann P, Gaba D, Rall M. Deepening the theoretical foundations of patient simulation as social practice. Simulation in healthcare : journal of the Society for Simulation in Healthcare. 2007 Fall;2(3):183-93. PubMed PMID: 19088622.

O Papel do Facilitador na Simulação

"Errar é humano,[1] simular é maravilhoso, aprender com os erros é evoluir, e aplicar o aprendizado no dia a dia é sabedoria."

■ Introdução

Simulação é uma metodologia, não uma tecnologia que visa ampliar situações reais por experiências guiadas que evocam ou replicam aspectos substanciais do mundo real de maneira interativa.[2] Um dos pontos cruciais para a implementação dessa metodologia é o *debriefing*. De acordo com Lederman,[3] *debriefing* é o processo no qual as pessoas que tiveram uma experiência são levadas a uma discussão estruturada. Muitos autores consideram parte essencial e crítica na simulação.[4-7] Especialmente na revisão sistemática da BEME (*Best Evidence Medical Education*), identifica como eficaz o fornecimento do *feedback* durante a experiência do aprendizado com simuladores; além disso, eleva o nível de participação e promove melhoria de conhecimento, habilidade e atitude.[5]

Se o *debriefing* é o coração e a alma da simulação,[8] o facilitador é o cérebro que orquestra esse importante processo e proporciona aos participantes de uma simulação uma experiência nessa fase do ciclo de aprendizagem. É atributo de um facilitador promover essa experiência, pois nenhum participante pode entrar no cenário de uma simulação e sair da mesma maneira que o iniciou, ou seja, é necessário provocar um pensamento reflexivo de suas ações, incentivar o julgamento clínico, melhorar o seu desempenho, satisfação e autoconfiança para que essa transformação seja incorporada na sua prática assistencial com eficiência e humanidade.

Compreender os propósitos maiores que norteiam a prática assistencial em sua totalidade é essencial. O relatório publicado pelo IOM (*Institute of Medicine Report*) em 1999, *To Err Is Human: Building a Safer Health System* (Errar é humano: construindo um sistema de saúde mais seguro) apresentou o desempenho da assistência à saúde nos Estados Unidos com foco na segurança do paciente. Em 2000, o IOM projetou que cerca de 98.000 pacientes hospitalizados morrem por ano como resultado de problemas relativos aos cuidados recebidos.[1]

Em 2015, a NPSF (*National Patient Safety Foundation*) publicou um relatório de um painel de especialistas e reconhece áreas de progresso desde a publicação do IOM.

Entretanto, destaca lacunas remanescentes e detalha recomendações específicas baseadas em uma abordagem mais global de sistemas de segurança; são elas: garantir que os líderes estabeleçam e mantenham uma cultura de segurança; criar supervisão centralizada e coordenada da segurança do paciente; criar um conjunto comum de métricas que reflitam resultados significativos; aumentar o financiamento de pesquisa em segurança do paciente e na ciência da implementação; abordar a segurança em todo o universo da assistência à saúde; apoiar a mão de obra de assistência à saúde; associar-se a pacientes e famílias para promover uma assistência mais segura e garantir que a tecnologia seja segura e otimizada para aumentar a segurança do paciente.[9] Em todas as recomendações, há espaço para incorporar programas de treinamentos robustos com simulação e, quanto mais o facilitador estiver engajado nesse propósito de uma assistência segura e livre de danos, maior a construção desse aprendizado e, por conseguinte, uma assistência digna aos pacientes, usuários, clientes, família e comunidade.

Em 2008, Donald Berwick e colaboradores forneceram uma estrutura de alto valor para redesenhar o sistema de saúde nos Estados Unidos, o "Triplo AIM", centrado nos três grandes objetivos: melhorar a experiência individual no cuidado, melhorar a saúde da população e reduzir o custo *per capita* dos cuidados de saúde. O sucesso do *Triplo AIM*[10,11] requer eficiência das organizações e o engajamento dos profissionais de saúde é crítico para essa transformação. Nesse caso, foi proposto mais um objetivo: o de melhorar a experiência dos profissionais de saúde — o *Quadruple AIM*.[12]

Nesse universo, o facilitador tem grande responsabilidade e desafios significativos no processo ensino-aprendizagem por meio da simulação, em instituições acadêmicas ou de desenvolvimento e treinamento. Compreender o *porquê*, *o quê* e *como* serão os questionamentos que nortearão este capítulo para descrever o papel do facilitador na simulação.

Por quê? Qual o propósito do facilitador na simulação?

Além dos propósitos descritos na introdução deste capítulo, o facilitador pode capacitar, por meio da simulação, os participantes nos componentes técnicos, comportamentais e atitudinais.

Na saúde, o conceito CRM (*Crew Resource Management*) foi transferido e adaptado para a Medicina e denominado ACRM (*Anesthesia Crisis Resource Management*) por Gaba e colaboradores. Aspectos como liderança, tomada de decisão e resolução do problema, consciência situacional, comunicação e gerenciamento dos recursos são os pontuados neste modelo[13,14] e serão abordados em um capítulo dedicado ao tema. Os pontos críticos citados pelos autores são: conhecer o ambiente, antecipar e planejar, chamar ajuda precoce, liderar, delegar tarefas, mobilizar os recursos disponíveis, comunicação assertiva, utilizar todas as informações disponíveis, prevenir e gerenciar os erros, realizar dupla checagem, utilizar recursos cognitivos, reavaliar repetidas vezes o trabalho em equipe, foco e definir prioridades dinamicamente.[15]

Incorporar esses pontos críticos para prevenir e reduzir o erro corrobora o papel do facilitador no momento do *debriefing*.

O quê? O que o facilitador pode fazer na simulação?

O papel do facilitador inicia-se no planejamento do cenário e finaliza-se com a avaliação das atividades desenvolvidas. É imprescindível a familiaridade e o envolvimento

O Papel do Facilitador na Simulação

em todas as fases da simulação, e essa formação do facilitador cada vez mais habilitado a realizar uma discussão de alto nível tem como foco o resultado final de transformar o participante, aluno ou profissional de saúde após a experiência simulada em um benefício real e transformador para propiciar uma alteração de cuidado aos pacientes. Na Figura 13.1, estão descritas as responsabilidades de acordo com as fases da atividade simulada.

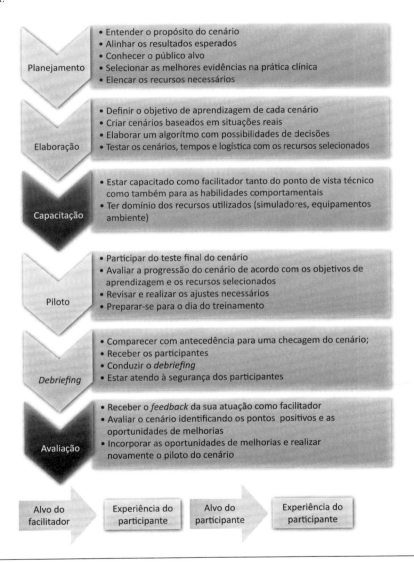

Figura 13.1 Responsabilidades do facilitador nas fases da simulação.

Fonte: Elaborada pelos autores.

Capítulo 13

Como? Como fazer na simulação?

O facilitador e o participante desenvolvem habilidades conforme realizam o *debriefing* dos cenários. Essa construção de habilidades é contínua, constante e infindável. Sempre haverá oportunidades de melhoria e espaço para incorporar novos desafios.

Conhecimento técnico atualizado baseado nas melhores evidências disponíveis e experiência do assunto é uma premissa básica. Ser capacitado como facilitador, independente de sua formação, e ser acompanhado nesse processo de desenvolvimento é a segunda premissa importante para o *debriefing*. A terceira é o aperfeiçoamento de habilidades não técnicas para desempenhar o papel do facilitador.

Diretrizes para o facilitador orientarem a experiência de aprendizagem baseada em simulação podem otimizar as oportunidades aos participantes de alcançarem o resultado esperado. Critérios para alcançar esse resultado envolvem:[16,17]

- Comunicação clara dos objetivos a serem alcançados;
- Criação de um ambiente seguro;
- Promoção e manutenção da fidelidade da simulação no cenário;
- Métodos de facilitação de acordo com o nível e experiência do participante;
- Avaliação da aquisição do conhecimento;
- Ética e profissionalismo como atributos que podem influenciar os participantes e nos resultados a serem alcançados;
- Promoção da aprendizagem, fornecendo apoio em toda a atividade;
- Avaliação da simulação e incorporação de melhorias sugeridas pelos participantes;
- Fornecimento de *feedback* e *debriefing* construtivo.

O facilitador necessita aprimorar um amplo conjunto de habilidades e qualificações na condução de cenários técnicos e não técnicos, aproveitar as oportunidades para promover discussões e reflexões com o uso da estratégia. Ademais, outros atributos como atitudes, valores e comportamentos morais do facilitador são ponderados, uma vez que ele também é modelo e exemplo aos participantes e aos alunos.[18-19]

■ Considerações finais

Assim como o participante, nenhum facilitador deve entrar no cenário de uma simulação para transformar os participantes e sair da mesma maneira que iniciou a atividade. Como parte desse processo, o facilitador também é desafiado a refletir, julgar, melhorar o seu desempenho, satisfação e autoconfiança. A transformação e a troca de conhecimento são bilaterais, e tanto o facilitador como o participante têm um propósito muito maior do que simplesmente simular – a missão está na prevenção dos erros e proporcionar a melhor experiência aos pacientes que confiam essa grande tarefa aos profissionais de saúde.

Referências bibliográficas

1. Institute of Medicine (IOM). To error is human: building a safer health system. Washington: National Academy Press, 2000.
2. Gaba DM. The future vision of simulation in healthcare. Simul Healthc. 2007;2(2):126-35.
3. Lederman L. Debriefing: towards a sytematic assessement of theory and practice. Simul/Games Learn. 1986;16:144-54.
4. Arafeh J, Hansen S, Nichols A. Debriefing in simulated-based learning: facilitating a reflective discussion. J Perinat Neonatal Nurs. 2010;24(4):302-9.
5. Issenberg S, McGaghie W, Petrusa E, et al. Features and uses of high-fidelity medical simulations that lead to effective learning: a BEME systematic review. Med Teach. 2005;27(1):10-28.
6. Shinnick M, Woo M, Horwich T, et al. Debriefing: The most important component in simulation? Clin Simul Nurs. 2011;7(3):e105-e11.
7. Levett-Jones T, Lapkin S. A systematic review of the effectiveness of simulation debriefing in health professional education. Nurse Educ Today. 2014 Jun;34(6):e58-63.
8. Fanning RM, Gaba DM. The role of debriefing in simulation-based learning. Simul Healthc. 2007;2:115-25.
9. Free from Harm: Accelerating Patient Safety Improvement Fifteen Years after To Err Is Human. National Patient Safety Foundation. ©2015 National Patient Safety Foundation. [Internet] [Acesso em 01 dez 2016]. Disponível em: www.npsf.org/free-from-harm
10. Berwick DM, Nolan TW, Whittington J. The triple aim: care, health and cost. Health Aff. 2008;27:759-69.
11. Stiefel M, Nolan K. A Guide to Measuring the Triple Aim: Population Health, Experience of Care, and Per Capita Cost. IHI Innovation Series white paper. Cambridge: Institute forHealthcare Improvement, 2012. [Internet] [Acesso em 01 dez 2016]. Disponível em: www.IHI.org
12. Sikka R, Morath JM, Leape L. The Quadruple Aim: care, health, cost and meaning in work. BMJ Qual Saf. 2015;24(10):608-10.
13. Gaba DM, Howard SK, Fish KJ, et al. Simulation-based training in anesthesia crisis resource management (ACRM): A decade of experience. Simul Gaming. 2001;32(2):175-93.
14. Gaba DM, Fish KJ, Howard SK. Crisis management in anesthesiology. New York: Churchill Livingstone, 1994.
15. Rall M, Gaba D. Human Performance and Patient Safety. In: Miller R. Miller´s Anesthesia. Philadelphia: Elsevier Churchill Livingstone, 2005. p.3021-72.
16. Boese T, Cato M, Gonzalez L, et al. Standards of Best Practice: Simulation Standard V: Facilitator. Clin Simul Nurs. 2013;9(6S):S22-S25.
17. Jeffries PR, Rogers KJ. Theoretical framework for simulationdesign. In: Jeffries PR. Simulation in nursing education: Fromconceptualization to evaluation. New York: National League for Nursing, 2007. p.21-33.
18. Hannula L. Towards identifying nurse educator competencies required for simulation-based learning: A systemised rapid review and synthesis. Nurse Educ Today. 2015 Nov;35(11):1108-13.
19. Garden AL, Le Fevre DM, Waddington HL, Weller JM. Debriefing after simulation-based non-technical skill training in healthcare: a systematic review of effective practice. Anaesth Intensive Care. 2015 May;43(3):300-8.

Feedback e Debriefing

■ A formação dos profissionais de saúde

Nas últimas décadas tem havido mudanças no que respeita ao que docentes e investigadores escrevem sobre conceitos de ensino e aprendizagem. A aprendizagem já não é um simples processo de aquisição de conhecimentos transmitidos pelo docente, mas sim, um processo através do qual os estudantes constroem ativamente o seu próprio conhecimento e capacidades,[2-4] sendo a expressão "aprendizagem centrada no aluno" um dos reflexos desta nova forma de pensar. Apesar de existirem divergências quanto à definição exata de "aprendizagem centrada no aluno", os princípios fundamentais são o envolvimento ativo na aprendizagem e a responsabilidade do estudante pela gestão dessa aprendizagem.[5]

O conhecimento e as tecnologias proliferam, atualmente, a uma velocidade exponencial, exigindo novas formas de transferência de saberes e uma postura proativa dos docentes e estudantes. A formação dos profissionais de saúde é um fator intimamente ligado à qualidade e segurança do paciente.

Assim, o desenvolvimento tecnológico potenciou a criação de uma variada gama de simuladores que facilitam o ensino, a aprendizagem e a avaliação dos estudantes com consequente impacto na segurança e resultados nos cuidados de saúde das pessoas. Se por um lado este fenômeno tem permitido o uso da simulação como estratégia de ensino por um número cada vez maior de docentes, por outro, tem permitido um investimento cada vez mais profundo por parte das equipes de investigação sob o ponto de vista das percepções dos estudantes e docentes, sobre a confiança e o desenvolvimento de competências pelo uso da simulação.[7]

É pela formação teórica e prática que os profissionais de saúde permanecem atualizados, mobilizam os conhecimentos para os contextos práticos e realizam práticas centradas em cada doente e baseadas em evidências científicas e atuais. Em contrapartida, alguns modelos tradicionais de ensino ainda incorporam a aprendizagem prática unicamente nos pacientes, o que, com um elevado número de estudantes, falta de uniformidade e oportunidades no processo de ensino-aprendizagem, leva os estudantes a diferentes experiências e lacunas na sua formação, o que resulta numa formação mais centrada nas organizações e nos processos, mas, nem sempre verdadeiramente científica.

Desta forma, as profissões da área de saúde têm sofrido mudanças, em consequência do impacto de tais tecnologias no processo de ensino aprendizagem. Cabe aos docentes e às Instituições de Ensino preparar-se para os novos desafios, já presentes, na condução do processo de formação de profissionais na área de saúde.

149

Assim, deve haver um contributo teórico para todos os que estão envolvidos no processo educativo e preocupados com as questões do ensino e da aprendizagem. A reformulação e descontinuidade dos velhos métodos e processos pedagógicos supõe uma critica e autocritica daquilo que se faz, da forma como se faz, e, simultaneamente, um interesse permanente pela atualização teórica que constitui, sem duvida, o fundamento das práticas pedagógicas.

Neste caminhar, as estratégias de ensino e aprendizagem foram-se diversificando, cooperando na busca de tais propósitos, sendo algumas delas também oriundas desse desenvolvimento tecnológico, associadas ou não a modelos de ensino e aprendizagem.

Perante toda a nova tecnologia, destaca-se a simulação, um método interativo de aprendizagem de teorias, modelos de avaliações, tecnologias, habilidades e raciocínio clínico. A simulação tem vindo a ser adotada como estratégia de ensino já há alguns anos; os primeiros modelos eram estáticos (manequins completos ou partes) usados para a aquisição de conhecimentos ou habilidades de procedimentos específicos.

■ A experiência clínica simulada como estratégia de ensino e aprendizagem

A simulação é uma importante estratégia de ensino/aprendizagem no ensino em saúde, tanto na graduação como na pós-graduação, com claros ganhos para os estudantes, especialmente no que se refere ao desenvolvimento de conhecimentos e competências para o juízo crítico e estabelecimento de prioridades, tomada de decisão, realização das ações acertadas, trabalho de equipe e correção de erros sem os efeitos adversos dos mesmos no doente.

A simulação teve um crescente e acelerado processo de desenvolvimento, fomentando paradigmas tradicionais de educação e formação essencialmente na área da saúde. Proporciona um ambiente de aprendizagem ativa, permitindo experiências clínicas simuladas aos profissionais de saúde de modo a que possam fazer uso das suas competências afetivas, cognitivas e psicossociais.[12,14]

A percepção de que o desenvolvimento de competências torna os profissionais mais competentes e capazes de prestar cuidados de elevada qualidade é partilhado por docentes, estudantes, profissionais de saúde e entidades empregadoras.[15] Neste sentido, torna-se urgente envolver estudantes como componentes ativos nos seus processos formativos num modelo de aprendizagem baseado em competências. Possibilita-se assim que o estudante encontre o seu espaço de ação, promovendo a sua autonomia, a sua adaptação, e a flexibilização a diferentes realidades.

O principal propósito de uma experiência clínica simulada é replicar os aspectos essenciais de uma situação clínica, para que esta situação possa ser fácil e integralmente entendida pelo estudante, permitindo uma resposta adequada quando algo semelhante acontecer num contexto real.

O treino de competências específicas é fundamental, mas é na resolução de cenários completos e complexos, em ambiente de simulação, que os estudantes consolidam seus saberes e desenvolvem as capacidades de raciocínio crítico e tomada de decisão e as competências técnicas, relacionais e éticas.

Na simulação, saber questionar as intervenções do formando é tão importante quanto a criação de cenários e selecionar o simulador mais adequado. Com frequência, os instrutores fazem reuniões de esclarecimento acerca dos resultados de aprendizagem e os objetivos pretendidos da experiência.

A melhoria significativa da perícia e das competências de execução dos formandos são acrescidas quando comparadas aos métodos tradicionais de ensino, à auto eficácia e autoconfiança no que se refere à avaliação de sinais vitais e à educação do paciente, à satisfação dos estudantes, ao desenvolvimento de capacidades para a resolução de problemas, para pensar e agir como profissionais de saúde e no desenvolvimento de competências de comunicação.

A condução de uma experiência clínica simulada envolve a apresentação pelo formador ao estudante (ou grupo de estudantes) de um caso real, no qual o estudante deverá assumir a responsabilidade integral pelo doente. A atividade deve ocorrer num ambiente realista, e da interação entre o estudante e o simulador resultam dados objetivos e subjetivos que vão levar à realização de um conjunto de intervenções (sozinho ou em equipe, consoante o caso) adequadas à situação. Termina com uma discussão (*debriefing*) em torno da situação ocorrida, da aprendizagem e das decisões tomadas, consolidando os saberes do grupo.

Para que uma experiência clínica simulada tenha todo seu potencial explorado, o estudante deverá ter desenvolvido previamente o treino das competências técnicas em simuladores de baixa e média fidelidade, de forma que o seu foco de atenção não esteja centrado somente na execução técnica de uma tarefa, mas na interação com o doente, no raciocínio clínico, na avaliação das respostas do simulador às suas intervenções, no trabalho em equipe, entre outros.

O aperfeiçoamento da simulação enquanto estratégia de ensino e de aprendizagem tem fomentado o desenvolvimento de competências integrativas para a resolução de problemas permitindo um passo importante que vai além da mera transmissão de conteúdos.

Todas as competências afetivas, cognitivas e psicossociais que mencionamos anteriormente, são desenvolvidas e aperfeiçoadas com a prática simulada, sendo essencial salientar a importância do *debriefing* nesta mesma prática.

■ *Debriefing*

Após a simulação realiza-se o *debriefing* que é um processo intencional e vital desenvolvido para gerar sinergias, fortalecer e transferir a aprendizagem a partir de um exercício de aprendizagem experiencial.

O *debriefing* é um elemento da simulação realística que proporciona um ambiente de aprendizagem ativa, permite aos estudantes vivenciarem situações clínicas e fazerem uso das competências afetivas, cognitivas, e psicossociais. O *debriefing* é então considerado o processo pelo qual os docentes e estudantes reexaminam a situação clínica, incitando ao desenvolvimento do raciocínio, à prática do pensamento crítico e às competências clínicas, fazendo-se uma abordagem através de processos de aprendizagem reflexiva. É a discussão facilitada do cenário, que permite a reflexão dos participantes relativamente à experiência vivenciada e mediante esta reflexão, à aprendizagem significativa.

O *debriefing* requer um processo de comunicação de duas vias entre formando e formador, e não é apenas o *feedback* sobre o desempenho, implica também um processo de comunicação que faz realce ao desempenho, sim, mas com explicação de forma a que o formando desenvolva estratégias para melhorar a sua *performance* futura. Sendo que, *debriefing* bem construído, estruturado, gera resultados reflexivos positivos.

É necessário que se estabeleçam regras básicas para uma combinação aberta, onde os formandos possam rever o seu desempenho em total isenção de juízos de valor. Porém, é importante que o *debriefing* proporcione aos formandos a oportunidade de refletirem sobre as intervenções num ambiente seguro e com o suporte adequado. A segurança e a proteção devem ser estabelecidas logo que possível, numa fase inicial entre o instrutor e os formandos, podendo incluir acordos de confidencialidade, uso de vídeo e métodos de aplicação de *feedback* construtivo durante a reunião de discussão.[25,27]

O *debriefing* proporciona aos estudantes a oportunidade de refletirem sobre as suas aprendizagens durante a prática simulada e de definirem como podem ter um desempenho diferente noutra prática. Por outro lado, o *debriefing* também oferece aos estudantes uma realidade, uma forma de se verem através dos olhos do instrutor ou dos seus pares.

Deve-se salientar ainda que esta sessão de esclarecimento ocorre após a simulação e proporciona uma maior proximidade dos formandos e instrutor, permitindo, assim, discutir os aspectos positivos e os menos positivos, sendo uma parte essencial do processo de ensino e de aprendizagem. Utiliza-se a reflexão guiada em que o instrutor dá tempo ao formando para explorar os resultados em relação aos objetivos e à tomada de decisão.

Contudo, se o *debriefing* não for realizado de forma correta, ou seja, se a crítica reflexiva não for construtiva, e se o instrutor ridicularizar a situação, a eficácia do processo de aprendizagem pode ficar comprometida e o dano para o formando será maior. Assim, devem ser utilizados os elementos associados a um bom *debriefing*, como o uso de questões abertas, o reforço positivo, o uso de ajudas cognitivas e eventualmente um bom uso dos elementos audiovisuais disponíveis, evitando de fato a associação a um mau *debriefing*.

O *debriefing* deve ser realizado num local diferente de onde decorre a simulação de forma a que os formandos possam focalizar-se mais na reflexão do que na ação sendo que a maioria dos autores o descrevem em três fases: a fase de descrever, de analisar e de concluir (Figura 14.1).

A fase de descrição possibilita que os formandos abordem os seus sentimentos e tenham reações sobre o que sucedeu no cenário. Estas reações podem variar entre o medo do julgamento relacionado com competências clinicas, da incerteza dos resultados do cenário até um sentimento de conquista decorrente de resultados positivos, ou mesmo da decepção de não ter conseguido atingir esses mesmos objetivos. Além disso, o ato de recordar o que foi feito ajuda a homogeneizar a visão do cenário por todos os participantes, permitindo que se parta para a discussão com uma visão comum a todo o grupo.

A fase de discussão é a mais critica, é a fase onde as estruturas mentais dos formandos podem ser exploradas para fornecer informações sobre os aspectos menos positivos que foram observados durante a resolução de cenários. A última fase do *debriefing*, a fase de concluir é muitas vezes esquecida, no entanto, ela é fundamental pois permite reforçar os objetivos de aprendizagem, e fazer o resumo dos pontos-chave principais para o formando implementar na prática clínica.

Feedback e Debriefing

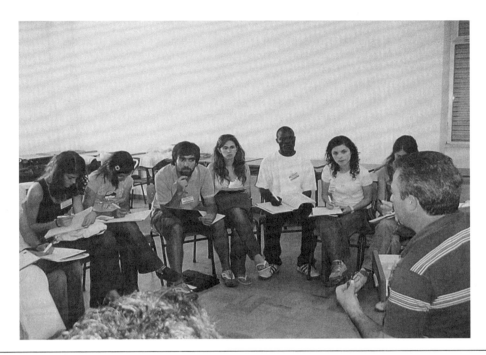

Figura 14.1 *Debriefing* fora do local onde decorre a simulação.
Fonte: Do próprio autor

Por fim, o objetivo do *debriefing* é concentrar-se e refletir sobre as ações do formando para descobrir os quadros mentais que moldaram as suas decisões. Sendo descobertos os quadros mentais, estes podem ser construídos de forma a que o desempenho futuro dos formandos possa ser melhorado.

Contudo, pouca atenção é dada ao ensino pós-experiência, e ao encontro de aprendizagem (o *debriefing*), que é referido na literatura como o ponto crucial ou essencial para a aprendizagem, o coração e a alma de simulação.

A escassez de pesquisas sobre as estratégias baseadas em evidência para estruturas de esclarecimento eficazes é motivo de preocupação tendo em conta a importância do *debriefing* na simulação.

Uma das principais premissas subjacentes à aprendizagem experiencial com simulação de alta-fidelidade é a filosofia do construtivismo. O construtivismo baseia-se na premissa de que os estudantes usam os entendimentos anteriores em conjunto com as interações atuais para construir, elaborar, ou remodelar o seu conhecimento.

Os estudantes podem alcançar estas premissas do construtivismo através da troca de perspectivas com os outros. O papel do formador é o de apoiar o diálogo ativo para ajudar os estudantes a manipular conhecimento e fazer questões afins para reconstruírem seus conhecimentos.

Capítulo 14

É, no entanto, apenas a combinação de interação dos estudantes com simulação de alta-fidelidade e reflexão (*debriefing*), que apoia os objetivos do construtivismo. O *Debriefing* promove a interação do estudante e a utilização do conhecimento prévio e possui o potencial para o desenvolvimento e consolidação das representações mentais.

Esta reflexão é um princípio central do processo de aprendizagem experiencial, em que os estudantes são orientados para desenvolver novos conhecimentos, percepções e representações mentais para orientar futuros encontros clínicos. Ressalta-se a importância da narrativa para reconstruir o que aconteceu, através do pensamento em voz alta sobre as experiências dos estudantes.

Debriefing tem sido identificado como uma fase intencional e vital necessário para a consolidação e transferência de aprendizagem. De fato, tem sido descrito como a pedra angular da aprendizagem experiencial da simulação realística.

Debriefing é uma estratégia de ensino e de aprendizagem que facilita a reflexão dos estudantes chegando a um acordo com as questões clinicas encontradas durante todo o evento simulado.

Seja qual for a metodologia, o *debriefing* permanece central para a participação ativa do estudante e da aprendizagem e, portanto, uma competência que os educadores de simulação precisam dominar.

Conhecimentos e habilidades de *debriefing* eficazes são tão importantes quanto saber criar e implementar cenários de simulação de alta-fidelidade enfermagem representativas.[18] Docentes da Área de Saúde, portanto, precisam conhecer e desenvolver quadros de melhores pratica para o *debriefing* na simulação.[34]

O *debriefing* tem sido descrito como o elemento mais importante da simulação e o mais valioso na produção de ganhos de conhecimento,[31] o que faz reforçar ainda mais a ideia que tem de haver tempo suficiente e atenção reforçada para esta fase particular. Melhores práticas e padrões estão sendo criadas para esta fase, mas o conhecimento essencial e ferramentas para formadores ainda é escasso.

No estudo,[47] os estudantes consideram em percentagens elevadas que o *debriefing* contribuiu para refletir sobre o cenário; estruturar o pensamento; consolidar os conhecimentos; identificar prioridades na atuação; desenvolver competências para a tomada de decisões acertadas; desenvolver a capacidade de autocrítica; aumentar a autoconfiança; aumentar o potencial de trabalho em equipe; relacionar os conhecimentos teóricos e práticos; identificar aspetos a melhorar em atuações futuras.

Por fim, o processo de *debriefing* inclui *feedback* oral após a observação das competências,[48] com revisão de vídeo e analise estruturada, com questões objetivas baseadas em factos com o intuito de promover o processo de aprendizagem.

■ *Feedback*

A simulação realiza-se num ambiente protegido com um *debriefing* imediato, aprendizagem baseada na prática e na reflexão posterior, sem possibilidade de danos para o doente e num cenário de acordo com necessidades específicas, permitindo o treino sistemático e repetido, podendo haver enganos e aprender com os erros.[49]

O *feedback* é referenciado como um importante elemento para a aprendizagem independentemente da teoria que o suporta, embora existam diferenças substanciais na forma como é usado e no lugar que ocupa para cada referencial teórico.

No contexto da educação, o *feedback* tem recaído sobre a informação que é fornecida aos estudantes, por exemplo, por uma fonte externa, o docente, que descreve e discute o seu desempenho em determinada situação ou atividade. No entanto, este tipo de *feedback* nem sempre está disponível durante a aprendizagem, sendo proporcionado depois da realização de um teste de avaliação ou de trabalhos escritos, em que o seu principal objetivo é confirmar os resultados da aprendizagem.

Porém, alguns estudantes conseguem desenvolver processos cognitivos próprios para criar um *feedback* interno enquanto estão envolvidos com as suas atividades académicas. Mesmo quando os objetivos definidos para a aprendizagem são pouco valorizados por estes, tornam-se importantes quando os estudantes recebem *feedback* que lhes dá indicação de que estão a melhorar as suas capacidades.

Os docentes desempenham um papel fundamental no desenvolvimento das capacidades próprias de auto-regulação dos estudantes constituindo uma fonte fundamental de *feedback* externo. Na literatura existe pouco consenso acerca do que constitui *feedback* externo de boa qualidade. A qualidade é definida de um modo muito lato e tende a ser debatida em relação às necessidades dos estudantes e aos objetivos definidos pelos professores.

A maioria dos autores e investigadores[50] receiam que o *feedback* proporcionado aos estudantes possa ser tardio, insignificante ou apenas informativo e que possa concentrar-se nos objetivos de aprendizagem de baixo nível ou que possa ser esmagador em termos de quantidade, assim como insuficiente em termos de registo, como por exemplo, demasiado crítico. Para estes investigadores, o caminho a seguir é o de assegurar que o *feedback* seja proporcionado no tempo adequado, próximo do momento de ensino aprendizagem e que não se concentre apenas nos pontos fortes e fracos, mas, também que proporcione conselhos corretivos, oriente os estudantes para objetivos de aprendizagem de nível mais elevado e que faça parte também alguns elogios juntamente com a crítica construtiva.

Como já foi mencionado, o *feedback* permite fornecer informação sobre as atividades cognitivas para a aprendizagem e sobre as relações entre as pistas e os sucessivos resultados, conduzindo os estudantes em direção a um envolvimento mais produtivo nas atividades para melhorar a aprendizagem.[51]

Quando existem dificuldades de compreensão, os mesmos autores propõem cinco funções para o *feedback*: (1) quando as percepções conceituais ou crenças dos estudantes correspondem aos objetivos educacionais, o *feedback* pode confirmar essa condição; (2) se os estudantes não dispõem de informação, o *feedback* pode ajudar os mesmos a acrescentar informação, elaborando e enriquecendo assim o conhecimento prévio; (3) quando os elementos do conhecimento prévio são incorretos ou as crenças são inadequadas, o *feedback* pode proporcionar informação que permita substituir ou alterar esses conceitos; (4) se as percepções dos estudantes estão corretas, podem ainda precisar de ser afinadas, distinguindo diferentes conceitos ou especificando as condições para a aplicação das regras aprendidas; (5) e por último, se os estudantes possuem falsas teorias que são incompatíveis com a nova matéria que tem de ser estudada, pode ser necessário reestruturar os esquemas com os quais a informação é representada nesse domínio.

■ Considerações finais

Para as escolas que se preocupam com a qualidade do ensino, com a satisfação dos seus estudantes e que pretendam um elevado desempenho técnico, científico e humano dos seus formandos, é necessário o investimento no ensino prático simulado, em contexto laboratorial, de elevada qualidade, com evidência científica, e enquadramento ético legal. Este ensino deve ser prévio à inserção do estudante na prática clínica, garantindo o desenvolvimento das competências necessárias à minimização do erro, quando em contexto real.

Não existe justificativa para que os estudantes e profissionais treinem todo um conjunto de habilidades de forma deficiente ou, pior ainda, que esse treino aconteça numa pessoa real, muitas vezes vulnerável pela própria doença (exceto quando tal é impossível em ambiente simulado). A escola tem o dever de ser exemplo de boas práticas, começando pelo respeito integral pela pessoa humana.

Neste sentido, os docentes também devem adquirir os conhecimentos e as capacidades necessárias para a implementação da simulação como estratégia ativa de ensino e de aprendizagem nos contextos da graduação e pós-graduação e do aprimoramento profissional.

O ensino em saúde precisa buscar um conhecimento mais profundo do *debriefing*, com o intuito de desenvolver quadros práticos baseados em evidências.

Contudo, para alcançar os resultados desejados, o efetivo processo de esclarecimento deverá seguir as *guidelines* preconizadas de modo a assegurar a dinamização do processo realizada por uma pessoa competente que observou a simulação; o uso de uma metodologia baseada em evidencias e suportada por um planejamento estruturado tendo em conta os objetivos, os formandos e os resultados da experiência simulada. Por último, assegurar um ambiente que permita uma comunicação aberta, uma autoanalise e reflexão, onde a confiança e a confidencialidade estão asseguradas.

Por fim, o processo de *debriefing* e *feedback* formativo melhoram as aprendizagens experienciais e são uma componente essencial do treino de simulação. Os vários elementos do *debriefing*, incluindo a criação de um ambiente seguro, a utilização das teorias de base para questões, e o *feedback* positivo, criam a necessidade de treino aos formadores.

Por fim, tal como nos refere Albert Einstein, "eu nunca ensino os meus estudantes, eu só tento fornecer as condições em que eles podem aprender".

■ Referências bibliográficas

1. Fernandes D. Avaliação das aprendizagens: desafios às teorias, práticas e políticas. Lisboa: Texto Editores; 2005.
2. Barr, RB, Tagg, J. From teactching to learning - A new paradigm for undergraduate education. Change.1995; 27(6):p. 13-25.
3. DeCorte, E. New perspectives on learning and teaching in higher education. "in": Burgen, Sir Arnold. Goals and Purposes of Higher Education in the 21st Century. London: Jessica Kingsley;1996: p.112-132
4. Nicol, DJ, Dick, DM. Formative assessment and self-regulated learning: a model and seven principles of good *feedback* practice. Studies in Higher Education.2006; 31(2): p.199 – 218.

5. Lea, SJ, Stephenson, D, Troy, J. Higher education students' attitudes to Student centred learning: beyond 'educational bulimia'. Studies in Higher Education.2003; 28(3): p. 321–334
6. Trevizan MA, Mendes IAC, Mazzo A, Ventura CAA. Investment in nursing human assets: education and minds of the future. Rev. Latino-Am. Enfermagem. 2010; 18(3):p.182-187.
7. Yuan HB, Williams BA, Fang JB. The contribution os high-fidelity simulation to nursing student's confidence and competence: a systematic review. International Nursing Review. 2011;59: p.26-34.
8. Schoening AM, Sittner BJ, Todd MJ - Simulated clinical experience: nursing students' perceptions and the educators' role. Nurse Educ. 2006; 31(6):p.253-258.
9. Jeffries P. R. Simulation in nursing education: from conceptualization to evaluation. New York: National League for Nursing; 2007.
10. Kardong-Edgren SE, Starkweather AR, Ward LD. The integration of simulation into a Clinical Foundation of Nursing Course: student and faculty perspectives. Int J Nurs Educ Scholarsh. July 2008;5(1):p1-16
11. Campbell S, Daley K. Simulation scenarios for nurse educators: making it real. New York: Springer Publishing; 2009.
12. Halamek, L. The simulated delivery-room environment as the future modality for acquiring and maintaining skills in fetal and neonatal resuscitation. Semin Fetal Neonatal Med. 2008;13:p.448-453.
13. Starkweather AR, Kardong-Edgren SE. Diffusion of innovation: embedding simulation into nursing curricula. Int J Nurs Educ Scholarsh.2008; 5(1):p.1-11.
14. Spunt, D, Foster, D, Adams, K. Mock code: a clinical simulation module. Nurse Educ. 2004;29:p.192-194.
15. Picconi J. Enhancing preceptor skill development using simulation strategies. Clinical Simulation in Nursing.2011;7(6):p.245-267.
16. Nehering W. History of simulation in nursing. "In": Nehring W, Lashley F, organizers. High-fidelity patient simulation in nursing education. Quebec: Jones and Bartlett Publishers. 2010.
17. Martins J. Atuação do enfermeiro no setor de urgências: gestão para o desenvolvimento de competências. "In": Malagutti W, Caetano C, organizadores. Gestão do serviço de enfermagem no mundo globalizado. Rio de Janeiro (RJ): Rubio. 2009. Capítulo14.
18. Jeffries, P. A Framework for designing, implementing, and evaluating simulations used as teaching strategies in nursing. Nurs Educ Perspect. 2005; 26(2): p.96-103.
19. Waldow VR, Borges RF. Caring and humanization: relationships and meanings. Acta Paul Enferm. 2011; 24(3):p.414-418.
20. Warrick, DD, Hunsaker, PL, Cook, CW, Altman, S. *Debriefing* experiential learning exercises. Journal of Experiential Learning and Simulation.1979;1: p.91-100.
21. Spunt, D, Foster, D, Adams, K. – Mock code: A clinical simulation module. Nurse Educator.2004; 29(5):p.192-194
22. Childs, JC, Sepples, S. – Clinical teaching by simulation: Lessons learned from a complex patient care scenario. Nursing Education.2006; 34(4):p.154-158
23. Buykx, P, Kinsman, L, Cooper, T, McConnell-Henry,T, Cant, R, Endacott, R., Scholes, J. FIRST2ACT: Educating nurses to identify patient deterioration - a theory-based model for best practice simulation education. Nurse Education Today.2011; 31(7):p.687-693
24. Rudolph, JW, Simon, R, Dufresne, RL, Raemer, DB. There's no such thing as "nonjudgmental" *debriefing*: a theory and method for *debriefing* with good judgment. Simul Healthc. 2006;1(1): p.49-55.

25. Fanning, R, Gaba, D. The role of *debriefing* in simulation-based learning. Simul Healthc. 2007;2(2): p.115-125
26. Rudolph, JW, Simon, R, Rivard, P, Dufresne, RL, Raemer, DB. *Debriefing* with good judgment: combining rigorous *feedback* with genuine inquiry. Anesthesiol Clin. 2007; 25: p.361-376.
27. Flanagan, B. *Debriefing*: Theory and techniques. " in": Riley, RH. Manual of Simulation in Healthcare. Oxford University Press. New York; 2008:p.155-170
28. Overstreet, M. The current practice of nursing clinical simulation *debriefing*: a multiple case study. PhD Diss. University of Tennessee-Knoxville; 2009
29. Issenberg, SB, McGaghie WC, Petrusa ER, Lee Gordon D, Scalese RJ. Features and uses of high-fidelity medical simulations that lead to effective learning: a BEME systematic review. Med Teach. 2005; 27(1): p.10-28.
30. Morgan, PJ, Tharshis, J, LeBlanc, V, Cleave-Hogg D, DeSousa S, Haley MF, Herold-McIlroy J, Law JA. Efficacy of high-fidelity simulation *debriefing* on the performance of practicing anaesthetists in simulated scenarios. Br J Anaesth. 2009;103(4): p.531-537.
31. Shinnick, M. A., Woo, M., Horwich, T. B., & Steadman, R. *Debriefing*: The most important component in Simulation? Clinical Simulation in Nursing. 2011; 7(3):p.105-111.
32. Gaba, D M, Howard, S K, Fish, K J, Smith, B E, B, Sowb, Y A – Simulation-based training in anesthesia crisis resource management (ACRM): A decade of experience. Simulation & Gaming.2007; 32(2): p.175-193.
33. Baldwin, K. Friday night in the pediatric emergency department: A simulated exercise to promote clinical reasoning in the classroom. Nurse Educator. 2007; 32(1):p. 24-29.
34. Dreifuerst, K. T. The essentials of *debriefing* in simulation learning: A concept analysis. Nurs Educ Perspect. 2009; 30(2): p.109-114.
35. Kuiper, R, Heinrich, C, Matthias, A, Graham, MJ, Bell-Kotwall, L. *Debriefing* with the OPT Model of clinical reasoning during high fidelity patient simulation. International Journal of Nursing Education Scholarship. 2008; 5(1):p. 1-14.
36. DeVries, R, Zan, B, Hildebrandt, C, Edmiaston, R, Sales, C. Developing constructivist early childhood curriculum: Practical principles and activities. New York: Teachers College Press; 2002
37. Bednar, AK, Cunningham, D, Duffy, TM, Perry, JD. Theory into practice: How do we link? "In" Duffi, TM, Jonassen, DH. Construtivism and the techonology of instruction: a conversation. Mahwah NJ. Laurence Erlbaum Associates; 1992:p.17-34.
38. Windschitl, M. Framing constructivism in practice as the negotiation of dilemmas: An analysis of the conceptual, pedagogical, cultural, and political challenges facing teachers. Review of Educational Research. 2002; 72(2): p.131-175.
39. Wotton, K, Davis, J, Button, D, Kelton, M. Third-year undergraduate nursing students' perceptions of high-fidelity simulation. Journal of Nursing Education. 2010; 49(11):p. 632-639.
40. Rudolph, JW, Simon, R, Raemer, DB, Eppich, WJ. *Debriefing* as a formative assessment: Closing performance gaps in medical education. Academic Emergency Medicine. 2008; 15(11): p.1010-1016.
41. McCausland, LL, Curran, CC, Cataldi, P. Use of human simulator for undergraduate nurse education. International Journal of Nursing Education Scholarship. 2004;1(1):p. 1-17.
42. Bond, WF, Lammers, RL, Spillane, LL, Smith-Coggins, R, Fernandez, R, Reznek, M. A., Vozenilek JA, Gordon JA. The use of simulation in emergency medicine: A research agenda. Academic Emergency Medicine. 2007; 14(4):p.353-363.

43. Cantrell, MA. The importance of *debriefing* in clinical simulations. Clinical Simulation in Nursing. 2008; 4(2): p.19-23.
44. Gordon, CJ, Buckley, T. The effect of high-fidelity simulation training on medical-surgical graduate nurses' perceived ability to respond to patient clinical emergencies. Journal of Continuing Education in Nursing. 2009; 40(11):p. 491-498.
45. McCausland, LL, Curran, CC, Cataldi, P. Use of human simulator for undergraduate nurse education. International Journal of Nursing Education Scholarship. 2004; 1(1):p. 1-17.
46. Nehring, WM, Lashley, FR. Human patient simulators in nursing education: An international survey. Nursing Education Perspectives. 2004; 25(5):p.244-248.
47. Coutinho, V., Martins, J.C., Pereira, M.F., Mazzo, A. *Debriefing* no ensino de enfermagem: ganhos para os estudantes. 1º Congresso Internacional de Simulação Realística da Rede São Camilo. 3 a 6 de Outubro. São Paulo. Instituto de Ensino e Pesquisa, Hospital Sãocamilo. 2012; 1(1): p.43
48. Tiwari, A, Lam, D, Yuen, K, Chan, R, Fung, T., Chan S. Student learning in clinical nursing education: perceptions of the relationship between assessment and learning. Nurse Education Toda. 2005; 25:p. 299-308.
49. Belforti, LC, Jara, CN, Rodriguez, RM, Aqueveque, MC . Simulación en anestesiologia. Revista Mexicana de Anestesiologia. 2013; 36(3):p.219-224.
50. Nicol, D, Macfarlane-Dick, D. Formative assessment and selfregulated learning: a model and seven principles of good *feedback* practice. Studies in Higher Education. 2006; 31(2):p.199 – 218.
51. Butler, D, Winne, P. *Feedback* and self-regulated learning: A theoretical synthesis. Review of Educational Research.1995; 65(3):p.245 – 281.
52. Decker, S, Fey, M, Sideras, S, Caballero, S , Rockstrau, L, Boese, T, Franklin, AE, Gloe, D, Lioce, L, Sando, CR, Meakim, C, Borum, JC. Standards of best practice: Simulation Standard VI The *Debriefing* Process. Clinical Simulation in Nursing. 2013; 9(6):p.26-29

Avaliação e Treinamento de Habilidades Não Técnicas na Área da Saúde

■ Introdução

Em áreas como aviação, forças armadas, medicina e indústria, o cotidiano laboral é caracterizado por um alto nível de complexidade e competitividade. Nesses ambientes, maximizar a *performance* humana é crucial para a segurança, efetividade, desenvolvimento organizacional e até mesmo sobrevivência. Na área da saúde, a *performance* dos profissionais assistenciais está diretamente relacionada com a segurança do paciente e a qualidade dos cuidados em saúde.

Tradicionalmente, a *performance* de profissionais que trabalham em ambientes de alto risco, entre eles a área da saúde, é dividida em dois componentes: habilidades técnicas (HT) e habilidades não técnicas (HNT). Embora exista uma crescente discussão na literatura a respeito dessa denominação, uma vez que as HNT são passíveis de treinamento "técnico", ela é a mais aceita e difundida. De fato, o termo HNT foi primeiramente utilizado na década de 90 pelo órgão regulador da aviação civil na Europa, referindo-se ao comportamento de pilotos na cabine de comando durante voos. Embora pareça estranho definir algo em termos do que ele não é, o objetivo dessa denominação foi enfatizar a importância de um conjunto de habilidades que ainda não haviam sido formalmente definidas, e que eram complementares aos tradicionais aspectos que compunham os treinamentos da época.

As HT têm sido descritas na literatura médica como as dimensões cognitiva, psicomotora e de destreza associadas a exames físicos, procedimentos clínicos e cirúrgicos, além do conhecimento relacionado com diagnóstico e tratamento. As HNT, por outro lado, referem-se quase sempre à comunicação interpessoal, tomada de decisão, liderança, profissionalismo, trabalho em equipe e gerenciamento de crises relacionados com os cuidados clínicos. As HNT também são referidas na literatura como fatores humanos, marcadores comportamentais ou *"soft skills"*.

Vários estudos têm demonstrado que de 30% a 80% dos eventos adversos e erros relacionados com os cuidados hospitalares ocorrem como resultado de baixa *performance* em HNT. Esses achados, somados a recentes estatísticas demonstrando que erros médicos são a terceira causa de óbito nos EUA, têm motivado uma crescente integração do treinamento de HNT na graduação, pós-graduação e educação continuada de profissionais da área da saúde. Como pode ser observado na Tabela 15.1, grande parte dos fatores relevantes para a segurança do paciente são aqueles relacionados com aspectos não técnicos da *performance* humana.

Tabela 15.1 Os dez fatores humanos mais relevantes para a segurança do paciente.

Categorias	Tópico-chave
Organização e gestão	1. Cultura de segurança
	2. Liderança dos gestores
	3. Comunicação
Grupo de trabalho e equipe	4. Trabalho em equipe
	5. Liderança na equipe
Profissional	
Habilidades cognitivas	6. Consciência da situação
	7. Tomada de decisão
Recursos pessoais	8. Estresse
	9. Fadiga
Ambiente de trabalho	10. Risco ocupacional

Fonte: Adaptada da OMS, 2009.

Um outro conjunto de habilidades que também podem ser consideradas não técnicas é a comunicação entre profissionais de saúde e pacientes, familiares e cuidadores. Embora tradicionalmente as HNT englobem apenas a comunicação e a relação interpessoal dentro do contexto interprofissional, a comunicação profissional-paciente-familiar deve ser avaliada e treinada com o objetivo de garantir a segurança do paciente e sobretudo a qualidade do cuidado na saúde. A qualidade da comunicação está relacionada não somente com a satisfação do paciente em relação aos serviços de saúde mas também com importantes desfechos de pacientes, familiares e cuidadores, como depressão, ansiedade, luto patológico e transtorno de estresse pós-traumático.

Neste capítulo, abordaremos os instrumentos de avalição e treinamento de HNT (interprofissional) e as estratégias relacionadas com a comunicação entre profissionais e pacientes-familiares-cuidadores.

■ Desenvolvimento

Instrumentos para avaliação de HNT

Na maioria das vezes, os treinamentos de HNT são desenvolvidos com base em instrumentos elaborados especificamente para acessar tais habilidades, uma vez que o processo de avaliação é essencial para medir e gerenciar a efetividade das intervenções educacionais.

Com o objetivo de sistematizar a avaliação das HNT em ambientes laborais de alto risco, grupos de psicólogos organizacionais, em parceria com *experts* da indústria nuclear, petrolífera, aviação e de várias áreas médicas, desenvolveram sistemas de avaliação baseados em marcadores comportamentais de indivíduos e equipes durante a realização de tarefas exigidas no trabalho. Esses marcadores refletem a *performance* em HNT e são definidos de acordo com uma taxonomia composta por categorias e subcategorias derivativas. Por definição, esses marcadores comportamentais devem ser observáveis para possibilitar que observadores externos detectem a presença ou não de tais habilidades, seja observando em tempo real, seja assistindo vídeos gravados de tarefas já executadas. Uma vez que esses sistemas de avaliação são observador-dependentes, os instrumentos devem apresentar uma extensa validação (interna e externa), bem como uma considerável confiabilidade interobservadores.

Uma característica essencial dos sistemas de marcadores comportamentais é que eles são dependentes do contexto, ou seja, não é possível transferir um instrumento de avaliação de HNT da indústria petrolífera, por exemplo, diretamente para a área médica sem extensivo processo de adaptação e validação. Mesmo entre áreas médicas, por exemplo da anestesiologia para a medicina de emergência ou cirurgia, é necessário um cuidadoso processo de customização e validação. Portanto, vários instrumentos de avaliação de HNT foram desenvolvidos e validados para diversas áreas da medicina. Entre eles, destacam-se os seguintes instrumentos:

Anesthetists' Non-Technical Skills (ANTS)

O ANTS é composto pelas seguintes categorias de habilidades não técnicas:

1. Gerenciamento de tarefas;
2. Trabalho em equipe;
3. Percepção da situação;
4. Tomada de decisão.

Esses domínios são divididos em 15 elementos, representando comportamentos que podem ser observados dentro do centro cirúrgico por anestesistas. O ANTS já foi extensivamente validado tanto em ambientes simulados quanto durante atendimentos reais.

Non-Technical Skills for Surgeons (NOTSS)

O mesmo grupo de pesquisadores que criou o ANTS modificou e adaptou esse sistema para avaliar as habilidades não técnicas de cirurgiões. O NOTSS é composto pelos seguintes domínios:

1. Percepção da situação;
2. Tomada de decisão;
3. Gerenciamento de tarefas;
4. Comunicação e trabalho em equipe;
5. Liderança.

Diversos estudos têm validado e mostrado a utilidade do NOTSS em treinamentos de HNT para cirurgiões, tanto em ambientes simulados quanto em salas cirúrgicas reais. Em 2015, este sistema baseado em marcadores comportamentais foi integrado ao currículo de residência médica em cirurgia e recomendado pelo Colégio Americano de Cirurgiões.

Team Emergency Assessment Measure (TEAM)

Essa ferramenta foi criada para avaliar a *performance* de equipes durante atendimentos de emergências. O TEAM é composto por 11 itens específicos e 1 geral, englobando os seguintes domínios:

1. Liderança;
2. Trabalho em equipe;
3. Gerenciamento de tarefas.

A princípio, ele foi validado com estudantes de medicina e enfermeiros em cenários simulados. No entanto, já foi também em atendimentos de emergências reais para médicos e enfermeiros emergencistas em ambiente de pronto-socorro bem como para equipes de times de resposta rápida. Um vantagem do instrumento TEAM é que ele já foi traduzido para o português e está disponível para download no site: www.medicalemergencyteam.com.

Embora os sistemas de marcadores comportamentais sejam os instrumentos mais utilizados para avaliar HNT na área da saúde, há outras ferramentas baseadas na autopercepção de profissionais em relação aos fatores humanos ligados ao cuidado do paciente. Esses instrumentos são utilizados na forma de questionários aplicados ao final de determinadas tarefas ou atendimentos. Dentre vários instrumentos disponíveis, há o SAQ (*Safety Attitudes Questionnaire*) e o TCI (*Team Climate Inventory*), que são validados e podem ser aplicados em várias áreas da saúde:

Safety Attitudes Questionnaire (SAQ)

Esse instrumento avalia os seguintes itens:

1. Clima de trabalho em equipe;
2. Percepção de gerenciamento;
3. Clima de segurança;
4. Reconhecimento de estresse;
5. Satisfação no trabalho;
6. Ambiente de trabalho.

tCI (*Team Climate Inventory*)

Já o TCI acessa os seguintes fatores:

1. Participação;
2. Suporte da equipe;
3. Reflexão;
4. Monitorização das tarefas;
5. Entendimento da equipe;
6. Grau em que o trabalho em equipe é valorizado.

Uma limitação desses instrumentos é que, sendo eles baseados na percepção dos profissionais, essa percepção pode não refletir os reais comportamentos observados durante determinada tarefa.

Uso da simulação para avaliação e treinamento de HNT

Treinar e preparar profissionais para uma alta *performance* em um ambiente tão complexo como a área da saúde requer complexa metodologia de ensino para se alcançar os objetivos de aprendizagem pretendidos. As metodologias tradicionais, como, por exemplo, aulas teóricas centradas no professor, têm falhado em atender as demandas de vários setores educacionais no que diz respeito ao treinamento e desenvolvimento de HNT em profissionais de saúde. A simulação realística, como metodologia inovadora de ensino-aprendizagem, preconiza a utilização de métodos ativos de ensino centrados no aprendiz e baseados na teoria de aprendizagem de adultos, também conhecida como andragogia.

Como exposto na Figura 15.1, a simulação realística é baseada em três diferentes, mas interconectadas, dimensões da relação entre o aprendiz, o método e o facilitador. Para que a simulação possibilite maximizar o processo de ensino-aprendizagem, o cenário simulado deve representar o mais fidedignamente possível o mundo real, levando ao que se conhece como realismo ou fidelidade da simulação. Entre as fidelidades de equipamento, ambiental e psicológica, esta última se destaca quando a simulação é utilizada para o treinamento de HNT.

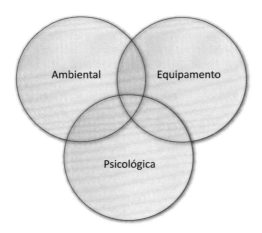

Figura 15.1 Tipologia da fidelidade da simulação.

Fonte: Adaptada de Rehmann *et al*.

De fato, para que os fatores humanos sejam reconhecidos e aprimorados durante os treinamentos, é de crucial importância que os profissionais apresentem nos cenários simulados as mesmas (ou quase mesmas) emoções, percepções e elaborações que ocorrem no mundo real.

Na área da saúde, a simulação realística vem servindo de base para os treinamentos envolvendo HNT. Dentre os vários métodos existentes, o treinamento de CRM – *Crisis Resource Management* (Manejo de Recursos de Crise) se destaca. Advindo da aviação e primeiramente integrado ao treinamento de anestesiologistas, o CRM se tornou um dos

mais influentes métodos de treinamento de equipes de saúde em HNT em todo o mundo. Aplicado sobretudo às especialidades que envolvem cuidados a pacientes graves (cirurgia, anestesiologia, terapia intensiva e medicina de emergência), o CRM contempla os seguintes domínios:
1. tomada de decisão e cognição: conhecer o ambiente; antecipar e planejar; utilizar todas as informações disponíveis; prevenir e gerenciar erros de fixação e utilizar guias ou protocolos de ajuda;
2. trabalho em equipe: exercitar a liderança; pedir ajuda precocemente; comunicar efetivamente; distribuir a carga de trabalho e mobilizar todos os recursos disponíveis.

Embora o CRM inclua aspectos técnicos e não técnicos da *performance*, o foco está no reconhecimento e treinamento das HNT de profissionais de saúde no momento em que eles estão atuando em equipes.

Instrumentos para avaliação da comunicação profissional-paciente-familiar

O *feedback* é uma importante ferramenta tanto para a avaliação quanto para o treinamento de habilidades comunicacionais. Muitos dos processos de avaliação da qualidade da comunicação entre profissionais de saúde e pacientes/familiares são baseados em entrevistas ou na revisão de áudio e vídeos de encontros reais ou simulados, com o objetivo de acessar o quanto a comunicação foi efetiva. No entanto, a maioria dessas estratégias apresenta um preponderante aspecto subjetivo e, muitas vezes, a avaliação de especialistas sobre uma determinada comunicação não reflete a real satisfação do paciente com o mesmo encontro.

Embora existam diversas ferramentas e diretrizes sobre como deve ser uma comunicação efetiva, especialmente na área de comunicação de notícias difíceis, os instrumentos de avaliação da efetividade da comunicação são escassos e pouco consistentes. Dentre eles, alguns apresentados a seguir.

Conversational Skills Rating Scale (CSRS)

O CSRS foi elaborado não apenas para acessar a comunicação de más notícias mas qualquer tipo de comunicação interpessoal. Ele pode ser respondido pelo próprio profissional/estudante ou por um observador e consiste em 25 itens divididos em quatro categorias:

1. Atenção: atenção para, interesse em, e preocupação com o outro;
2. Postura: confiança, assertividade e relaxamento;
3. Expressividade: animação e variação nas formas verbal e não verbal de expressão;
4. Coordenação: negociação não disruptiva da alternância das falas, iniciação da conversa, fechamento da conversa.

Breaking Bad News Assessment Schedule (BAS)

O BAS foi criado com base em simulações de comunicações de más notícias utilizando pacientes simulados. O sistema de avaliação é baseado na observação de terceiros, seja por vídeos gravados, seja presencialmente. Ele é constituído pelos seguintes domínios:

1. Ambientação;
2. Comunicação da notícia;
3. Elucidação das preocupações;
4. Transmissão das informações;
5. Considerações gerais.

Ambos os instrumentos podem ser utilizados tanto em OSCES (*Objective Structured Clinical Examinations*), com o objetivo de avaliação de habilidades comunicacionais, quanto em simulações realísticas, com o objetivo de fornecer *feedback* e auxiliar durante o *debriefing*.

Uso da simulação para o treinamento de habilidades comunicacionais

A literatura científica demonstra que o aperfeiçoamento da comunicação entre profissionais de saúde e pacientes/familiares leva a um aumento na satisfação geral do paciente/familiar, aumento da satisfação com o trabalho dos profissionais e diminuição das reclamações em ouvidorias e queixas judiciais, bem como leva à melhoria nos desfechos clínicos dos pacientes.

Há diversas estratégias para o treinamento de habilidades comunicacionais e, até agora, nenhuma provou ser mais efetiva que a outra. No que diz respeito à comunicação de notícias difíceis, a estratégia mais difundida para guiar treinamentos de profissionais de saúde é o SPIKES (*Setting, Perception, Invitation, Knowledge, Empathy, Summarize*). Embora tenha sido desenvolvida primeiramente para a aplicação na área de Oncologia, a estratégia SPIKES vem sendo implementada com sucesso em treinamentos nas áreas de Emergência e Terapia Intensiva. O escopo dessa estratégia consiste em seis diretrizes:

1. ***Setting* (S – Ambientação):** o local onde a má notícia é comunicada deve ser reservado e privativo, evitando interrupções. No momento da comunicação, deve ser oferecida a possibilidade de participação de pessoas importantes para o ouvinte, que possam oferecer suporte. É importante estar sentado ao dar a má notícia e, se possível, sem barreiras físicas entre os participantes, deixando o cenário menos intimidador e facilitando o vínculo. A postura adotada pelo profissional deve ser neutra, impedindo sinais de ansiedade e mantendo contato visual, que pode ser brevemente interrompido caso um dos ouvintes comece a chorar, evitando que ele se sinta vulnerável. Contatos físicos, como colocar a mão sobre a mão do ouvinte, podem representar acolhimento;
2. ***Perception* (P – Percepção):** antes de iniciar a comunicação da má notícia, o profissional deve verificar o grau de percepção do ouvinte adiante da situação, como o quanto ele já sabe sobre a gravidade do quadro. O objetivo é identificar a distância entre as expectativas do ouvinte e a realidade da situação;
3. ***Invitation* (I – Convite à participação):** sugere-se que o paciente possa ser convidado de antemão a saber sobre as informações do médico. Pacientes e familiares têm o direito de escolher se querem saber ou não sobre o quadro clínico e essa vontade deve ser respeitada pelo profissional;
4. ***Knowledge* (K – Conhecimento):** antes de comunicar a má notícia, o profissional deve preparar o paciente, introduzindo o assunto aos poucos. Aqui o profissional deve evitar linguagem técnica, aproximando-se do ouvinte e facilitando a

compreensão. Além disso, é importante verificar sua compreensão ao longo da conversa;
5. ***Emotions* (E – Emoções):** esta é uma das partes mais desafiadoras para os profissionais, pois significa responder às emoções trazidas pelos ouvintes. Sugere-se identificar e validar as emoções apresentadas, mostrando que elas estão sendo compreendidas;
6. ***Strategy and Summary* (S – Estratégia e Resumo):** o profissional deve fazer um resumo do que foi transmitido e permitir que os ouvintes verbalizem dúvidas e comentários em geral. Tenta-se garantir que as dúvidas sejam esclarecidas e que paciente e familiares entendam a notícia que foi comunicada.

A amplitude de fatores abordados torna a estratégia SPIKES uma das principais ferramentas no ensino e treinamento da comunicação de notícias difíceis. No entanto, estamos tratando de uma habilidade eminentemente prática, e é importante não limitar treinamentos apenas a aulas teóricas. Sendo assim, a simulação realística entra como uma importante aliada no ensino e treinamento dessas habilidades comunicacionais.

Um aspecto muito importante nos treinamentos de comunicação envolvendo a simulação realística é a capacidade de criarmos um ambiente com alta fidelidade psicológica. Para isso, o uso de atores é essencial e demanda intenso treinamento para que os cenários mantenham uma padronização e o *feedback* do ator esteja em consonância com os objetivos de aprendizagem estabelecidos.

■ Considerações finais

Embora a *performance* de profissionais de saúde deva ser avaliada e treinada de uma maneira integral, a divisão em habilidades técnicas e não técnicas se tornou uma abordagem amplamente utilizada. Essa abordagem didática tem como objetivo chamar atenção para aspectos dos fatores humanos que estão intrinsicamente relacionados com a *performance* técnica e, portanto, com a segurança do paciente e qualidade do cuidado. Até recentemente, grande parte dos treinamentos dos profissionais de saúde eram baseados exclusivamente nos aspectos técnicos da *performance*, sendo esse tipo de abordagem justificada pela falta de instrumentos de avaliação de HNT e de treinamentos eficazes. No entanto, hoje existem diversas ferramentas validadas e possíveis de serem aplicadas para os diversos profissionais e cenários na área da saúde.

Não menos importante, mas na maioria das vezes treinada separadamente das HNT interprofissionais, a comunicação entre profissionais de saúde e pacientes, familiares e cuidadores apresenta importante papel no desenvolvimento de competências para o efetivo cuidado de saúde. Embora menos sistematizados, há vários instrumentos de avaliação e estratégias de treinamento para esse tipo de comunicação, sobretudo aqueles relacionados com a comunicação de notícias difíceis.

A simulação realística é uma efetiva metodologia para o treinamento de HNT e de comunicação entre profissionais e pacientes e familiares, e os treinamentos tradicionais focados em habilidades técnicas devem cada vez mais incorporar os aspectos comportamentais (não técnicos) ligados aos fatores humanos no treinamento dos profissionais da saúde.

Referências consultadas

- Beaubien JM, Baker DP. The use of simulation for training teamwork skills in health care: how low can you go? Qual Saf Health Care. 2004;13(Suppl 1):51-6.
- Cooper S, Cant R, Connell C, et al. Measuring teamwork performance: validity testing of the Team Emergency Assessment Measure (TEAM) with clinical resuscitation teams. Resuscitation. 2016;101:97-101.
- Davidoff DF. Patient perspective: what would Donabedian say? Intern Med J. 2014;44(1):109-10.
- Dietz AS, Pronovost PJ, Benson KN, et al. A systematic review of behavioural marker systems in healthcare: what do we know about their attributes, validity and application? BMJ Qual Saf. 2014;23(12):1031-9.
- Fletcher G, Flin R, McGeorge P, et al. Anaesthetists' Non-Technical Skills (ANTS): evaluation of a behavioural marker system. Br J Anaesth. 2003;90(5):580-8.
- Flin R, Winter J, Sarac C, et al. Human factors in patient safety: Review of topics and tools. Report methods and Measures working group of WHO Patient Safety. World Health Organization. Geneva: Switzerland, 2009.
- Gaba DM, Howard SK, Fish KJ, et al. Simulation-based training in anesthesia crisis resource management (ACRM): A decade of experience. Simul Gaming. 2001;32:175-93.
- Jeffcott SA, Mackenzie CF. Measuring team performance in healthcare: Review of research and implications for patient safety. J Crit Care. 2008;23(2):188-96.
- Lino CA, Augusto KL, Oliveira RAS, et al. Uso do Protocolo SPIKE no Ensino de Habilidades em Transmissão de Más Notícias. Rev Bras Ed Med. 2011;35(1)52-7.
- Miller SJ, Hope T, Talbot DC. The development of a structured rating schedule (the BAS) to assess skills in breaking bad news. Br J Cancer. 1999;80(5-6):792-800.
- Rosen MA, Weaver SJ, Lazzara EH, et al. Tools for evaluating team performance in simulation-based training. J Emerg Trauma Shock. 2010;3(4):353-9.
- Salas E, Rosen MA, Weaver SJ, et al. Performance Measurement in Simulation-Based Training: A Review and Best Practices. Simul Gaming. 2009;40(3)328-76.
- Sexton JB, Helmreich RL, Neilands TB, et al. The Safety Attitudes Questionnaire: psychometric properties, benchmarking data, and emerging research. BMC Health Serv Res. 2006;6:44.
- Singer SJ, Gaba DM, Geppert JJ, et al. The culture of safety: results of an organization-wide survey in 15 California hospitals. Qual Saf Health Care. 2003;12:112-8.
- Spitzberg BH. CSRS – The Convesational Skills Rating Scale: an instructional assessment of interpersonal competence. 2.ed. [Internet] [Acesso em 01 dez 2016]. Disponível em: https://www.natcom.org/uploadedFiles/Teaching_and_Learning/Assessment_Resources/PDF-Conversation_Skills_Rating_Scale_2ndEd.pdf
- Stefl ME. To Err is Human: Building a Safer Health System in 1999. Front Health Serv Manage. 2001;18(1):1-2.
- Toutin-Dias G, Daglius-Dias R, Scalabrini-Neto A. Breaking bad news in the emergency department: a comparative analysis among residents, patients and family members' perceptions. Eur J Emerg Med. 2016 Apr 20.
- Yule S, Flin R, Maran N, et al. Surgeons' Non-technical Skills in the Operating Room: Reliability Testing of the NOTSS Behavior Rating System. World J Surg. 2008;32(4):548-56.

A Importância do Ator na Simulação Clínica

■ Introdução

A estratégia educacional que utiliza pacientes padronizados não é recente na simulação. O professor de neurologia Howard S. Barrows, precursor dessa técnica, em 1963 já considerava essa ferramenta extremamente didática e com uma melhor retenção do conhecimento do que o método tradicional. Apenas em 1980, 17 anos depois, o conceito de paciente padronizado foi reconhecido mundialmente e passou a ser utilizado em universidades e instituições de saúde.[1]

De forma geral, podemos descrever o paciente "padronizado" como qualquer indivíduo que recebeu capacitação específica para desempenhar um paciente simulado, ou seja, todas as informações emocionais e físicas necessárias para que ocorra uma interação, o mais integrada possível, entre o paciente e o profissional de saúde, com foco maior nas relações humanas, porém também pode ser utilizado para verificar questões técnicas como exame físico, anamnese e raciocínio clínico. A utilização do paciente padronizado visa uniformizar o atendimento clínico, e ele pode ser tanto um ator profissional, com características físicas, idade e requinte no processo de interpretação que podem promover extremo realismo ao cenário, quanto pode ser um estudante, voluntário ou até mesmo o paciente real, a depender das variáveis de cada instituição. Apesar de se utilizarem pacientes padronizados que não necessariamente se encaixam no caso clínico, por exemplo, um aluno atuando com uma patologia com maior prevalência em idosos, é recomendado que o paciente simulado esteja alinhado com o caso clínico para que se tenha um maior realismo durante o atendimento simulado.

A utilização do paciente padronizado traz outra dimensão para a simulação. Enquanto, hoje em dia, os simuladores são ótimos para treinamentos de habilidades e procedimentos, o ator adiciona a oportunidade, no treinamento, de comunicação, empatia e diversas habilidades socioemocionais. Além disso, também é possível o treinamento de exame físico, no qual é necessária uma variedade de pacientes para se tornar *expert*. Com isso, o ator traz a possibilidade de ensinar um dos aspectos mais importantes da área de saúde: a relação entre o profissional de saúde e o paciente. Ainda, a inclusão das artes na área de saúde tem sido cada vez mais constante, em um movimento para tornar a área da saúde mais humana. Desse modo, considera-se que a simulação clínica com pacientes padronizados possibilita a manifestação do "saber ser" e do "saber estar" do participante, sendo um elemento potencializador do aspecto constitutivo da realidade recriada nos cenários; isso promove a autonomia na tomada de decisão, contribuindo de forma efetiva e promovendo mudanças de comportamento, por meio dessa experiência, contemplando o raciocínio de Piaget de que a apropriação do conhecimento só será possível por meio de atividades dos organismos sobre o objeto.[2]

O uso do paciente padronizado pode auxiliar na reflexão, em particular, das habilidades em comunicação, que podem ou não estar associadas ao manejo de atividades técnicas. Por isso, é necessário que o treino adequado desses pacientes simulados seja um trabalho minucioso para evitar que o ambiente perca o controle, falhando em seu objetivo educacional. Dessa forma, quando o objetivo é apenas educacional, o ator passa também a exercer um papel de formador daquele aluno. O ator, nesse contexto, pode conduzir o aluno em dificuldades, por exemplo, relembrando fatos importantes ou que não foram questionados, ou o aluno com muita facilidade, tornando a sessão mais difícil, por exemplo, aumentando a carga emocional do atendimento. Com isso, o ator bem treinado para esse papel de formador pode ser de grande valia para a aprendizagem do aluno. Para que isso ocorra, é importante que o ator tenha muita prática e experiência, assim como é necessário fazer diversos pilotos para ajustar a atuação ao objetivo educacional com a dificuldade necessária. Isso, no entanto, não pode ocorrer na avaliação, na qual se espera que o ator seja padronizado para todos os alunos, sem variar sua atuação para ajudar ou tornar mais difícil uma consulta.

O preparo prévio para a utilização de atores não é diferente do descrito no âmbito técnico com simuladores e também necessita de "treino" ou "piloto", de forma a uniformizar as condutas e respostas dos atores. Esse aspecto é fundamental para manter o ambiente controlado, sobretudo em avaliações do tipo OSCE (Exame Clínico Objetivo Estruturado), em que o mesmo cenário será repetido inúmeras vezes com treinandos diferentes. Esse tipo de simulação pode e deve ser considerado nos currículos na área da saúde de forma muito precoce, preparando os estudantes com as ferramentas básicas de comunicação eficaz com pacientes, famílias, dilemas éticos, entre outros, que farão parte da rotina de todos os profissionais da saúde.

No aspecto da avaliação, é importante notar que geralmente se utilizam os pacientes simulados em dois formatos. O primeiro é quando o aluno está ciente de que estará em contato com um paciente simulado, por exemplo, em estações de OSCE. O outro formato é quando o aluno não está ciente de que o paciente é ator, pensando que o ator é um paciente real. Esse formato é utilizado para controle de qualidade e avaliações *in situ*. Essa diferença parece interferir na fidedignidade da avaliação, ou seja, o quão precisa e replicável é a medida. Enquanto para a avaliação com pacientes simulados para decisões importantes são necessárias 8 horas de avaliação, com pacientes simulados incógnitos são necessárias apenas de 4 horas.[3] Ainda, é importante ressaltar que o preparo prévio no caso de avaliação com uma grande decisão é extremamente difícil. Geralmente, o preparo ocorre apenas algumas horas antes das avaliações, principalmente por causa da preocupação de vazamento das estações.

Ainda, Nestel et al. (2010) definiram as responsabilidades dos pacientes simulados em ensino em saúde, além da questão de ensino e avaliação. Eles também adicionaram a importância para tutores, professores e administradores. Ainda, a aplicação de questionário e a condução de grupos focais demonstraram a complexidade de pacientes padronizados e a necessidade de uma equipe multiprofissional para a utilização dessa atividade.[4]

As vantagens da utilização de pacientes simulados são inúmeras, além da sua importância para avaliação. Uma das principais vantagens é que os pacientes padronizados sempre estão disponíveis onde for necessário. Eles também podem ser treinados para atuar em diversos casos, aumentado a exposição dos alunos a uma variedade de casos clínicos, o que talvez não fosse possível na prática. Além disso, eles podem repetir o caso quantas vezes forem necessárias, com um comportamento previsível, que também pode ser ajustado conforme a *performance* do aluno. Como desvantagens, pode-se pensar no seu custo e na questão de que eles não são pacientes reais. Finalmente, é importante investir um grande recurso para o treinamento e a padronização dos pacientes simulados,[5] e muitas vezes também não é possível, por exemplo, um exame clínico para verificar o diagnóstico.

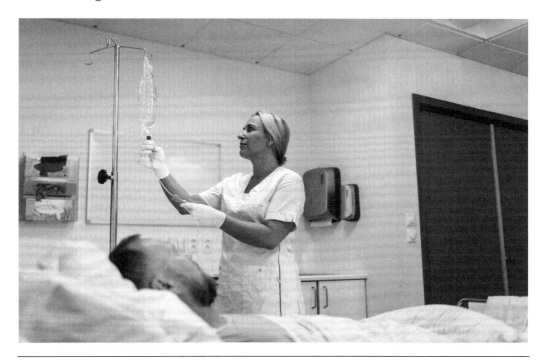

Figura 16.1. Simulação mista (comportamental associada a técnica) com paciente estandarizado.

Fonte: Foto cedida pela Laerdal Medical. Todos os direitos reservados.

Simulação Clínica e Habilidades na Saúde

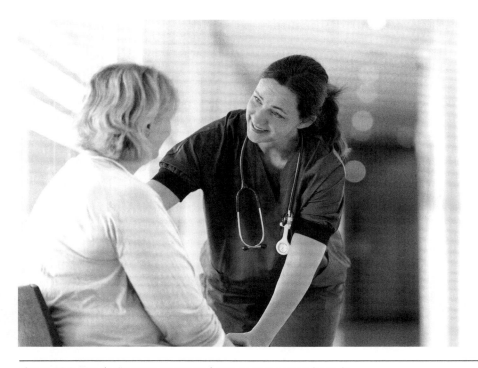

Figura 16.2. Simulação comportamental com paciente estandarizado.

Fonte: Foto cedida pela Laerdal Medical. Todos os direitos reservados.

■ Exemplo de cenário comportamental: autonomia do paciente

1. Objetivos: refletir sobre a autonomia do paciente e capacitar sobre a comunicação entre paciente/familiar e equipe de saúde de forma profissional, empática, franca e acolhedora.
2. Local do cenário: leito 809 da Oncologia Clínica.
3. Descrição do caso:
   Sr. Sebastiano de Tal, de 85 anos de idade, é portador de câncer de próstata com metástase óssea descoberta há quatro meses. Foi internado ontem após quimioterapia por mal-estar e muito cansaço. Após receber os cuidados iniciais, alguns exames foram solicitados para estadiamento, entre eles uma tomografia de tórax, a qual o paciente se recusa a fazer.

O paciente se encontra com acesso periférico em membro superior esquerdo, com cateter de oxigênio de 2 L/min (saturação de oxigênio em ar ambiente de 89%), com outros parâmetros normais. Refere que sente muito cansaço e relata que não aguenta realizar o exame, porque a sala é muito gelada e ele não quer ficar com os braços para trás.

Início do cenário: Você é o residente da oncologia responsável pelo caso do paciente e vai passar em visita e conversar sobre a recusa na solicitação do exame.

Ator

Sr. Sebastiano, aposentado, portador de Ca de próstata há dois anos. Realizou cirurgia e radioterapia na época. Há quatro meses, em exames de rotina, foi descoberta recidiva da doença com metástase óssea. Desde então, o paciente evolui com muitas dores (em especial na região do quadril) e está extremamente cansado com o tratamento quimioterápico ao qual está sendo submetido. É viúvo há seis anos e tem dois filhos e um neto de 12 anos de idade.

Está depressivo e desanimado com o tratamento e refere que os tratamentos não adiantam mais e que apenas o deixam cansado.

Treinamento com o ator

História clínica e comportamentos pertinentes ao quadro.

Ajuste de avental cirúrgico e simulação de acesso periférico e demais estruturas necessárias/possíveis.

O ator deverá perceber comportamentos sobre: apresentação pessoal, postura, não verbal, sensibilidade, escuta.

- Gerenciamento da situação de conflito:
  - Tentativas de negociação: o ator poderá ceder tanto no caso de o participante ser extremamente sensível ou também no caso de autoritarismo (evitar conflitos exacerbados). Caso o participante compreenda e aceite a recusa do paciente, o ator deve demonstrar gratidão e conforto e referir que, quando se sentir melhor, vai realizá-lo.

No caso de autoritarismo para a realização do exame:

"Doutor(a), por que vou fazer esse exame novamente? É muito desconfortável e não vai mudar a minha situação."

"Eu não sou obrigado a fazer o que vocês mandam o tempo todo, sou? Tenho 85 anos e sou muito lúcido. Posso decidir sozinho."

"Doutor(a), você já fez esse exame? É muito ruim, a sala é muito gelada e eu estou muito cansado!"

"Eu não tenho mais jeito, tudo isso prolonga este sofrimento aos meus filhos e netos."

- Cronograma do cenário: pode ser variável conforme o público-alvo e o objetivo (capacitação e/ou avaliação).
  - Tempo de cenário: 10 minutos.
  - Tempo *feedback* com o ator: 3 minutos.
  - Tempo para *debriefing*: 20 minutos aproximadamente.

Checklist para a condução do *debriefing* do instrutor e participantes (não é obrigatório)

Checklist
Cenário: Autonomia do paciente

Comportamento	Realizado	Mudança	Reflexão
Apresentação completa (contato visual, segurança, contato físico, tom de voz)			
Atenção e escuta ao paciente			
Comunicação verbal e linguagem utilizada			
Adequação da linguagem às características do paciente			
Informações suficientes para que o paciente compreenda a função do exame			
Congruência entre a comunicação verbal e não verbal			
Respeito pela autonomia do paciente			
Gerenciamento da situação de conflito			

Comentários
Gerais:

■ Considerações finais

Nas últimas décadas, o uso de pacientes padronizados no ensino em saúde tem se mostrado extremamente útil, tanto para o ensino quanto para a avaliação. Ainda, a utilização de outras pessoas como atores, por exemplo alunos, tem se mostrado bem útil no processo educacional e com um menor custo. Com o devido preparo, objetivo claro e público-alvo compatível com o que será abordado, essa modalidade pode ser inserida em todos os momentos de vida acadêmica e educação permanente dos profissionais de saúde, seja para avaliação ou capacitação em comunicação que promove sem dúvida nenhuma grande segurança e conforto aos pacientes.

Referências bibliográficas

1. Barrows HS. Simulated (standardized) patients and other human simulations. Chapel Hill. North Carolina: Health Sciences Consortium; 1987.
2. Piaget J, Inhelder B. A psicologia da criança. 2ª ed. Rio de Janeiro: Difel; 2006.
3. van der Vleuten CP, Schuwirth LW. Assessing professional competence: from methods to programmes. Med Educ. 2005;39(3):309-17.
4. Nestel D, Clark S, Tabak D, Ashwell V, Muir E, Paraskevas P, et al. Defining responsibilities of simulated patients in medical education. Simul Healthc. 2010;5(3):161-8.
5. Cleland JA, Abe K, Rethans JJ. The use of simulated patients in medical education: AMEE Guide No 42. Med Teach. 2009;31(6):477-86.

capítulo 17

Thomaz Bittencourt Couto

Simulação *In situ*

■ Definição

In situ
Adv. Lat. em seu lugar, em sua posição original.

Simulação *in situ*
Simulação integrada ao ambiente clínico.

■ Introdução

Na simulação, buscamos substituir ou amplificar experiências reais por experiências guiadas que evocam ou replicam aspectos do mundo real de maneira interativa. A fidelidade da simulação depende do quanto ela se aproxima da realidade, sendo composta por fidelidade do simulador, do ambiente, psicológica e temporal. Cenários de simulação de alta fidelidade ou realística têm sido utilizados na saúde como estratégia para treinamento de indivíduos e equipes em habilidades técnicas, como conhecimento teórico e de procedimentos e habilidades não técnicas, como comunicação e trabalho em equipe. Tradicionalmente, esse treinamento ocorre em centros de simulação – estruturas montadas exclusivamente para esse fim.[1,2]

A simulação *in situ* leva essa técnica diretamente aos locais onde ocorre a atuação clínica. Em vez de treinar no centro de simulação, com equipes que nem sempre atuam junto, temos a própria equipe multidisciplinar agindo em seu ambiente de trabalho em cenário simulado. Isso possibilita também avaliar competências do sistema de atendimento e detectar condições latentes que podem favorecer ao erro, as chamadas ameaças latentes à segurança do paciente.[3]

Por ocorrer no ambiente assistencial, a simulação *in situ* tem como clara vantagem um aumento de fidelidade do cenário, já que a fidelidade do ambiente e psicológica é favorecida nessa estratégia. Além disso, esse método favorece a multidisciplinaridade, já que os profissionais de diversas disciplinas habitualmente já estão presentes no local.[3] Estudos demonstram preferência dos profissionais pela estratégia *in situ* comparada a treinamentos no centro de simulação.[1] Ademais, como não demanda uma estrutura física além da já existente no hospital, a simulação *in situ* é por vezes financeiramente vantajosa em relação à simulação no centro de simulação.[4]

Entretanto, há algumas desvantagens da simulação *in situ*. A maior delas está relacionada com a restrição de tempo, uma vez que o cenário e *debriefing* devem ser planejados de modo a não comprometer a assistência. Há também dificuldades logísticas na programação desses treinamentos, com menor controle do cenário que temos no centro de simulação e risco de cancelamentos.[1] A Tabela 17.1 resume as principais vantagens e desvantagens de cada ambiente de simulação.

Tabela 17.1 Vantagens e desvantagens da simulação *in situ vs.* no centro de simulação.

Vantagens	Desvantagens
Fidelidade de ambiente	Restrição de tempo
Multidisciplinaridade	Controle do cenário
Avaliação de equipes e sistemas	Maior estresse
Custo do espaço	Logística
Preferência dos profissionais	Risco de comprometer a assistência
Equipamentos e medicações reais	Custo de equipamentos e medicações

■ Objetivos de uma simulação *in situ*

Simulações *in situ* podem ter diferentes objetivos de aprendizagem, exemplificados na Tabela 17.2 reproduzida a seguir. Esses objetivos não são mutuamente excludentes, ou seja, uma mesma simulação ou série de simulações pode simultaneamente visar a detecção de ameaças latentes de segurança e a capacitação da equipe.

Tabela 17.2 Objetivos de aprendizagem de uma simulação *in situ*.

Objetivo de aprendizagem	Exemplo
Testar fluxos e sistemas	Uma única simulação na reabilitação para testar atendimento de emergência e ativação de código
Testar novos protocolos	Simulação de trauma no pronto atendimento após criação de protocolo institucional de trauma
Treinamento de emergências	Série de simulações na sala de emergência do pronto-socorro com a equipe multidisciplinar; esse treinamento pode visar vários aspectos do atendimento: • Adesão a protocolos institucionais • Uso adequado de equipamentos/procedimentos • Habilidades não técnicas
Ferramenta de qualidade	Simulação ou série de simulações com objetivo de encontrar ameaças latentes à segurança do paciente e diminuir eventos adversos graves
Teste de novas estruturas	Simulações antes de inaugurar uma nova unidade, fazendo um "test drive" de novas estruturas
Manutenção contínua de habilidades treinadas no centro de simulação	Simulações semanais para equipe da UTI, como treinamento de alta frequência e baixa intensidade de habilidades técnicas, RCP e/ou habilidades não técnicas e trabalho em equipe

■ Frequência

A carga horária depende dos objetivos da simulação, que idealmente passam por uma análise de necessidade da área. Conceitualmente, quando se estabelece um programa *in situ*, temos um modelo de treinamento de baixa intensidade e alta frequência, o que contrapõe com o modelo mais tradicional de treinamento, como nos cursos de suporte de vida.[5] A Figura 17.1 exemplifica esse conceito. Uma estratégia integrada dos dois tipos de treinamento permitiria chegar e manter um alto nível de desempenho em uma determinada habilidade.

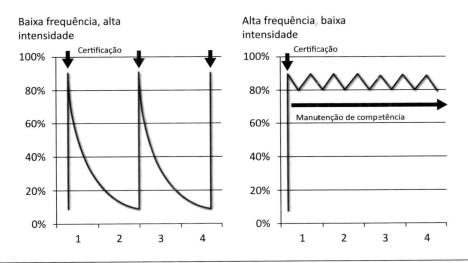

Figura 17.1 Frequência de treinamento tradicional *vs. in situ*.

Testar fluxos e sistemas

- Uma única simulação pode ser suficiente

Testar novos protocolos

- Uma única simulação pode ser suficiente

Treinamento de emergências

- Uma série de simulações deve ser programada para incluir todos os turnos de plantão. Não se espera treinar todos profissionais, uma vez que a escala de simulações não leva em conta escalas individuais. A ideia é treinar a equipe o suficiente para produzir um "efeito rebanho" das mudanças de comportamento após o treinamento.

Ferramenta de qualidade

- É possível fazer uma simulação em resposta a um evento (uma "reconstituição" ou situação semelhante para promover comportamentos específicos), além de uma série de simulações com objetivo tanto de melhorar a comunicação e permitir as equipes praticarem comportamentos seguros como detectar ameaças latentes de segurança.

Teste de novas estruturas

- A ideia é usar a simulação como um *crash test* da estrutura. Nesse caso, a área ainda não está idealmente em funcionamento. Desse modo, pode-se montar uma série de simulações, com vários profissionais para harmonização da equipe e detecção de ameaças latentes à segurança nessa estrutura ainda não utilizada.

Manutenção contínua de habilidades treinadas no centro de simulação

- Essa estratégia de treinamento (baixa intensidade e alta frequência) contrasta com os cursos intensivos no centro de simulação (alta intensidade e baixa frequência) e serve para manter um tônus da habilidade praticada (como, por exemplo, o trabalho em equipe). Idealmente, deveria ser contínua (1-2 × por semana, em diferentes turnos, durante todo o ano).

Logística

O planejamento de uma simulação *in situ* deve levar em conta a percepção e necessidades da liderança tanto da área treinada quanto dos participantes da simulação. Uma vez que esse treinamento impacta diretamente na rotina assistencial, é necessário também levar em consideração a comunicação com o público que frequenta os locais de treinamento para explicar benefícios do treinamento. Afinal, a equipe está buscando ultimamente tornar-se ainda mais apta a atender casos complexos em conjunto.

A simulação *in situ* pode ser agendada, ou seja, participantes sabem que ela ocorrerá e quando, ou *in promptu* – a simulação ocorre em horário surpresa. Os participantes devem ser a equipe assistencial, podendo estar tanto em seu horário de trabalho quanto fora dele. Isso deve ser programado de antemão, havendo vantagens e desvantagens em cada estratégia. Independente da estratégia escolhida, é importante avisar os potenciais participantes que ocorrerão simulações, mesmo que *in promptu*, para que eles tenham chance de se preparar e, uma vez que percebam que se trata de simulação, atendam como atenderiam a um paciente. Não é recomendável deixar os participantes totalmente alheios à possibilidade de um simulação, já que isso pode produzir um estresse contraproducente ao aprendizado.

O treinamento ocorre na área assistencial (sala de emergência, leito de enfermaria ou UTI, centro cirúrgico, ambulatório ou área externa), com grupos multiprofissionais. O número de participantes deve ser estabelecido pela própria equipe, como fariam em emergência real, sem a necessidade de voluntários, ou seja, atende o simulador quem atenderia o paciente nessa situação e local.

A construção de cenários para simulação *in situ* deve levar em conta os objetivos de aprendizagem e a necessidade de condensar esses objetivos em um tempo curto de cenário e discussão. Por vezes, isso demanda começar o caso já com atendimento inicial para focar em um cuidado planejado mais avançado. Simuladores de diferentes fidelidades ou mesmo atores podem ser utilizados. Porém, é importante lembrar de avisar a equipe ao utilizar um ator como paciente simulado a fim de evitar constrangimentos ou procedimentos dolorosos durante a simulação.

No caso de treinamentos durante o horário de plantão, priorizar momentos com baixo movimento assistencial. Dependendo da realidade de cada serviço, devem ser definidos critérios claros de cancelamento de treinamento de acordo com a utilização dos recursos da assistência na área, como decisão do chefe de plantão paciente na sala de emergência, menos que cinco pessoas disponíveis. Uma taxa aceitável de cancelamento de simulações *in promptu* é de 25%, segundo a literatura.[3]

O cenário deve ser muito bem preparado previamente à chegada dos participantes, que devem ir direto para o atendimento. Por uma questão de segurança, é recomendável evitar levar medicamentos ou equipamentos do centro de simulação para uma área assistencial, tanto pelo risco de utilização inadvertida futura de material de treinamento na assistência quanto pela necessidade de avaliar equipamentos e medicamentos disponíveis durante atendimento. Isso produz um custo que deve ser contabilizado no atendimento e pode, dependendo da complexidade do cenário, encarecer muito o treinamento.

A Figura 17.2 exemplifica um cenário de simulação *in situ*.

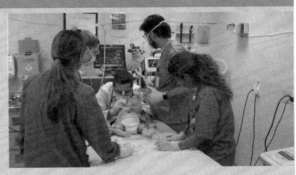

Insuficiência respiratória em lactente

Avaliação de necessidades:
Demora em medicações da sequência rápida de intubação no pronto-atendimento e dificuldades com ventilador de transporte
- Liderança
- Profissionais
- Análise de evento adverso grave

Objetivos:
Reconhecimento da insuficiência respiratória
Segurança no manuseio do ventilador mecânico pediátrico de transporte
Reforçar os princípios do CRM (*crisis resource management*)
Detectar ameaças latentes à segurança

Tempo: 10 minutos de cenário e 10 minutos de *debriefing*

Debriefing: Comunicação entre equipe em relação a doses de medicação, necessidade de alça fechada, perda de consciência situacional do líder (fixação em tarefa)

Ameaças latentes detectadas:
Ausência de tabela de doses pediátrica, diluição incorreta de sedativo, dificuldade no manuseio do ventilador e não uso de capnógrafo

Figura 17.2 Exemplo de simulação *in situ*.

Debriefing

O instrutor da simulação *in situ* deve ser especialista no tema a ser simulado e capacitado no assunto. É preferível escolher como instrutor um profissional que atue na área que recebe a simulação, o que aumenta em muito o engajamento da equipe. São necessárias algumas adaptações ao método dado o ambiente.

O *debriefing* deve ser conduzido de modo mais rápido que o habitual, na maioria das vezes mantendo uma proporção 1:1 com o tempo de cenário, diferente do que se faz habitualmente no centro de simulação quando essa proporção é de 1:2 a 1:3. Dessa maneira, o *debriefing* deve ser focado, sendo algo mais centrado no facilitador que o *debriefing* tradicional. Técnicas habituais, como bom julgamento e advocacia, inquérito podem ser utilizadas, porém com o cuidado de manter o tempo de discussão. Idealmente, o *debriefing* assim como o cenário deveriam ser multidisciplinares, com cofacilitação de duas disciplinas – por exemplo, um médico e um enfermeiro. O uso de vídeo para *debriefing* deve ser cuidadosamente considerado, uma vez que isso pode aumentar o tempo dele. Uma estratégia possível é gravar o cenário para discussão posterior. É interessante discutir no *debriefing,* além de aspectos técnicos do atendimento, aspectos não técnicos e ameaças latentes de segurança encontradas, assim como melhorias sugeridas. Um exemplo de formulário utilizado como auxiliar, adaptado de Patterson et al.[6], está reproduzido na Tabela 17.3.

Tabela 17.3 Formulário de *debriefing* para simulação *in situ*.

Desempenho e trabalho em equipe	Informação compartilhada	Fonte de informação	
Aspectos positivos do desempenho segundo participantes			
Aspectos negativos do desempenho segundo participantes			
Conceitos de trabalho em equipe observados/ discutidos			
Outras observações			

Ameaças identificadas à segurança	Informação compartilhada	Fonte de informação	Soluções sugeridas
Medicação			
Equipamento			
Recursos (laboratório, pessoal, radiologia etc.).			
Outras			

Além disso, existem técnicas de *debriefing* publicadas especificamente para uso *in situ*, por exemplo, o *PEARLS for system integration*, que é focado na discussão de sistemas e processos e não só no desempenho de participantes.[7]

Conclusão

Simulação *in situ* é estratégia de treinamento que, mediante a integração da simulação ao ambiente assistencial, propicia cenários altamente realísticos, possibilitando não só a prática de habilidades técnicas e não técnicas de indivíduos e equipes quanto o teste de fluxos, equipamentos e sistemas de atendimento. Apresenta características distintas à simulação no centro de simulação, com excelente aceitação pelos participantes, mas dificuldades logísticas em sua implementação.

Referências bibliográficas

1. Couto TB, Kerrey BT, Taylor RG, FitzGerald M, Geis GL. Teamwork skills in actual, in situ, and in-center pediatric emergencies: performance levels across settings and perceptions of comparative educational impact. Simul Healthc. 2015 Apr;10(2):76-84.
2. Kaneko RMU, Couto TB, Coelho MM, Taneno AK, Barduzzi NN, Barreto JKS, et al. Simulação in Situ, uma Metodologia de Treinamento Multidisciplinar para Identificar Oportunidades de Melhoria na Segurança do Paciente em uma Unidade de Alto Risco. Revista Brasileira de Educação Médica. 2015 Jun;39(2):286–93.
3. Couto TB, Barreto JKS, Marcon FC, Mafra ACCN, Accorsi TAD. Detecting latent safety threats in an interprofessional training that combines in situ simulation with task training in an emergency department. Adv Simul (Lond). 2018;3:23.
4. Kobayashi L, Patterson MD, Overly FL, Shapiro MJ, Williams KA, Jay GD. Educational and research implications of portable human patient simulation in acute care medicine. Acad Emerg Med. 2008 Nov;15(11):1166-74.
5. Anderson R, Sebaldt A, Lin Y, Cheng A. Optimal training frequency for acquisition and retention of high-quality CPR skills: A randomized trial. Resuscitation. 2019;135:153-61.
6. Patterson MD, Geis GL, Falcone RA, LeMaster T, Wears RL. In situ simulation: detection of safety threats and teamwork training in a high risk emergency department. BMJ Qual Saf. 2013 Jun;22(6):468–77.
7. Dubé MM, Reid J, Kaba A, Cheng A, Eppich W, Grant V, et al. PEARLS for Systems Integration: A Modified PEARLS Framework for Debriefing Systems-Focused Simulations. Simul Healthc. 2019 Oct;14(5):333–42.

capítulo 18

Rosimery Romero Thomaz

Simulação de Desastre

■ Introdução

Desastre é definido como fenômeno natural súbito ou causado por conflitos produzidos pela ação humana que resulta em elevado número de vítimas, podendo sobrecarregar e exceder a capacidade de atendimento dos serviços de saúde local.[1]

Uma das diferenças entre a emergência rotineira e o cenário de desastre é que, no segundo caso, os serviços de emergência deverão direcionar seus recursos limitados para o maior número de vítimas possível, ao contrário da demanda de rotina na qual a provisão planejada do recurso é destinada a um quantitativo menor de vítimas.[2]

Na maioria das vezes, a ocorrência das emergências não é previsível, e nas situações de desastre o preparo dos profissionais da saúde que atuam nos serviços de emergências é vital para o enfrentamento desse desafio.

A eficácia do atendimento na situação de desastre pode ser comprometida em razão da necessidade que excede os recursos, a capacidade e a estrutura organizacional disponível. Assim sendo, o desenvolvimento de planos para desastres e o preparo do plano de contingência devem ser elaborados pelos serviços de saúde.[3]

■ Pontos a serem observados no plano de resposta ao desastre

Qualquer plano de resposta a desastres deve ser desenvolvido tendo como referência o plano nacional, e alguns pontos devem ser observados na elaboração de um plano de emergência local:[4]

1. Ter como princípio: "fazer o melhor para o maior número possível de vítimas";
2. Deve ser simples e conhecido por todos os profissionais que atuam no serviço de emergência;
3. Deve incluir treinamentos periódicos que possibilitam os profissionais treinarem as habilidades;
4. Planejamento prévio para o estabelecimento da resposta rápida e eficaz;
5. Envolvimento das autoridades locais (polícia militar, bombeiros, defesa civil, profissional da saúde e outras entidades);
6. O plano de desastre deve ser testado e reavaliado com frequência.

Capacitação dos profissionais da saúde para atuar no local do desastre

No contexto do desastre, diante do grande número de vítimas a serem atendidas, os profissionais de enfermagem e médicos não terão tempo de avaliar minuciosamente e atender cada vítima quando comparadas as avaliações, como é feito rotineiramente nos serviços de emergência. Nesse cenário, deve-se mudar a abordagem à vítima com a finalidade de otimizar os recursos e promover um atendimento com vistas ao resultado final positivo.

A simulação da situação de desastre é um recurso efetivo para que profissionais da saúde treinem a habilidade de priorizar e direcionar os recursos que são limitados para o atendimento às necessidades das vítimas mais graves e que tenham mais possibilidade de sobreviver. A estratégia da simulação possibilita capacitar médicos e enfermeiros a identificarem, por meio da avaliação rápida, a gravidade dos feridos, classificá-los por prioridade de atendimento e utilizar adequadamente os recursos disponíveis.

O objetivo dos simulados, além de treinar os profissionais da saúde, é identificar as possíveis falhas nos planos de desastres elaborados pelos serviços de atendimento pré-hospitalar e hospital, assim como todos os serviços envolvidos na ocorrência.

Os seguintes objetivos devem ser alcançados no planejamento e organização do simulado de catástrofe para que os profissionais sejam capacitados:

- definir o tipo de cenário;
- realizar a triagem das vítimas na cena do desastre, segundo o método de triagem adotado;
- resgatar os feridos, identificando os mais graves e que necessitem de atendimento rápido;
- garantir assistência médica adequada ao ferido no posto médico avançado (PMA) e no transporte;
- garantir a segurança de todos os envolvidos na ocorrência.

O princípio do atendimento de incidentes de vítimas em massa (IMV) é tratar prioritariamente as vítimas mais graves. Já nos eventos de vítimas em massa (EVM), o princípio é salvar o maior número de vítimas.[3] Seja qual for a situação, é necessário estabelecer um modelo de triagem para identificação das vítimas mais graves.

Definição do cenário

Diferentes tipos e localização de desastres são caracterizados por distintos padrões de morbidade e mortalidade, portanto, identificar os fatores de riscos de uma determinada região pode direcionar os esforços no planejamento de um simulado. Contudo, independentemente da causa, a maioria dos desastres têm características comuns que são importantes para a preparação e o planejamento da simulação de desastres.

Os eventos listados a seguir exemplificam os diferentes tipos de cenários:

- colisão de trem ou descarrilamento;
- queda de aeronave;
- incêndio;

- explosão ambiental (prédio comercial); escolas (prédio residencial);
- engavetamento de veículos de transporte ou de passeio;
- violência urbana;
- eventos com produtos químicos e biológicos.

Um dos pontos importantes na simulação é o treinamento para identificar os riscos existentes na área do evento. A avaliação da periculosidade da área deve ser realizada com o objetivo de: (1) proteger as equipes que atuarão no atendimento das vítimas no local do evento; (2) estabelecer uma rota segura de acesso dos profissionais para realização da triagem, remoção e transferência das vítimas para o tratamento definitivo; e (3) garantir a segurança dos expectadores, que são muitos nesses eventos[5,6] (Figura 18.1). A delimitação na área do entorno do desastre é definida conforme a avaliação do corpo de bombeiros. Essa área é subdivida e denominada quente, morna e fria.

A área fria é definida como área de segurança e é localizada afastada do núcleo do desastre. Nessa área de segurança é instalado o PMA e o atendimento às vítimas é realizado.

Na área morna, a situação de risco é moderada, e a área quente é a área central do desastre com elevado risco e perigo.

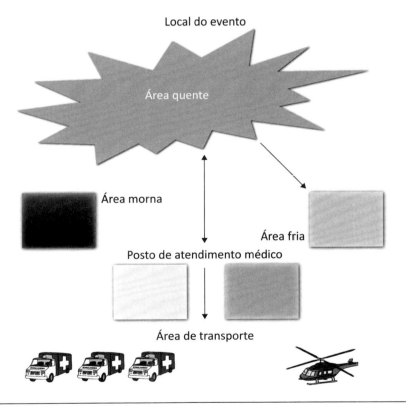

Figura 18.1 Delimitação das áreas de desastre.

Capítulo 18

Modelo de triagem

O processo de triagem tem como finalidade alocar recursos e hierarquizar vítimas de acordo com um sistema de prioridades, de modo a possibilitar o atendimento e o transporte rápido do maior número possível de vítimas.

Em situação de desastre, a triagem é baseada na possibilidade de sobrevivência da vítima e não necessariamente na gravidade das lesões. Em outras palavras, o processo de triagem avalia as condições clínicas das vítimas, classificando-as e determinando a prioridade no tratamento. O objetivo é fazer o melhor para o maior número de vítimas com possibilidade de sobrevivência. Por isso, a triagem é uma das ações mais importante de qualquer resposta médica no local de desastre.[7]

O profissional que fará a triagem dever ter experiência no atendimento de emergência e na avaliação clínica, pois tomará decisões difíceis na classificação das vítimas, considerando as lesões potencialmente fatais.

Existem diferentes métodos de triagem, sendo o método o *Simple Triage and Rapid Treatment* (START) o mais utilizado no Brasil. Esse método consiste em classificar e priorizar as vítimas de acordo com os sinais clínicos, identificadas por meio de cartões ou fitas coloridas.

A princípio, as vítimas serão classificadas e só então removidas da cena e transportadas para o posto de atendimento médico avançado. O START foi proposto para que a avaliação seja realizada em cerca de 30 segundos, com base em três pontos de observações: respiração, perfusão e estado mental (RPM).

A aplicação correta do START requer treinamento frequente, sendo a simulação a melhor estratégia para exercitar a habilidade para a classificação correta, garantindo que em poucos segundos e com agilidade o atendimento possa ser realizado, priorizando as vítimas mais graves (Tabela 18.1).

Tabela 18.1 Classificação da vítima e prioridade no atendimento.

Classificação	Prioridade	Retirada da cena e transporte	Descrição	Exemplo
Vermelha	Imediata	Prioridade I	Lesões graves e severas, risco a vida.	Vítima com obstrução de vias aéreas; Hemorragias abundantes.
Amarela	Urgente	Prioridade II	Sem risco iminente, pode esperar de 1 a 2 horas.	Vítima com fratura de osso longo.
Verde	Mínima	Prioridade III	Vítima com lesões leves pode aguardar horas para o atendimento.	Escoriações em membros
Preto	Expectante	Prioridade IV	Vítima muito grave ou com lesões incompatíveis com a vida.	Queimaduras de 3º grau em 90% do corpo.

Os princípios de triagem para eventos de desastre no ambiente pré-hospitalar não são abordados com frequência nos cursos de graduação em enfermagem ou medicina. Portanto, a educação e capacitação desses profissionais são de grande importância no cuidado das vítimas de qualquer tipo de desastre, tendo em vista as diferentes decisões que serão tomadas com o objetivo de maximizar os recursos existentes naquele momento.[8]

A avaliação da vítima proposta no START inclui identificar a gravidade, definir a prioridade de atendimento e o transporte, sendo a identificação realizada por meio de cartões ou fitas por cores[2] (Figuras 18.2 e 18.3).

A classificação e a prioridade da vítima poderão sofrer mudanças durante o atendimento ou durante a transferência para tratamento definitivo pois a reavaliação deve ser constante. Por exemplo, uma vítima com sangramento externo abundante por um ferimento aberto, apresentando diminuição da perfusão capilar periférica, classificada a princípio como vermelha ou crítica, pode ser retriada como amarela após compressão local e controle do sangramento.

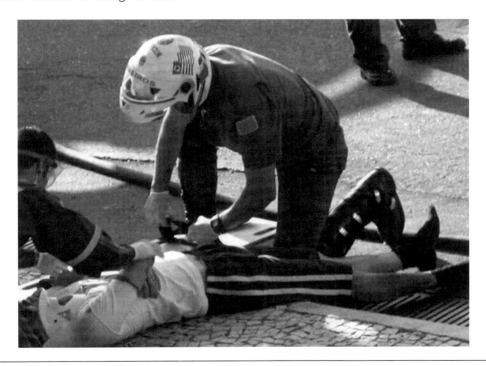

Figura 18.2 Triagem da vítima no cenário simulado no IMV.

Simulação Clínica e Habilidades na Saúde

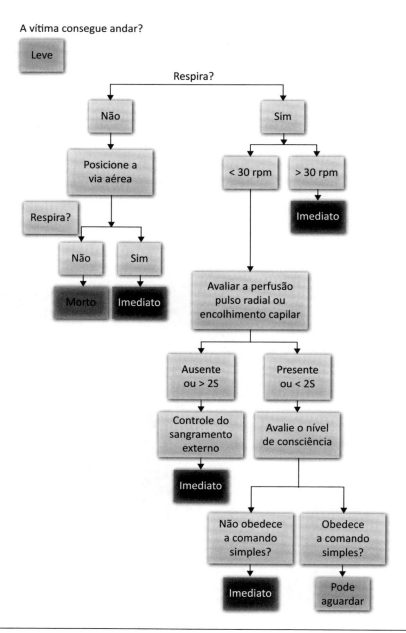

Figura 18.3 START – *Simple triage and rapid treatments.*

Utilizando-se o START, as vítimas serão identificadas com cartões ou fitas com as cores verde, amarela, vermelha ou preta (Figura 18.3).

Simulação de Desastre

A colocação dos cartões ou fitas facilitará a identificação, e a retirada das vítimas será feita considerando a gravidade, determinando a prioridade para retirada da área de desastre. Após a realização da triagem, a parte inferior da tarjeta é destacada e colocada no pescoço na vítima, sendo possível a identificação imediata do ferido pela cor e símbolo.[6]

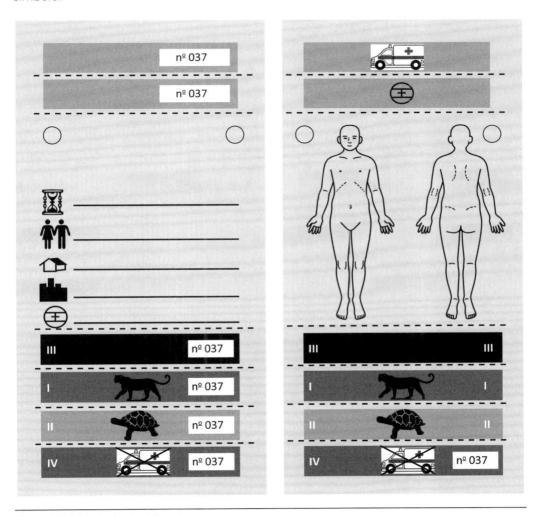

Figura 18.4 Cartão de identificação.

■ Simulação em atendimento pré-hospitalar

Intuitivamente, os profissionais da saúde se envolvem em atividades de simulação como parte da sua formação, melhorando sua prontidão para lidar com "pacientes reais".[8]

Realizar treinamentos frequentes com os profissionais da saúde e com as demais instituições pode familiarizar os profissionais e a população com seus papéis e responsabilidades diante de um cenário de desastre. Esses cenários devem refletir os incidentes que possam vir a ocorrer na comunidade, conforme determinado pela análise de vulnerabilidade de risco da região.

Outra questão de grande importância é que a realização de exercícios simulados pode transformar um IMV ou EVM de caótico a gerenciável nas suas diferentes fases.

Esses treinamentos promovem a reunião de diferentes áreas de atuação, como Corpo de Bombeiros, Centro de Engenharia de Tráfego, Polícia Militar, Serviço de Verificação de Óbito, Eletropaulo, SABESP, entre outras, que são essenciais para a implantação, controle e avaliação do plano de atendimento a desastres.

No treinamento simulado, as vítimas serão representadas por meio de manequins vivos. Esses manequins serão recrutados entre os estudantes de enfermagem e medicina, pois com seus conhecimentos na aérea da saúde terão maior facilidade para simularem alterações clínicas conforme o caso. Portanto, é muito importante que eles sejam claramente instruídos sobre o papel que irão desempenhar.

Por exemplo: vítima com fratura de fêmur à direita está no ônibus, no "chão" e grita muito, está com muita dor. Ressalta-se a importância de se ter um roteiro para estabelecer as lesões e o que se espera do manequim[9] (Quadro 18.1).

Os manequins terão identificações coladas na roupa com numeração correspondente ao caso e à descrição dos sinais clínicos relevantes, como local do cenário, sinais vitais, frequência respiratória, frequência cardíaca, enchimento capilar ou presença de pulso periférico e resposta a comando verbal (Figura 18.5).

Essas informações permitirão aos triadores, que são os profissionais ou alunos que realizaram a classificação das vítimas, considerando a prioridade no atendimento e transporte.

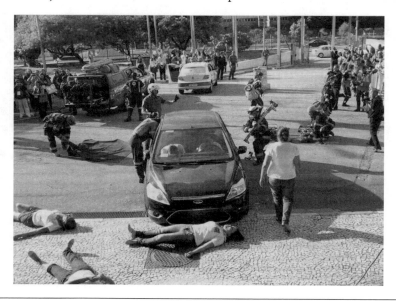

Figura 18.5 Simulado para atendimento de múltiplas vítimas.

Simulação de Desastre

■ Preparo do manequim

A maquiagem é um ponto importante para o desenvolvimento dos cenários, visto que deve simular de modo convincente as lesões, como fraturas, abrasões e outros tipos de ferimentos. Utilizar a maquiagem para produzir ferimentos ou lesões que simulam o real tem a finalidade de apresentar aos profissionais que farão a triagem, a imagem realística das lesões para que consigam identificar, mediante uma avaliação rápida, as vítimas mais graves. Essa mesma aparência deve ser apresentada ao profissional ou aluno que fará o atendimento no posto médico avançado (Figuras 18.6 e 18.7).

Os materiais devem ser utilizados por pessoas com habilidade para fazer a maquiagem. Os produtos são facilmente encontrados em lojas especializadas.

Para o planejamento das maquiagens, pode-se utilizar o desenho do corpo humano. O desenho serve como roteiro e nele deve constar: o tipo de lesões, sua localização, descrição das características e do padrão de comportamento e as reações esperadas, além do material a ser utilizado.

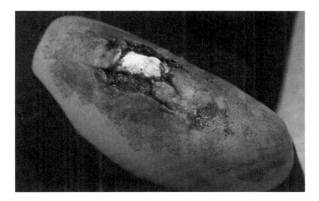

Figura 18.6 Fratura exposta de membro.

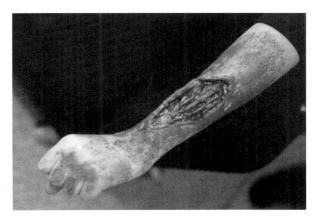

Figura 18.7 Exposição de tecido.

Quadro 18.1 Roteiro de montagem dos manequins.

SIMULADO		
Roteiro de montagem dos manequins		Vítima: 1
Identificação do manequim	Nome:	Classificação: Amarela
Posição da vítima no cenário	Está dentro do ônibus, no "chão" e grita muito, está com muita dor.	
Problema	Fratura de fêmur direito	
A - Via aérea	Pérvia	
B - Respiração	Padrão respiratório normal Ausculta: Mv + bilateralmente. FR = 24	
C - Circulação	Enchimento capilar lento > 2 s	
	PA = 90 x 50/FC = 102 = regular	
D - Neurológico	Pupilas isocóricas e fotorreagentes	
	Glasgow: AO = 4 RV = 5 RM = 6	
E - Exposição	Controle da hipotermia	
Abdome	Escoriações em fossa ilíaca direita	
Extremidades	Deformidade evidente em coxa direita	
	Pulso pedioso direito diminuído	
	Múltiplas escoriações no membro inferior direito	

Fonte: Adaptado de Birolini *et al.*, 2000.

Posto médico avançado (PAM)

O PMA será montado na aérea fria, ou seja, onde não há riscos para as vítimas e para as equipes de atendimento. O local deve ser de fácil acesso para encaminhamento das vítimas e que possibilite uma rota segura e rápida para entrada e saída dos veículos de transporte. Nesse local, lonas com as cores vermelha, amarela e verde serão montadas. Cada equipe de atendimento deverá estar identificada com coletes vermelho, amarelo e verde, facilitando a organização e distribuição das equipes. Portanto, cada equipe se posicionará na lona destinada, dando-se prioridade à lona vermelha que receberá as vítimas mais críticas. Os materiais e equipamentos deverão estar à disposição das equipes em quantidades necessárias, dependendo do número de vítimas consideradas para o simulado.

Os tratamentos no PMA seguirão as diretrizes do *Advanced Trauma Life Support* (ATLS), *Prehospital Ttrauma Life Support* (PHTLS) e o *Advanced Trauma Care for Nurses* (ATCN) no atendimento às vítimas de trauma. O princípio se baseia na identificação e no tratamento de lesões que colocam a vida em risco de morte. A avaliação deve ser realizada de maneira rápida e o tratamento deve ser instituído imediatamente ao se identificar um problema. Na fase pré-hospitalar, deve-se dar ênfase ao tratamento baseado no ABCDE:

1. Via aérea e proteção da coluna cervical;
2. Respiração e ventilação;

3. Circulação e sangramento externo;
4. Estado mental;
5. Exposição e controle da hipotermia.

No PMA, haverá a atuação do "sombra", cujo papel é descrever as alterações clínicas questionadas pelos profissionais e as quais o manequim vivo não pode simular, como alterações da ausculta pulmonar, percussão pulmonar, melhoria do padrão respiratório, alteração da resposta neurológica etc. Um roteiro permitirá ao "sombra" acompanhar a avaliação e o tratamento instituído pela equipe do PMA (Quadro 18.2).

Todos os profissionais da área da saúde e envolvidos nos atendimentos às emergências pré-hospitalar ou intra-hospitalar devem conhecer minimamente o plano de acionamento e atendimento a desastre municipal, estadual e federal.

Além disso, devem ser treinados na prática para realizarem ações necessárias diante da vítima de desastre, que requer um atendimento no padrão mínimo necessário para salvar a vida; lembrando sempre que os recursos materiais e físicos estão escassos nessa situação.

Quadro 18.2 Roteiro para orientar as equipes a realizarem o atendimento às vítimas.

SIMULADO – POSTO MÉDICO AVANÇADO (PMA)			
	ROTEIRO DE ATENDIMENTO – VÍTIMA 01	**SIM**	**NÃO**
A – VIAS AÉREAS	Abrir a via aérea utilizando as manobras *jaw thrust* ou *chin lift*		
	Utilizar a cânula orofaríngea ou nasofaríngea		
	Realizar a desobstrução das vias aéreas: aspirar e retirar o corpo estranho, se necessário		
	Realizar suplementação de O_2 c/ fluxo de 10 a 12 L/minuto: máscara não reinalante		
	Realizar a intubação oro/nasotraqueal com ventilação por pressão positiva (reanimador manual)		
	Realizar a sequência rápida de intubação após a sedação		
	Não há procedimento previsto		
B – RESPIRAÇÃO	Realizar curativo valvular em pneumotórax aberto (ferida torácica aspirativa) com oclusão de três lados		
	Realizar curativo oclusivo em ferimento aberto não aspirativo de parede torácica		
	Fazer toracocentese: identificar o local para a punção. Reavaliar a vítima após a punção		
	Realizar a drenagem torácica – reavaliar após a drenagem torácica		
	Fazer punção de marfam (punção do pericárdio). Reavaliar a vítima após a punção		
	Não há procedimento previsto		

(continua)

Quadro 18.2 Roteiro para orientar as equipes a realizarem o atendimento às vítimas. *(continuação)*

SIMULADO – POSTO MÉDICO AVANÇADO (PMA)			
ROTEIRO DE ATENDIMENTO – VÍTIMA 01		SIM	NÃO
C – CIRCULAÇÃO	Realizar a compressão direta no local para estancar sangramento externo abundante		
	Identificar a necessidade e estabelecer dois acessos venosos calibrosos		
	Realizar monitorização: cardíaca/oximetria/capnografia		
	Não há procedimento previsto		
D – NEUROLÓGICO	Glasgow: A = 4 V = 5 M = 6 Total = 15		
	Realizar os procedimentos específicos para o caso		
	Não há procedimento previsto		
E – EXPOSIÇÃO	Expor a vítima e prevenir a hipotermia		
	Imobilizar membros após avaliação		
	Fazer imobilização completa em prancha longa		
	Realizar os procedimentos específicos para o caso		
	Reavaliar a vítima após a imobilização		
	Não há procedimento previsto		
OBSERVAÇÕES			

Fonte: Adaptado de Birolini *et al.*, 2000.

Transporte

O treinamento simulado permitirá aos profissionais realizarem a triagem, o atendimento no PMA e o transporte para o atendimento definitivo em unidade de saúde.

O transporte, como as demais fases do atendimento no IVM ou EMV, é um momento crítico que demandará controle na identificação dos hospitais mais adequados para a remoção. O hospital mais próximo não necessariamente será o mais adequado, considerando que as vítimas com lesões leves frequentemente saem do local do incidente por meios próprios; significa que cerca de 70% a 80% chegaram antes que a primeira vítima grave fosse removida por uma ambulância do serviço de emergência[5] (Figura 18.8).

Portanto, o coordenador de transporte deverá fazer o contato prévio para saber se os hospitais mais próximos do incidente não estão sobrecarregados, mudando a estratégia de encaminhamento dos feridos. Nessa situação, os hospitais mais distantes do evento podem ser entendidos como o melhor recurso.

Simulação de Desastre

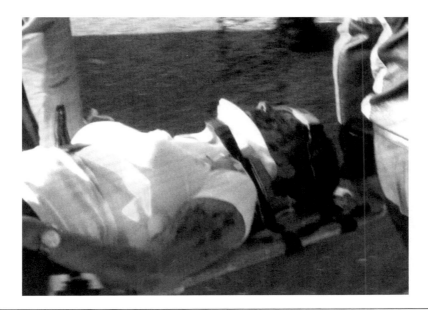

Figura 18.8 Transporte da vítima para o serviço de emergência.

As vítimas serão transportadas por via terrestre ou aérea, dependendo da situação. O transporte aéreo poderá ser feito por meio de asa rotativa (helicóptero), se as condições meteorológicas ou as condições no local permitirem.

Preparo dos serviços de emergência

De acordo com dados históricos, o número de desastres naturais registrados desde 1900 tem aumentado, assim como o número de pessoas afetadas. Ao mesmo tempo, os acontecimentos provocados pelo homem estão aumentando em frequência e impacto.[10]

A maioria dos incidentes desse tipo é marcada por um evento relativamente repentino e dramático que provoca aumento no número de pacientes, levando a um aumento em poucas horas dos recursos de saúde existente.

Os hospitais e unidades de saúde devem ter um planejamento, considerando sua capacidade de lidar com os incidentes de desastre, com base em um plano detalhado de formação e de educação continuada para todos os funcionários.

Tal como acontece com preparação a outros níveis, treinos e exercícios são os meios mais eficazes de capacitação e devem ser incorporadas ao plano. Por fim, a formação deve ser avaliada em intervalos regulares, tanto para garantir a sua qualidade como para ajustar o currículo como necessário.[10]

■ Considerações finais

Desenvolver programas de prevenção e o preparo da comunidade para responder a eventos de desastre são fundamentais para minimizar os danos por ele causados. Portanto, as ações educativas têm papel importante no preparo dos profissionais e da comunidade.

■ Referências bibliográficas

1. Organização Pan-Americana da Saúde. Tema: Desastres Naturais. [Internet] [Acesso em 01 dez 2016]. Disponível em: http://www.opas.org.br/ambiente/temas
2. Fonseca AS, Peterlini FL, Cardoso MLAP, et al. Enfermagem em emergência. [Organizado pelo instituto de Ensino e Pesquisa (IEP) da Rede Hospitais São Camilo]. Rio de Janeiro: Elsevier, 2011.
3. Advanced Trauma Life Support – ATLS®. Colégio Americano de Cirurgiões. Comitê de Trauma: Suporte avançado de vida no trauma para médicos. [Manual do curso de alunos]. 9.ed. Chigago: Elsevier, 2012.
4. Frykberg E. Triage: principles and practice. Scand J Surg. 2005;94:272-8.
5. National Association of Emergency Medical Technicians. Comitê do Pré-hospitalar Trauma Life Support. Colégio Americano de Cirurgiões. Comitê de Trauma. Atendimento pré-hospitalar ao traumatizado: básico e avançado. 7.ed. Rio de Janeiro: Elsevier, 2011.
6. Thomaz RR, Oliveira AC, Martuchi SD. Conceitos básicos do atendimento de desastre. In: Quilici AP. Suporte básico de vida: primeiro atendimento na emergência para profissionais da saúde. São Paulo: Manole, 2011. p.291-309.
7. Holleran RS. Air& Surface Patient Transport: principles & practice. In: Disaster Management. Capter 8. 3.ed. St Louis: Mosby, 2002. p.80-91.
8. Vardi A, Levin I, Berkenstadt H, et al. Simulation-Based Training of Medical Teams to Manage Chemical Warfare Casualties. Isr Med Assoc J. 2002;4(7):540-4.
9. Birolini D, Poggetti RS. Atendimento a desastre. Manual de treinamento. Projeto trauma. São Paulo: IBEP, 2000.
10. World Health Organization. Mass casualty management systems: strategies and guidelines for building health sector capacity, 2007. [Internet] [Acesso em 01 dez 2016]. Disponível em: http://www.who.int/hac/techguidance/tools/mcm_guidelines_en.pdf

Heloísa Helena Ciqueto Peres • Lucia Tobase • Denise Maria de Almeida • Edenir Aparecida Sartorelli Tomazini • Cláudia Prado

Simulação Virtual e Objetos de Aprendizagem: Integrando Saberes

■ Introdução

Atualmente, as inovações tecnológicas influenciam o panorama político, econômico, social e cultural, suscitando uma nova compreensão acerca do sentido da educação e do processo ensino-aprendizagem, desde a formação inicial ao desenvolvimento profissional.

Nesse cenário, duas gerações se distinguem, tanto na educação quanto no mundo do trabalho, onde os nativos digitais cresceram cercados pelas tecnologias, se apropriam dos recursos sem temores e exibem maior fluência digital, diferentemente dos imigrantes digitais que aprenderam a se adaptar para utilizá-las ao longo de suas vidas adultas.

Os nativos digitais têm características peculiares, marcadas pelo raciocínio rápido e não linear, pouca tolerância aos ambientes não tecnológicos, tendência a realizar múltiplas tarefas simultaneamente, preferência por linguagem visual, em detrimento da textual, facilidade para o desenvolvimento de atividades colaborativas, associação do trabalho ao lazer, necessidade de *feedback* imediato, valorização e reconhecimento pelos esforços; preferem aprender fazendo do que lendo ou ouvindo, têm expectativa de que a tecnologia faça parte do contexto, no estudo e no trabalho.[1]

Os imigrantes digitais realizam uma atividade de cada vez e se ressentem diante da sobrecarga de informações; ainda utilizam recursos físicos que proporcionam sensação de segurança, como agenda manual, leitura em material impresso, como manuais, antes de utilizar equipamentos, baixar programas e arquivos; tendem a considerar a fonte impressa mais confiável, por isso pesquisam primeiramente em livros, depois na internet e, ainda, imprimem os textos. Nas redes sociais, relacionam-se com pessoas conhecidas, agendam os encontros, preferencialmente via telefone, enviam *e-mail* e depois ligam para confirmar o recebimento da mensagem, utilizam pouco os aplicativos de mensagens multiplataforma.[1]

Nessa perspectiva, cabe às instituições formadoras e de saúde refletir sobre a utilização das tecnologias digitais no processo educativo e de trabalho, considerando as possibilidades e aplicabilidades destas, com vistas a contemplar as necessidades dos nativos e promover a inclusão dos imigrantes digitais.[2]

Com relação a essas práticas, abordaremos, neste capítulo, o uso de simulação virtual e objetos de aprendizagem apoiados em animações bi e tridimensionais, simulações (realidade virtual) e jogos (*serious games*) que têm sido cada vez mais aplicados na formação profissional inicial e no desenvolvimento profissional, contribuindo para a aquisição de competências e habilidades de comunicação, de julgamento clínico e de tomada de decisão.

Simulação virtual e os objetos de aprendizagem

A simulação virtual, como espaço protegido que reproduz cenários da prática, foi utilizada a princípio para treinamento militar, na qual foi constatada sua eficiência no preparo para o combate, relacionado com o alto grau de realismo e imersão total no mundo virtual. Esse resultado impulsionou o uso também em outras áreas, inclusive na educação e na saúde, para formação e treinamento profissional.

A possibilidade de testagem de novas ações e de tomada de decisão, em que os erros não implicam em prejuízo ao paciente, vai ao encontro das discussões atuais acerca da ética e da segurança no cuidado em saúde.

A simulação virtual, desenvolvida por meio de objetos de aprendizagem, jogos e ambientes multidimensionais torna possível a aplicação de processos interativos e colaborativos de ensino e aprendizagem e de novas habilidades, bem como estimula o raciocínio, a reflexão, a criação, a autonomia e a autoria.[3]

Objetos de aprendizagem

Os objetos de aprendizagem (OA) são recursos digitais de instrução baseada em computador que podem ser (re)utilizados em diversos contextos, no suporte ao ensino e à aprendizagem.[4,5] É um instrumento autônomo que pode ser utilizado de modo isolado ou associado a outros recursos como parte de determinado conteúdo, de um módulo ou incorporado a múltiplos aplicativos.[6] Podem conter uma ou mais atividades ou até mesmo um conjunto de estratégias elaboradas para promover a aprendizagem.[7] Shepherd compara os OA com o brinquedo Lego,[8] de maneira que as peças, como unidades reutilizáveis podem ser utilizadas, isoladamente ou combinadas, por meio de imagem, vídeo, histórias, tutoriais, som, página HTML, animação, simulação, entre outros.

Fornece informações para a produção de conhecimento e constituem-se em instrumentos significativos para aguçar a curiosidade e incitar novas ideias, relacionar conceitos e apoiar a resolução de problemas. Possibilita, ainda, experimentar caminhos diversos, monitorar a evolução temporal das relações de causa e efeito, perceber diferentes pontos de vista e corroborar suspeitas.[9]

Os OA são também conhecidos com diferentes designações, como objeto instrucional, objeto educacional, objeto inteligente, objeto de conhecimento, objeto de comunicação, objeto de dados, objeto virtual de aprendizagem, componentes instrucionais, documentos pedagógicos, materiais de aprendizagem *on-line*, componentes de *software* educacional, conteúdos de objetos compartilháveis.[6,10]

Com o intuito de produzir conhecimento e diferenciar o recurso de outras tecnologias aplicadas à educação, o objeto de aprendizagem deve ser estruturado em partes bem definidas, como objetivo, que descreve com clareza a finalidade do objeto, além da demonstração dos conceitos e requisitos para um eficiente aproveitamento do material; conteúdo instrucional ou pedagógico, relacionado com o conteúdo disponibilizado para que o aprendiz possa alcançar os objetivos propostos; prática e *feedback,* ao final de cada estudo, pois, é importante que o usuário registre a interação com o objeto para construção do conhecimento, com o propósito de certificar-se de que assimilou o conteúdo ou requer orientações para busca de novas respostas.[6]

As características mais comuns dos OA podem ser observadas na Tabela 19.1.

Tabela 19.1 Características dos OA.

Interoperabilidade	Compatibilidade com diferentes plataformas de ensino, por meio da padronização dos sistemas de informatização
Flexibilidade	Utilização em diferentes contextos, com baixo ou nenhum custo com manutenção
Reusabilidade	Reutilização em diferentes áreas, por diversos profissionais, em contextos distintos
Acessibilidade	Facilidade de localização e obtenção do recurso por meio de uma rede de computadores
Customização	Possibilidade de personalização do conteúdo e utilização dos objetos de diversas maneiras
Granularidade	Nível de agregação, o quanto o recurso pode ser combinado com outros objetos
Durabilidade	Longevidade: por quanto tempo o OA poderá ser utilizado, influenciado pelo tipo de tecnologias envolvidas na sua produção

Fonte: Longmire, 2001; Audino, 2010.

A atualização dos OA pode ser efetivada em tempo real, desde que os dados relativos ao objeto estejam reunidos no mesmo banco de informações. A definição do padrão de armazenamento de informações necessárias para a catalogação dos OA facilita a busca do material e a acessibilidade; após a criação do objeto, a organização dos dados necessários para a construção de metadados favorece sua localização.[10]

Considerando a acessibilidade, os OA podem ser catalogados em repositórios, que são banco de dados por meio dos quais é possível localizar e obter esses recursos didáticos, ou, ainda, em referatórios que contêm o endereço (URL) da localização efetiva do recurso.[12,13]

Os OA suportam um ou mais tipos de arquivos que podem conter gráfico, texto, áudio, interação, sob a forma de animações em 2D, 3D e simulações. Os OA podem abordar estruturas anatômicas e a dinâmica dos processos fisiológicos, reproduzindo, por exemplo, o ciclo cardíaco, a circulação sanguínea. Possibilitam a visualização, melhor compreensão de estruturas e processos, e podem ser utilizados em experiências de aprendizagem individuais e/ou colaborativas.[14]

De acordo com o processo de criação, de entrega do produto, de integração e de gestão do conteúdo, a adoção de OA traz vantagens potenciais para desenvolvedores, aprendizes e organizações.[15]

Para desenvolvedores, torna possível trabalhar diversas abordagens de aprendizagem; proporciona um *design* consistente no processo de desenvolvimento, maximizando a alocação de recursos e minimizando os riscos; favorece investigações detalhadas que permitem aos desenvolvedores encontrar, reutilizar e reaproveitar qualquer objeto ou mídia nos diversos contextos de aprendizagem; combinar antigos e recentes objetos para produzir novas soluções que atendam às necessidades dos usuários.[15]

Aos aprendizes, propicia a aquisição de novas habilidades e conhecimentos por meio da educação, experiência ou contato com o OA e possibilita a autoavaliação e planejamento das intervenções necessárias à regulação da aprendizagem; admite diversos tipos de entrega, de mídia e de estilos de apresentação para atender às necessidades e preferências no ambiente de trabalho do estudante; favorece experiência de aprendizagem de acordo com cada produto, como material de apoio para instrução em sala de aula, *e-learning*[1] ou *blended learning*[2] pautados em múltiplas abordagens educacionais, como, por exemplo, no treinamento baseado na resolução de problemas.[15]

Em se tratando das organizações, as vantagens referem-se à otimização do tempo para o alcance de desempenho de sucesso e competência dos colaboradores na produção de novas soluções de maneira rápida; redução do tempo de desenvolvimento e manutenção para suporte de cursos e processos de avaliação; personalização das abordagens no processo ensino-aprendizagem, resultando na melhoria da satisfação do aprendiz e maior transferência de conhecimentos e competências; alinha as informações obtidas em sistemas de gestão de conteúdos de aprendizagem com os sistemas de gestão do conhecimento em toda instituição.[15]

Realidade virtual

A realidade virtual (RV), recurso tecnológico que pode ser empregado no desenvolvimento de OA, pode ser compreendida como uma interface humano-computador focada na imersão e interatividade, promovendo uma experiência realista aos seus usuários ao possibilitar que eles interajam em ambientes virtuais simulados. A realidade virtual, especialmente os ambientes virtuais colaborativos, voltados ao ensino e treinamento de procedimentos diversos, traz benefícios à área da saúde ao possibilitar práticas colaborativas entre usuários remotos e a aprendizagem a distância.

---

[1] *E-learning*. Abreviação de eletronic learning, é modalidade de educação a distância que utiliza suporte eletrônico de tecnologia de informação para o aprimoramento do conhecimento de aprendizes, quando se encontram separados geograficamente e/ou temporalmente do facilitador (Pilla, Engelman, 2010. Disponível em: http://www.abed.org.br/congresso2010/cd/2942010144548.pdf).

[2] *Blended Learning*. Estratégia dinâmica de educação que mescla aprendizagem presencial e a distância, envolvendo recursos tecnológicos e diferentes abordagens pedagógicas que ajudam a acelerar o aprendizado, a colaboração entre os participantes, permitem produzir e trocar conhecimentos, sem limites de tempo e de espaço, proporcionando a possibilidade de explorar recursos e benefícios do uso da tecnologia digital (Rodrigues, 2010. Disponível em: periodicos.uems.br/novo/index.php/interfaces/article/download/72/52).

Nesse contexto, pode ser utilizada também na reabilitação de pacientes com deficiências físicas, cognitivas e psíquicas decorrentes de traumas físicos e psicológicos, com possibilidade de reconhecimento do comportamento do paciente nas atividades e modificação dos níveis de complexidade, aumentando o desafio, por meio de controle automático, agregados a inserção de métodos e técnicas de inteligência artificial no espaço virtual, dispensando a presença frequente do mediador.[16-18]

Conforme a tecnologia utilizada, a RV pode ser caracterizada como imersiva ou não imersiva.[19] A imersiva depende de recursos, como capacetes, luvas, salas de projeção, que permitem a interação física entre o usuário e o sistema. Já a não imersiva depende de recursos mais simples, como monitores, *mouse* e *joysticks*. O nível de interação e envolvimento é menor; em compensação, as tecnologias requeridas para a criação dos ambientes virtuais são menos complexas e envolvem custos mais baixos.

Outra característica importante que deve ser ressaltada na RV é a sensação de "presença" que se refere ao envolvimento do participante na aplicação, sentindo-se como parte dela. Para que esse fenômeno ocorra, alguns cuidados são necessários no desenvolvimento desses ambientes, como similaridade exaustiva na construção dos cenários e objetos virtuais em relação ao real, considerando cores, texturas, tamanhos, posicionamentos, movimentos e comportamentos, como expressão facial e sentimentos.[17]

Nesse sentido, o *Second Life* (SL) é um exemplo de realidade virtual, desenvolvido em 2003 pela empresa *Linden Labs*, com foco na interação social.[20,21] É um ambiente virtual tridimensional multiusuário que simula aspectos da vida real e torna possível a interação de vários usuários, entre si e com artefatos digitais, por meio de avatares. O universo, como mundo virtual tridimensional criado por meio da tecnologia, também conhecido como metaverso, pode ser compreendido como um mundo dentro de outro e possibilita uma perspectiva diferenciada de interação, como se o indivíduo estivesse, de fato, imerso, vivenciando o novo contexto.[22] O avatar personifica o indivíduo como sujeito, assegurando a presença digital na realidade virtual, nas múltiplas possibilidades de expressão, em diferentes situações, no ciberespaço.

O AnnMyers Medical Center é um exemplo desses ambientes e disponibiliza discussão de casos, aulas e diversos treinamentos para educação a distância no SL. O *Centers for Disease Control* (CDC) também fornece informações sobre saúde pública, epidemias, pandemias e desastres na plataforma virtual semelhante ao que acontece no mundo real.[23] O Departamento de Biocirurgia e Tecnologia Cirúrgica do *Imperial College London*, desde 2006, dispõe de um hospital virtual no SL destinado ao desenvolvimento de habilidades cirúrgicas (http://secondhealth.wordpress.com/movies/)

Conforme as necessidades de aprendizagem, a criação de ambientes e cenários específicos facilita a compreensão do aprendiz, tornando possível que ele participe do mundo virtual e desenvolva o senso crítico e reflexivo sobre os temas abordados nas atividades propostas. No cenário da saúde, o SL emerge como nova modalidade de comunicação, ensino e pesquisa com o intuito de fornecer informações aos pacientes e familiares, assim como estudantes e profissionais de maneira lúdica e interativa. Houser e colaboradores relatam estudos sobre o uso do SL no ensino de patologia, realização de procedimentos, educação em serviço e relações interpessoais, em cursos de enfermagem, medicina, serviço social, psicologia, turismo.[21]

Na formação em enfermagem o uso do SL, pode fornecer aos estudantes conhecimentos nas áreas de anatomia, fisiologia e patologia do corpo humano, bem como detalhes de cuidados de enfermagem (Figura 19.1), ampliando o pensamento crítico, a compreensão sobre as diferentes patologias e o trabalho em equipe, por meio de aprendizagem interativa, colaborativa e imersiva com os colegas da própria instituição ou de locais mais distantes.[24]

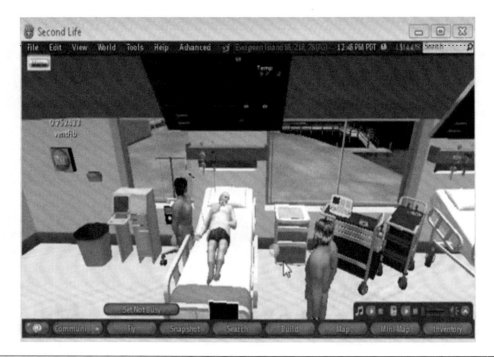

Figura 19.1 Imagem de objetos representando pulmões no ensino de enfermagem.
Fonte: Miller J. Video of Centralia Island in Second Life. Blogger. http://jsvavoom.blogspot.com.

Games, serious game e gamificação

Com o avanço do uso de *softwares* educacionais de ensino e aprendizagem, progressivamente os objetos de aprendizagem em forma de *games* vem conquistando espaço, inclusive no âmbito da educação e das corporações.

Cerca de 5 milhões de pessoas no mundo dispendem, em média, 45 horas por semana com algum tipo de jogo; 65% das pessoas jogam socialmente; 55% utilizam celular ou *tablet*; 53% têm idade entre 18 e 49 anos; 58% são do sexo masculino; no âmbito empresarial, 70% dos grandes executivos fazem pausas diárias para jogar.[25]

A Pesquisa Game Pop Ibope (2012) aponta que dos 80 milhões de internautas no Brasil 61 milhões jogam algum tipo de jogo.[26] Desses jogadores, 67% utilizam consoles, e 42% computadores pessoais, sobretudo jogos *on-line*. Os jogadores *on-line* gastam mais tempo, em média 5h14 min por dia, em relação aos que utilizam console de mesa e portáteis, cerca de 3h22 min, dedicados ao jogo.

Essas estatísticas evidenciam o potencial uso da ferramenta com possibilidades de aplicação em várias áreas. Nessa perspectiva, recursos pedagógicos são aplicáveis para explorar conteúdos nas áreas biológicas, de química e física, dentre outras, por permitirem o aprendizado seguro e de maneira concreta, ao facilitar a visualização do que será aprendido, evitando abstrações por parte do aprendiz.

Os jogos podem melhorar a motivação, aumentar a produtividade do indivíduo e, portanto, a qualidade de ensino, de treinamento e dos resultados, proporcionando maior integração entre o ambiente de aprendizagem e o mundo real. Considerando que, no cérebro, as conexões neurais se modelam e remodelam continuamente conforme os estímulos recebidos, os efeitos dos *games* podem provocar respostas cerebrais variadas. Em excesso, os prejuízos podem superar os benefícios, mas, quando utilizados adequadamente, os *games* podem contribuir para a melhora da atenção visual, da percepção espacial, na velocidade de processamento das informações, na tomada de decisão. Na medida em que os desafios vão se tornando mais difíceis, há maior necessidade de foco e de atenção, aumentando a memória de trabalho e as reações em velocidades mais rápidas.[27]

Ressalta-se que os jogos colaborativos, além de facilitar a compreensão de objetivos e estimular o raciocínio, as ações coletivas de maneira colaborativa possibilitam o fortalecimento das relações sociais.[27] A repetição dos movimentos e das ações criam caminhos neurais, favorecendo a realização dos movimentos e procedimentos de maneira automatizada.[28] Nesse nível, o indivíduo toma a decisão rapidamente, efetua a ação correta de modo imediato.

Nesse contexto, surgiram os denominados *serious games*, nos quais simulações e jogos digitais constituem-se em ambientes virtuais altamente interativos e dinâmicos com propósitos próprios, combinando jogo e aprendizagem.[29,30]

Serious games é uma terminologia estabelecida em 1970, cujo significado vai além da utilização puramente lúdica dos *games*.[31] Mais do que diversão, consistem em uma categoria especial de jogos, voltados intencionalmente a determinados conteúdos e abordagens específicas. São aplicáveis no estudo e no trabalho, motivando para o aprendizado, desenvolvimento de habilidades, resolução de problemas, tomada de decisão e mobilização de sentimentos de competência e autonomia, de maneira desafiadora, em diferentes graus de competitividade.

Os jogos digitais educacionais são destinados desde a educação básica até a superior; os jogos elaborados para a área da saúde têm como objetivo auxiliar o cuidado com a saúde e o bem-estar, tanto no campo da prevenção quanto relacionado com o tratamento da saúde física e mental; os jogos digitais produzidos para a formação profissional compreendem jogos e simuladores para negócios, corporações e organizações, visando facilitar e reduzir custos com treinamento e desenvolvimento profissional.[26]

Colabora na construção de aprendizagem de alto nível e desenvolvimento de habilidades operacionais e comportamentais mais complexas, nos quais o jogador utiliza seus conhecimentos prévios para resolver desafios, conhecer novas problemáticas e treinar tarefas.[18]

Na área da saúde, o uso do *serious games* é mais recente, mas se encontra em franca expansão e pode ser encontrado na medicina, na odontologia, na fisioterapia e na enfermagem, em razão do aumento da complexidade das intervenções, dos custos para treinamento e obtenção de recursos tecnológicos, da necessidade de estratégias inovadoras que contribuam nos processos de reabilitação, cuidados domiciliares e educação de hábitos saudáveis.[32] Há também referência sobre a utilização em treinamento de habilidades clínicas para situações emergenciais, como catástrofes, combate e bioterrorismo para profissionais civis e militares.[33]

Duarte e colaboradores realizaram um estudo de revisão sobre os *serious game* na área da saúde e identificaram trabalhos realizados na área da Psicologia, sobre Transtorno de Aprendizagem, Transtorno de Déficit de Atenção e Hiperatividade, Autismo; na Fonoaudiologia, com temas relacionados com a Terapia dos Distúrbios Fonológicos, Deficiência Auditiva e Distúrbio Auditivo, Motricidade Oral; na Odontologia, sobre Periodontia; e na Fisioterapia, relacionado com a área motora, todos vinculados ao tratamento em saúde.[34]

Na abordagem sobre *serious games* baseada em realidade virtual para educação médica, Machado e colaboradores expressam o valor do recurso e os desafios na utilização, associando também a sua potencialidade na qualificação profissional e de impacto social como possibilidade geradora de negócios, observada pela Associação Brasileira dos Desenvolvedores de Jogos Digitais (www.abragames.org).[18]

Na enfermagem, um serious games foi aplicado para distrair crianças durante procedimentos dolorosos como tratamento de feridas com o intuito de reduzir a dor, a angústia e a ansiedade.[35] As crianças do grupo que utilizou o *game* apresentaram redução mais significativa da dor e do sofrimento quando comparadas às do grupo controle, o que foi associado com o envolvimento e sensação de controle. No âmbito da educação em enfermagem, o *game* tem contribuído para a aproximação com o processo de envelhecimento e melhor preparo dos alunos diante da assistência e às ações de promoção e de monitoramento da saúde nos pacientes idosos.[36]

Como experiência nacional, o *serious game "e-baby"*, desenvolvido por uma pesquisadora da Escola de Enfermagem de Ribeirão Preto (EERP) da Universidade de São Paulo, representado na Figura 19.2, propõe o ensino de avaliação clínica respiratória e circulatória para auxiliar no reconhecimento de distúrbios respiratórios em bebês prematuros por meio de simulação em ambiente de incubadora neonatal (http://www2.eerp.usp.br/site/grupos/gpecca/objetos/ebaby/).

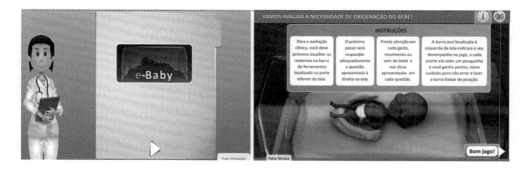

Figura 19.2 Telas introdutórias do *game e-baby*.

No desenvolvimento de *serious games*, a utilização do documento de *design* de *game* (GDD) auxilia no direcionamento de todo o processo de planejamento e construção do jogo, delineando o escopo, conceitos relacionados com a temática, metodologia, equipamentos especiais e especificações necessárias, como roteiro, conceituação artística, jogabilidade e interface. Os *games,* quando bem construídos, tornam o aprendizado mais divertido, gratificante e desafiador.[37] Quanto maior o envolvimento e interação do usuário com o *game*, melhores resultados de aprendizagem.[38]

O uso do *serious game* na educação e nas corporações proporciona maior engajamento e desenvolvimento de domínios cognitivos e afetivos em razão de suas características atraentes e divertidas, fazendo com que o aprendiz emerja emocionalmente no *game* e busque vencer os desafios, conquistar recompensas e competir com colegas, sem perceber que está vivenciando propriamente um processo de aprendizagem contínuo.[37]

Organizações como IBM, Cisco, Deloitte estão incrementando o uso de *games* em diversos tipos de treinamentos, como negócios, finanças, hospitalidade, habilidades, admissão, entre outros, e ainda, em *marketing*, vendas e recrutamento. O Marriott Hotel utiliza o *serious game* para tornar o processo de recrutamento mais eficiente e, posteriormente, o reutiliza na integração do funcionário, otimizando custos.[37]

Nos ambientes de aprendizagem que incluem jogos, o uso de avatar torna possível modelar atitudes que os jogadores poderão interiorizar ou imitar e transferir para sua prática. Aliados à realidade virtual, possibilitam a construção de processos de aprendizagem colaborativos que oferecem realismo e interatividade em tempo real, proporcionando maior motivação e envolvimento aos estudantes e profissionais.

Em algumas situações em que não se dispõe de jogo específico a ser aplicado segundo os objetivos da atividade proposta, ou diante da impossibilidade da criação ou obtenção de determinado *game* em tempo hábil, é possível aproveitar outros jogos e traçar analogias, como metáforas que associam a temática a ser estudada. Como exemplo, em atividades de treinamento e desenvolvimento profissional, aplica-se jogos de batalha e ao final, na discussão com o grupo, analogias da mecânica do jogo são realizadas com diversos aspectos, como definição de objetivos e desenvolvimento de estratégias no ambiente de trabalho.

A utilização de conceitos e técnicas de jogos em aplicações que não são jogos consiste na gamificação.[39,40] O termo, do original inglês *gamification*, significa a aplicação de elementos utilizados no desenvolvimento de jogos eletrônicos, como estética, mecânica e dinâmica, em outros contextos não relacionados a jogos.[41] É uma maneira de trazer as estratégias, os métodos e as soluções encontradas no ambiente virtual para o mundo real[39] e tem sido cada vez mais empregada em referência ao uso de jogos e *games* digitais aplicados no âmbito do ensino, pesquisa, assistência, processos de trabalho e gestão.

■ Aspectos técnicos e pedagógicos na utilização de simulação apoiada por objetos de aprendizagem

A criação de objetos de aprendizagem requer uma metodologia de desenvolvimento com cronograma e etapas de criação bem delimitadas com o intuito de otimizar o trabalho da equipe multiprofissional envolvida no processo de produção.

A produção de um OA, dependendo da complexidade deste, envolve diferentes profissionais, como professor conteudista, pedagogo, *designer* instrucional, *designer* gráfico, *web designer*, *game designer*, projetista, desenvolvedor, entre outros. Cada um dentro de sua área de competência e mediante esforço conjunto devem garantir a qualidade pedagógica, conceitual e tecnológica do objeto.

A literatura provê diversas metodologias para a criação de OA, como DIC (Design Instrucional Contextualizado) baseado nas fases de Análise, Design, Desenvolvimento, Implementação, Avaliação;[42] ADDIE (*Analisys, Design, Development, Implementation and Evaluation*); MACOBA – *Metodología Aprendizaje Colaborativo para la Produccíon y Consumo de Objetos de Aprendizaje* da Universidade Politecnica de Aguascaliente com as fases requisitos, análise, *design* e desenvolvimento, implantação e avaliação; CETL – metodologia do *Centre for Excellence in Teaching and Learning,* resultado da parceria entre a Universidade Metropolitana de Londres, Universidade de Cambridge e Universidade de Nottingham com as fases análise das necessidades do aprendiz, *design*, desenvolvimento, disponibilização e avaliação;[43] LOUCID – *Learning Objects: User-centered Instructional Design Process* que centra sua produção no usuário em todas as fases de produção.[44]

A opção por uma dessas metodologias deve atender aos objetivos do projeto e as necessidades da equipe de produção. Entretanto, diante da semelhança entre as fases das diversas metodologias de desenvolvimento, é extremamente recomendável considerar a participação dos usuários, a identificação do contexto a que será aplicado, a perspectiva pedagógica, bem como a relevância desses objetos no contexto da prática educativa.

Ressalta-se que a Escola de Enfermagem da Universidade de São Paulo vem investindo no desenvolvimento de objetos de aprendizagem e de produções tecnológicas por meio do Centro dos Laboratórios de Enfermagem em Ensino, Habilidades, Simulação e Pesquisa (CELAB) que se efetiva como espaço multiusuário educativo para o ensino prático, a pesquisa e a extensão na área de saúde (Figura 19.3), bem como do Centro de Estudos em Teleenfermagem – EEUSP (CETENF/EEUSP) de produção de conhecimento em enfermagem e suporte para a criação de produtos pedagógicos. Esses projetos tecnológicos contam, ainda, com a parceria da disciplina de telemedicina da Faculdade de Medicina da Universidade de São Paulo (FMUSP).[45]

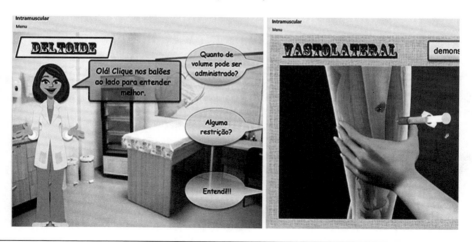

Figura 19.3 Objeto de aprendizagem sobre administração de medicamentos por via intramuscular para a Enfermagem (EEUSP).[3] Fonte: Tamashiro, 2012.

---

[3] Tamashiro LMC, Peres HHC. Disponível em: www.ee.usp.br/ensino/exibe_monografia.asp?VarAno=2012.

Simulação Virtual e Objetos de Aprendizagem: Integrando Saberes

No âmbito da pesquisa, o Grupo de Estudos e Pesquisas de Tecnologia da Informação nos Processos de Trabalho em Enfermagem (GEPETE), vinculado ao CNPq (Conselho Nacional de Desenvolvimento Científico e Tecnológico), têm resultado em produções científicas relacionadas com trabalhos de conclusão de curso, dissertações e teses na área, bem como produções tecnológicas (Figura 19.4), algumas com registro de propriedade intelectual e apoio financeiro de órgãos de fomento à pesquisa.

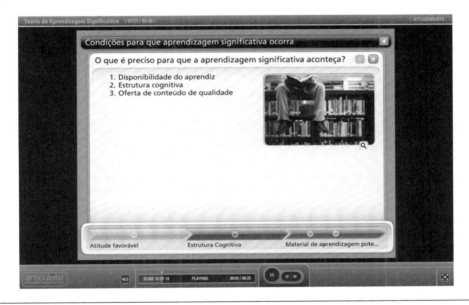

Figura 19.4 Tela do Objeto de Aprendizagem "Teoria da Aprendizagem Significativa" do Curso de Licenciatura em Enfermagem da EEUSP.
Fonte: Prado, 2013.[51]

Destaca-se, ainda, que para facilitar a localização dos OA alguns repositórios têm metodologia própria para catalogação, como o SOPHIA[4] da Universidade do Vale do Itajaí, o RIVED[5] da Secretaria de Educação a Distância (SEED) e o MERLOT[6] da Universidade da Califórnia. Essas metodologias compreendem a padronização dos metadados – arquivo que descreve o conteúdo educacional em aspectos técnicos e educacionais – que auxiliam ao usuário na identificação das principais características dos OA.

A avaliação e a validação do OA são importantes aspectos a serem considerados, visando à qualidade conceitual, tecnológica e pedagógica.

Há diversas métricas e rubricas que auxiliam como guia na elaboração, avaliação, validação e seleção dos OA, a fim de verificar a adequação e a necessidade de ajustes eventuais, conforme os objetivos delineados, o público-alvo, os recursos tecnológicos requeridos e os resultados a serem atingidos.

---

[4] http://siaiacad17.univali.br/sophia.
[5] http://rived.mec.gov.br/.
[6] http://www.merlot.org/merlot/index.htm.

Simulação Clínica e Habilidades na Saúde

Tais processos podem ser efetuados mediante iniciativa individual ou colaborativa, tanto pelo desenvolvedor quanto pelo usuário. Existem diversos instrumentos nacionais e internacionais oriundos de pesquisas nas quais os instrumentos são desenvolvidos e validados. Estão disponíveis metodologias e técnicas, como modelo de avaliação de MERLOT (qualidade de conteúdo, usabilidade, potencial como ferramenta de ensino), técnica TICESE (avalia a conformidade ergonômica do *software* educacional), metodologia de Martins (avalia a usabilidade do OA), metodologia de Thomas Reeves (critérios pedagógicos e interface com o usuário),[46] bem como o *Learning Object Review Instrument (LORI 2.0)*,[47] que se configura como ferramenta de avaliação colaborativa, cujos critérios são periodicamente revistos, garantindo sua atualização e confiabilidade, apresentado na Tabela 19.2.

Tabela 19.2 Descrição dos critérios de avaliação de OA utilizando LORI 2.0.

Critérios	Definição
Qualidade do conteúdo	O conteúdo é preciso e livre de erros, pautado em argumentos lógicos e ideias significativas, podendo ser aplicável e reutilizado em diversos contextos e diferentes níveis de alunos. Na apresentação do conteúdo, devem ser considerados os detalhes em nível apropriado e respeitados os grupos étnicos e culturais.
Alinhamento dos objetivos de aprendizagem	Requer coerência entre os objetivos de aprendizagem com os conteúdos, as atividades e as avaliações propostas e as características/necessidades dos alunos. Para o alcance dos objetivos de aprendizagem, o OA é suficiente?
Feedback e adaptação	O OA é capaz de instruir ou fornecer atividades que atendam às necessidades dos alunos e de simular fenômenos ou adaptar-se em resposta ao *input* diferencial desses participantes, mantendo o seu perfil.
Motivação	Possui habilidade de motivar e despertar interesse dos alunos envolvidos no projeto, com expectativas de êxito, baseados em atividades de aprendizagem que representam a vida real, acompanhado de humor, interação e desafios. O *feedback* mostra o desempenho do aluno e o que pode ser melhorado.
Concepção da apresentação	A valorização da concepção de informações contribui para uma aprendizagem eficaz. A apresentação é clara, objetiva, precisa, atraente e alinhada ao modo de exposição proposto.
Utilização interativa	A navegação é simples, prática e atrativa, as instruções são precisas e fáceis de compreender, facilitando a interface do usuário com o OA.
Acessibilidade	A concepção do OA inclui participação e acolhimento de alunos com deficiências sensoriais e motoras.
Conformidade com os padrões	O desenvolvimento do produto segue os padrões e especificações internacionais exigidos, metadados de OA, diretrizes técnicas, código com *tags* e estão disponíveis em páginas *on-line* aos usuários.

Fonte: Adaptada do Instrumento para a Avaliação de Objetos de Aprendizagem (LORI) – Versão 2.0 – 2009. Disponível em http://sfu.academia.edu/JohnNesbit.

O desenvolvimento de tecnologias digitais com cunho na formação e treinamento, dependendo da complexidade, dos diferentes profissionais e dos recursos tecnológicos envolvidos pode requerer investimento financeiro inicial alto, porém, ao analisar os benefícios e resultados, esse custo tende a não ser tão elevado. Essas vantagens podem ser elencadas por meio da minimização de riscos para usuários e clientes que se beneficiarão dos serviços oferecidos, da possibilidade de repetir as ações, quantas vezes forem necessárias, do desenvolvimento do pensamento crítico e reflexivo para tomada de decisão e liderança, do aprimoramento de domínios cognitivos e afetivos

Alguns *sites* oferecem opções de recursos, até mesmo sem custo, que podem ser utilizados no ensino, na pesquisa e no trabalho, em atividades *on-line* relacionadas com a simulação, como *softwares* para construção de mapas conceituais no planejamento e organização (*cmap tools*®), de atividades simuladas; *webquest* para o aprendizado/treinamento sobre atendimento em eventos com múltiplas vítimas (*google sites*®); *serious game*, jogos para tratar de temáticas relacionadas com a comunicação, relacionamento interpessoal, atuação interprofissional, simular atendimento em emergência em ambiente virtual[48,49] (Unreal Development Kit®), abordar temáticas da área da gestão com *business game*; elaboração e disponibilização de *quiz* para acesso contínuo *on-line* (ProProfs®), potencializando os processos de estudo e treinamento sobre determinado assunto; construção de infográficos (visual.ly®), de forma colaborativa utilizando ambientes virtuais compartilhados coletivamente ("nuvem" como espaço colaborativo de aprendizagem).

Outra opção é em relação ao uso de objetos de aprendizagem disponíveis em repositórios abertos. No Brasil, temos como exemplo desses repositórios o LabVirt (Universidade de São Paulo),[7] o RIVED[8] (Rede Interativa Virtual de Educação), o CESTA[9] (Coletânea de Entidades de Suporte ao uso de Tecnologia na Aprendizagem) e o LUME[10] (repositório digital da Universidade Federal do Rio Grande do Sul). A Universidade de Nottingham – UK[11] disponibiliza gratuitamente vários objetos de aprendizagem, e o Portal EducaOnline[12] oferece uma lista de repositórios e referatórios nacionais e internacionais.

A utilização de OA como recurso pedagógico não confere por si só qualidade ao processo educativo, tanto no contexto da formação inicial quanto no desenvolvimento profissional. A qualidade do processo é garantida quando há alinhamento entre o objetivo do OA e os objetivos da ação educativa, e os educadores estão capacitados para criar estratégias de ensino focadas nas necessidades de aprendizagem dos diversos atores.

Quando apoiada em pressupostos de educadores, como Vygotsky (aprendizagem social), Freire (aprendizagem na e com a práxis), Freinet (aprendizagem por cooperação, comunicação e livre expressão), entre outros, a utilização da RV coloca o sujeito aprendente em ação na prática. Tanto na formação quanto no desenvolvimento profissional, a aprendizagem se concretiza em torno de suas necessidades, voltando-se para um fim maior, ou seja, transformar-se para transformar.[50,51]

---

[7] http://www.labvirt.fe.usp.br/.
[8] http://rived.mec.gov.br/.
[9] http://www.cinted.ufrgs.br/CESTA/cestadescr.html.
[10] http://www.lume.ufrgs.br/.
[11] http://www.nottingham.ac.uk/nmp/sonet/rlos/rlolist.php.
[12] http://www.latec.ufrj.br/educaonline/index.php?option=com_content&view=article&id=308:lista-de-repositorios-e-referatorios-de-objetos-deaprendizagem&catid=30:biblioteca-virtual&Itemid=63.

O uso do objeto de aprendizagem envolve uma intencionalidade pedagógica, ele deve apoiar o ensino e a aprendizagem no alcance dos objetivos delineados ao complementar a temática abordada por meio da seleção de estratégias apropriadas.

Um OA pode ser utilizado como disparador para discussão presencial ou virtual, mediante a problematização de seu conteúdo, para introduzir um tema novo ou para aprofundar um tema.

Os recursos tecnológicos construídos com objetivos bem definidos auxiliam amplamente na educação, mas ainda assim não substituem a atuação reflexiva e planejada do professor na mediação do processo de aprendizagem.[52]

Os estudos indicam que os estudantes e educadores apreciam o uso de simulações virtuais e *serious games*, mas é preciso garantir sua relevância para o contexto do curso e os educadores devem estar familiarizados com o seu uso para auxiliar os alunos em caso de necessidade.[53]

Salienta-se que, independente da metodologia utilizada para criação ou utilização de OA, é preciso conhecer as necessidades de aprendizagem do público-alvo, ter clareza quanto aos objetivos a serem alcançados com o uso do objeto e ter conhecimento do OA em suas particularidades.

■ Considerações finais

A utilização de tecnologias digitais requer novo olhar sobre os profissionais que compõem a equipe de trabalho, considerando as diferentes áreas de conhecimento que passam a integrar-se na construção das propostas, favorecendo a interdisciplinaridade. Nesse sentido, envolve, além dos especialistas na área da saúde, como conteudistas, profissionais da área de tecnologia da informação, de *design* instrucional, de *web design*, de *designer* gráfico, entre outros.

Na construção coletiva, os diferentes saberes se integram e se transformam de modo colaborativo, com ética, respeito e valorização das diferenças, na diversidade.

Na seleção das estratégias e recursos tecnológicos, a clareza dos objetivos traçados e dos resultados a serem alcançados é essencial na integração das inteligências, na convergência dos valores, em prol de princípios e práticas, fundamentados na maximização das potencialidades, na redução de riscos para a formação das competências com responsabilidade. Nesse processo, a reflexão sobre a cultura vigente é necessária; apesar da abrangência social, requer novo olhar sobre a cultura da organização, a política educacional, revendo seu papel social e sua identidade no trabalho desenvolvido.

Como vimos, os objetos de aprendizagem dinamizam o processo educativo, na formação profissional e no trabalho em saúde, contribuindo significativamente para a aprendizagem dos pacientes, profissionais de saúde e estudantes. Quando envolvem a tecnologia de realidade virtual, conferem maior grau de veracidade aos cenários, permitindo aos usuários a imersão em simulações realistas.

O monitoramento da aplicação das estratégias e recursos tecnológicos requer avaliação permanente, desde o planejamento até a implementação, e de modo continuado após a implantação das novas proposições. A avaliação de impacto deve ser utilizada para verificar os efeitos dessas ações no ambiente e processos de trabalho, na qualidade e segurança, na *performance* da organização. A definição de critérios de acompanhamento, de indicadores culturais e clínicos, de gestão, de ensino e de pesquisa norteia a educação, profissional e corporativa, no enfrentamento de desafios e no alcance da excelência.

■ Referências bibliográficas

1. Thompson P. The digital natives as learners: technology use patterns and approaches to learning. Comput Educ [Internet]. 2013. [Internet] [Acesso em 01 dez 2016]. Disponível em: http://www.sciencedirect.com/science/article/pii/S0360131513000225
2. Prado C, Pereira IM, Fugulin FMT, et al. Seminários na perspectiva dialética: experiência na disciplina administração em enfermagem. Acta Paul Enferm. 2011;24(4):582-5.
3. Prata CL, Nascimento ACA, Pietrocola M. Políticas para fomento de produção e uso de objetos de aprendizagem. In: Brasil. Ministério da Educação. Secretaria de Educação a Distância. In: Prata CL, Nascimento ACA. Objetos de aprendizagem: uma proposta de recurso pedagógico. Brasília: MEC, SEED, 2007.
4. Catalan VM, Silveira DT, Cogo AL. Projeto criação de objetos virtuais de aprendizagem In: Congresso Brasileiro de Educação à Distância, 2007. [Internet] [Acesso em 01 dez 2016]. Disponível em: http://www.abed.org.br/congresso2007/tc/4202007124606PM.pdf
5. Wiley DA. Conecting learning objects to instructional theory: a definition, a methaphor and a taxonomy. In: Wiley DA. The instructional use of learning objects. Logan: Utah State University. [Internet] [Acesso em 01 dez 2016]. Disponível em: http://www.reusability.org/read/chapters/wiley.doc
6. Audino DF, Nascimento RF. Objetos de aprendizagem – diálogos entre conceitos e uma nova proposição aplicada a educação. Rev Contemp Educ. 2010;5(10).
7. Flôres MLP, Tarouco LMR, Reategui EB. Metodologia para criar objetos de aprendizagem em Matemática usando combinação de ferramentas de autoria. In: II Congresso Brasileiro de Informática na Educação (CBIE 2013). Workshops (WCBIE 2013).
8. Shepherd C. Objects of interest. [Internet] [Acesso em 01 dez 2016]. Disponível em: http://olc.gre.ac.uk/ET/ELD/KNTI/etutres.NSF/76cf225430685dbc8025651a00759c95/fa145009572989a580256c470053b195/$FILE/lrngobjects.pdf
9. Santos MEKL. Objetos e ambientes virtuais de aprendizagem no ensino de matemática: um estudo de caso para o estágio supervisionado de docência [Dissertação]. São Paulo: Universidade Cruzeiro do Sul, 2007.
10. Longmire W. A primer on learning objects. USA - Virgina: American Society for Training & Development, 2001.
11. Calil FC, Peres HHC, Zaima J, et al. A produção científica de objetos de aprendizagem no ensino em enfermagem. Online J Health Inform. 2012;4(Número Especial - SIIENF 2012):138-43. [Internet] [Acesso em 01 dez 2016]. Disponível em: http://www.jhi-sbis.saude.ws/ojs-jhi/index.php/jhi-sbis/article/view/245
12. Tarouco LMR, Schmitt MAR. Adaptação de Metadados para Repositórios de Objetos de Aprendizagem. CINTED – UFRGS: RENOTE, 2010.
13. Banco Internacional de Objetos Educacionais. [Internet] [Acesso em 01 dez 2016]. Disponível em: http://objetoseducacionais2.mec.gov.br/
14. Schibeci R, Phillips R, Lowe K, et al. Evaluating the use of learning objects in Australian and New Zealand schools. Comput Educ. 2008;50:271-83.
15. Cisco Systems. Reusable Learning Object Strategy: Designing and Developing Learning Objects for Multiple Learning Approaches. 2003. p.34. [Internet] [Acesso em 01 dez 2016]. Disponível em: http://e-novalia.com/materiales/RLOW__07_03.pdf

16. Burdea G. Virtual rehabilitation-benefits and challenges. Methods Inf Med. 2003;42(5):519-23.
17. Nunes FLS, Costa RMEM, Machado LS, et al. Realidade virtual para saúde no Brasil: conceitos, desafios e oportunidades. Rev Bras Eng Biom. 2011;27(4):243-58.
18. Machado LS, Moraes RM, Nunes FLS, et al. Serious games baseados em realidade virtual para educação médica. Rev Bras Educ Med. 2011;35(2):254-62.
19. Barilli ECVC, Ebecken NFF, Cunha GG. A tecnologia de realidade virtual como recurso para formação em saúde pública à distância: uma aplicação para a aprendizagem dos procedimentos antropométricos. Cienc Saude Coletiva. 2011;16(1):1247-56.
20. Honey M, Connor K, Veltman M, et al. Teaching with Second Life: Hemorrhage Management as an Example of a Process for Developing Simulations for Multiuser Virtual Environments. Clin Simul Nurs. 2012;8:79-85.
21. Houser R, Thoma S, Coppock A, et al. Learning ethics through virtual fieldtrips: teaching ethical theories through virtual experiences. Int J Teach Learning Higher Educ. 2011;23(2):260-8.
22. Maria SAA. Proposta de formação continuada para docentes da educação superior no metaverso Second Life [Dissertação]. Faculdade de Educação, Universidade Federal do Rio Grande do Sul, 2012.
23. José FF, Filho FSSL, Menezes IBS, et al. Gestão do conhecimento médico: guia de recursos digitais para atualização profissional. São Paulo: Artmed, 2009. [Internet] [Acesso em 01 dez 2016]. Disponível em: http://books.google.com.br/books?id=roq4840cuUQC&pg=PA84&lpg=PA84&dq=second+life+exemplos+de+hospitais&source=bl&ots=MoKkmPS2K4&sig=GG4ZEAq6nzZEpkzo7rEAf9FqftM&hl=pt-BR&sa=X&ei=eHVCVIvxJNPLggTcmYCoAw&ved=0CEMQ6AEwAw#v=onepage&q=second%20life%20exemplos%20de%20hospitais&f=false.
24. Hanse MM. Versatile, immersive, creative and dynamic virtual 3-D healthcare learning environments: a review of the literature. J Med Internet Res. 2008;10(3):e26.
25. McGonigal J. Reality is broken. Nova York: Penguin Books, 2011.
26. Fleury A, Nakano D, Cordeiro JHDO. Núcleo de política e gestão tecnológica. Mapeamento da indústria brasileira e global de jogos digitais. GEDIGames (Grupo de Estudos e Desenvolvimento da Indústria de Games). 2014. [Internet] [Acesso em 01 dez 2016]. Disponível em: http://www.abragames.org/uploads/5/6/8/0/56805537/mapeamento_da_industria_brasileira_e_global_de_jogos_digitais.pdf
27. Goleman D. Foco: a atenção e seu papel fundamental para o sucesso. [Tradução: Cássia Zanon]. Rio de Janeiro: Objetiva, 2014.
28. Eagleman D. Incógnito: as vidas secretas do cérebro. [Tradução: Rita Vinagre]. Rio de Janeiro: Rocco, 2012.
29. Ulicsak M. Games in Education: Serious Games. Futurelab innovation in education. June 2010. [Internet] [Acesso em 01 dez 2016]. Disponível em: www.futurelab.org.uk/projects/games-in-education
30. Girard C, Ecalle J, Magnan A. Serious games as new educational tools: how effective are they? A meta-analysis of recent studies. J Computer Assisted Learning. 2013;29:207-19.
31. Clark C. Abt. Serious game. University Press of America, 1987. [Internet] [Acesso em 01 dez 2016]. Disponível em: http://books.google.com.br/books?id=axUs9HA-hF8C&pg=PR4&lpg=PR4&dq=clark+abt+1987+serious+game+1970&source=bl&ots=dZRZcez7tT&sig=HEznZbUa2AwcCJeKwnTlmBJ1MWc&hl=pt-BR&sa=X&ei=u3wgVJeeCs_CggTY2YDQAQ&ved=0CDcQ6AEwAg#v=onepage&q=clark%20abt%201987%20serious%20game%201970&f=false

32. Morais AM, Machado LS, Valença AMG. Serious games na odontologia: aplicações, características e possibilidades. In: XII Brazilian Congress of Health Informatics. Porto de Galinhas: CBIS, 2010.
33. Serious games for healthcare markets. Pulse! Virtual clinical learning lab for healthcare training. [Internet] [Acesso em 01 dez 2016]. Disponível em: http://www.breakawaygames.com/serious-games/solutions/healthcare/
34. Duarte JM, Vitti SR, Prado CS, et al. Revisão de serious game na área de saúde. XIII Congresso Brasileiro em Informática em Saúde – CBIS 2012. [Internet] [Acesso em 01 dez 2016]. Disponível em: http://www.sbis.org.br/cbis2012/arquivos/259.pdf
35. Nilsson S, Enskär K, Hallqvist C, et al. Active and passive distraction in children undergoing wound dressings. J Pediatr Nurs. 2013;28(2):158-66.
36. Chen AM, Kiersma ME, Yehle KS, et al. Impact of the Geriatric Medication Game® on nursing students' empathy and attitudes toward older adults. Nurse Educ Today. 2015;35(1):38-41.
37. Donovan L. The use of serious games in the corporate sector: a state of the art report. Learnovate Centre - Learning Innovation. 2012. [Internet] [Acesso em 01 dez 2016]. Disponível em: http://www.learnovatecentre.org/wp-content/uploads/2013/06/Use_of_Serious_Games_in_the_Corporate_Sector_PRINT_FINAL.pdf
38. Schuytema P. Design de games: uma abordagem prática. São Paulo: Cengage Learning, 2013.
39. Fardo ML. Gamificação aplicada em ambientes de aprendizagem. Universidade de Caxias do Sul: CINTED - UFRGS: RENOTE, 2013;11(1):1-9. [Internet] [Acesso em 01 dez 2016]. Disponível em: http://seer.ufrgs.br/renote/article/viewFile/41629/26409
40. Vianna Y, Vianna M, Medina B, et al. Gamification, Inc: como reinventar empresas a partir de jogos. Rio de Janeiro: MJV Press, 2013. [Internet] [Acesso em 01 dez 2016]. Disponível em: http://livrogamification.com.br/download/
41. Kapp KM. The Gamification of learning and instruction: Game-based methods and strategies for training and education. San Francisco: Pfeiffer, 2012.
42. Filatro A. Design Instrucional na Prática. São Paulo: Pearson Education do Brasil, 2008.
43. Boyle T, Cook J, Windle R, et al. An agile method for developing learning objects. Australian Society for Computers in Learning in Tertiary Education Ascilite. 2006. [Internet] [Acesso em 01 dez 2016]. Disponível em: http://www.ascilite.org.au/conferences/sydney06/proceeding/pdf_papers/p64.pdfhttp://www.ascilite.org.au/conferences/sydney06/proceeding/pdf_papers/p64.pdf
44. Branon RF. Learning Objects: User-centered Instructional Design Process Acronym: LOUCID ("lucid") Model [Tese]. Indiana: University Indiana, 2011.
45. Peres HHC, Leite MMJ. Inovação e interação tecnológica na Escola de Enfermagem da USP. Rev Esc Enferm USP [online]. 2008;42(4):614-5. [Internet] [Acesso em 01 dez 2016]. Disponível em: http://www.scielo.br/scielo.php?pid=S0080-62342008000400001&script=sci_arttext
46. Gama CLG. Método de construção de objetos de aprendizagem com aplicação em métodos numéricos. [Doutorado]. Curitiba: Departamento de Engenharia, Universidade Federal do Paraná, 2007. [Internet] [Acesso em 01 dez 2016]. Disponível em: http://www.ppgmne.ufpr.br/arquivos/teses/9.pdf
47. Nesbit J, Belfer K, Leacock T. Learning Object Review Instrument: user manual. [Internet] [Acesso em 01 dez 2016]. Disponível em: http://sfu.academia.edu/JohnNesbit
48. Knight JF, Carley S, Tregunna B, et al. Serious gaming technology in major incident triage training: a pragmatic controlled trial. Resuscitation. 2010;81(9):1175-9.

49. Breuer J, Bente G. Why so serious? On the Relation of Serious Games and Learning. J Computer Game Culture. 2010;4(1):7-24. [Internet] [Acesso em 01 dez 2016]. Disponível em: http://www.eludamos.org/index.php/eludamos/article/viewarticle/vol4no1-2/146
50. Barill EC, Cunha GG. A tecnologia de realidade virtual: recurso real para potencializar a educação. Journal Virtual Reality. Universidade Federal do Rio de Janeiro – Grupo de Realidade Virtual aplicada e Laboratório de Pesquisa em Tecnologias da Informação e da Comunicação, 2009.
51. Prado C. Tecnologias digitais no curso de licenciatura em enfermagem: uma inovação no processo ensino-aprendizagem [livre docência]. São Paulo: Escola de Enfermagem, Universidade de São Paulo, 2013.
52. Menezes L, Braga JC. Unidade 10: Estratégias pedagógicas para uso dos objetos de aprendizagem: conceitos e aplicações. In: Curso: desenvolvimento de objetos virtuais de aprendizagem. Universidade Aberta do Brasil, [s.d.].
53. Kapralos B, Hogan M, Pribetic AI, et al. Virtual simulations and serious games in a laptop-based university gauging faculty and student perceptions. Interactive Technology and Smart Education. 2004;8(2). [Internet] [Acesso em 01 dez 2016]. Disponível em: http://www.emeraldinsight.com/doi/abs/10.1108/17415651111141821

capítulo 20

Giselle Coelho • Eduardo Varjão • Maurício Yoshida

Impressão 3D em Simulação

■ Introdução

O conceito de simulação envolve o uso de modelos para imitar a experiência da vida real. Durante os últimos 20 anos, a simulação ganhou relevante aceitação, sendo difundida como uma ferramenta para educação cirúrgica. O número de publicações relativas ao tema cresceu exponencialmente. A indústria aérea, com o desenvolvimento de simuladores de voo e métodos de treinamento de pilotos, provou ser um precedente excelente para a inovação em educação cirúrgica. Muitos educadores acreditam que tais métodos são a chave para acelerar a aquisição de habilidades fundamentais e, assim, obter a melhoria de desempenho entre os residentes em cirurgia. Um estudo da Universidade de Yale demonstrou que o treinamento com simulador diminuiu em 30% o tempo cirúrgico e reduziu os erros intraoperatórios em 85%.[1,2]

O modelo atual de educação cirúrgica é puramente baseado no volume de pacientes operados. Entretanto, restrições no número máximo de horas de trabalho para residentes limitam o tempo de ensino, ao mesmo tempo em que há maior pressão por eficiência durante as cirurgias. Adicionam-se a esse cenário ênfase na segurança do paciente e maior consciência das consequências médico-legais após erros médicos. Todos esses aspectos dificultam significativamente a experiência de aprendizado dos residentes em cirurgia e limitam a capacidade de ensino do cirurgião mais experiente durante procedimentos complexos.

Assim, estratégias de aprendizagem fora da sala cirúrgica estão sendo cada vez mais solicitadas com o objetivo de fornecer o ambiente ideal para aprendizado, porém sem colocar pacientes em risco. A demanda por novos paradigmas de treinamento e obtenção de habilidades cirúrgicas conduziu ao aumento do uso de simuladores no treinamento, que refinam a técnica enquanto possibilitam a avaliação objetiva do desempenho do residente.[3,4]

O atual modelo de treinamento em cirurgia remonta a 1889, quando William Halsted o introduziu e revolucionou a maneira como os residentes aprenderiam as intrincadas habilitações e os detalhes técnicos.[5,6]

A prática cirúrgica requer alto nível de competência técnica e melhoria contínua de habilidades práticas; desse modo, cirurgiões enfrentam o desafio de aprender, planejar e executar procedimentos altamente complexos, nos quais há pequeno espaço para erro.

A cirurgia requer um alto nível de coordenação dos olhos e das mãos e uma interação técnica com o espaço tridimensional. Há um grupo na literatura demostrando que a simulação cirúrgica influencia resultados translacionais.[7]

Neurocirurgia é um campo complexo que requer julgamento, competência técnica e foco meticuloso. Considerando que mais de 75% dos erros neurocirúrgicos são julgados como evitáveis e naturalmente técnicos, a simulação pode ter um papel importantíssimo nesse contexto.[7] Embora não haja substituição para experiências reais na sala de cirurgia, o uso de simuladores possibilita a orientação interpessoal e o treinamento durante a formação do residente, podendo complementar o processo educacional.

Os simuladores podem ser classificados como de alta e baixa fidelidade. São considerados de baixa fidelidade os modelos que permitem apenas a prática de habilidades individuais ou algumas técnicas, ao invés de uma cirurgia completa. Eles são mais bem utilizados por jovens cirurgiões durante a prática de habilidades cirúrgicas básicas, tais como a coordenação de olhos e mãos. Já os simuladores de alta fidelidade podem reproduzir uma cirurgia completa com alto grau de realismo, possibilitando o treinamento de grande variedade de habilidades, sendo mais bem explorados por cirurgiões experientes.[8]

Geralmente os simuladores físicos são melhores para treinamento em habilidades psicomotoras, enquanto os simuladores virtuais atuam no reforço das habilidades cognitivas, proporcionando a visualização anatômica com representação geométrica tridimensional.[9]

Nesse contexto, com o advento da impressão 3D, simuladores de alta fidelidade podem recriar procedimentos complexos com precisão realística. A tecnologia 3D esteve incorporada em modelos de treinamento extremamente realísticos para laparoscopia, toracoscopia e outras cirurgias minimamente invasivas.[5] Recentemente, a impressão 3D tem sido usada para criar modelos customizados de pacientes para planejamento pré-operatório de procedimentos complexos.[5] Essa nova tecnologia também permite a simulação de alta fidelidade em modelos específicos de pacientes para complementar o aprendizado cirúrgico do residente. Estudos prévios demonstram que cirurgiões que utilizam modelos 3D os consideram fácil de usar e superiores ao uso de imagens tradicionais.[5]

Embora as modalidades atuais de imagem, como tomografia computadorizada (TC), ressonância magnética (RM) e *softwares* de pós-processamento, possam fornecer uma visualização adequada da patologia, existem limitações notáveis da visão bidimensional, não sendo raro cirurgiões encontrarem diferentes relações anatômicas durante o período intraoperatório. As patologias neurocirúrgicas, como malformações congênitas, podem ser de difícil compreensão a partir de imagens 2D, TC ou RM. Desse modo, o método de impressão 3D se apresenta como uma alternativa para solucionar essa limitação e melhorar a compreensão da patologia, aprimorando o planejamento pré-operatório.

O principal objetivo deste capítulo é descrever as aplicações da impressão 3D e as limitações atuais e destacar seu papel no planejamento pré-operatório e na educação médica.

■ Como é o realizado o processo para obter uma peça impressa 3D?

O processo de impressão começa com a segmentação de dados de imagem, que consiste em converter as informações anatômicas obtidas por TC ou RM em um modelo digital 3D das estruturas anatômicas alvo.

Impressão 3D em Simulação

O processo de modelagem impressa em 3D específico do paciente pode ser resumido em:
1. Aquisição do conjunto de dados de imagem por TC ou RM;
2. Processo de segmentação e criação de máscara de segmentação;
3. Conversão da máscara de segmentação em modelo 3D (específico do paciente);
4. Ajuste do modelo 3D digital do paciente específico;
5. Impressão 3D do modelo específico do paciente (podendo ser multimaterial ou não).

A primeira tecnologia de impressão 3D foi introduzida por Charles Hull em 1986.[10] Os processos de modelagem 3D podem ser sintetizados de acordo com a Tabela 20.1.

Tabela 20.1 Resumo dos processos de modelagem impressa 3D.

Processo de modelagem	Descrição
Estereolitografia	Técnica que fabrica um objeto sólido a partir de uma resina fotopolimérica usando *laser* ultravioleta guiado digitalmente.
Modelagem de deposição fundida	Cria uma estrutura 3D a partir de filamentos termoplásticos derretidos camada por camada, juntamente com um material de suporte físico que é posteriormente dissolvido.
Derretimento seletivo a *laser*	Cria partes fortes de material fundido ou pó cerâmico usando um feixe de *laser* de alta potência. É preferido para a construção de protótipos funcionais ou implantes médicos, como substituições ósseas faciais.
Tecnologia Polyjet	Cria impressões 3D por meio de um processo de jateamento de camadas finas de fotopolímeros líquidos que são instantaneamente endurecidos com luz ultravioleta e podem incorporar vários materiais e cores simultaneamente. Essa técnica é capaz de produzir modelos altamente complexos com superfícies lisas e paredes finas (até uma resolução de 0,016 mm). Também é usado para a fabricação de modelos anatômicos flexíveis específicos do paciente que combinam vários materiais diferentes.

■ Modelos 3D e educação médica

Todas as formas de simulação (espécimes cadavéricos, simuladores físicos e virtuais) desempenham um papel singular em diferentes fases do aprendizado e devem ser consideradas no desenvolvimento de um programa educacional de simulação.

Atualmente, modelos impressos em 3D podem ser criados para diferentes aplicações, incluindo: criação de ferramentas para o ensino em anatomia; desenvolvimento de modelos funcionais (investigação da dinâmica intracardíaca); criação de modelos de materiais combinados deformáveis para um planejamento processual complexo; criação ou refinamento de dispositivos intraoperatórios.[10]

Como ferramenta de ensino em cirurgia, os modelos 3D podem ser úteis para os residentes visualizarem espacialmente a anatomia e compreenderem melhor o procedimento operatório. Aplicações igualmente importantes consistem em permitir que os pacientes e suas famílias compreendam a complexidade da patologia, discutindo, em detalhes, o procedimento cirúrgico planejado e as possíveis complicações. Além disso, os modelos 3D permitem o aprimoramento dos cuidados críticos ao paciente por meio de treinamento em simulação de equipes multidisciplinares de terapia intensiva.[11]

Os modelos de impressão 3D oferecem não apenas uma visualização aprimorada para o planejamento processual, mas também fornecem informações substanciais sobre a precisão da reconstrução cirúrgica e implantes de dispositivos. Sua aplicação foi descrita em várias especialidades médicas e seu uso vem se difundindo nas diversas áreas: no planejamento de transplantes de fígado – doador vivo; para neurocirurgia – cirurgias complexas da base do crânio, craniossinostose, aneurismas cerebrais; para cirurgia plástica – implante de prótese, reconstrução de órgãos e tecidos; para cirurgia ortopédica – reparo de fraturas complexas.

Especialmente em neurocirurgia, existem muitas contribuições em potencial. A tecnologia de impressão 3D pode ajudar os cirurgiões a planejarem a abordagem cirúrgica e desenvolverem estratégias para lidar com cenários intraoperatórios incomuns e de alto risco.

Atualmente, modelos impressos de crânios têm sido utilizados no planejamento de complexos procedimentos na área de neurocirurgia. O planejamento de cirurgias para correção de cranioestenose e encefalocele com biomodelos vem sendo desenvolvido na Zona Leste de São Paulo, área contemplada pelo Hospital Santa Marcelina. Os biomodelos fazem parte dos recursos terapêuticos e já foram utilizados em 24 pacientes até 2019, com relevante impacto no tempo de internação, tempo cirúrgico, volume de transfusão sanguínea, custos hospitalares e resultado estético. Ademais, por se tratar de um hospital com diversos programas de residência médica, permite o treinamento prático para residentes em cirurgia.

Muitos estudos apoiam a hipótese de que quanto mais um procedimento é realizado, melhor se torna o resultado e menor, a mortalidade. Embora pareça lógico proclamar que a prática regular é fundamental para a obtenção de bons resultados, o desempenho não melhora apenas por pura repetição de uma tarefa, conforme explicado por vários estudos que mostram variação no desempenho de diferentes cirurgiões com um grande volume de casos.[12]

O estudo conduzido por Ericson *et al.* afirma que a máxima proficiência em qualquer habilidade não é atingida automaticamente pela experiência ou número de horas dedicadas à prática, mas sim por um esforço deliberado para melhorar. Segundo Ericson, a chave para melhorar consistentemente é uma prática deliberada em que um indivíduo concentra seus esforços em uma tarefa bem definida e apropriada com o único objetivo de melhorar o desempenho e obter *feedback* dos cirurgiões *experts*, que permite correção imediata de erros. Ele ressalta que a quantidade de tempo dedicado à prática deliberada, ao invés do tempo gasto em cirurgia, é o fator mais decisivo para melhorar habilidades cirúrgicas em casos complexos.[6,13]

Demonstrou-se, com nível de evidência I, que habilidades técnicas adquiridas em modelos simuladores se traduzem diretamente numa melhor *performance* em campo, realçando a habilidade cognitiva esperada para o desempenho da *expertise* cirúrgica.[15]

A necessidade de desenvolvimento de um currículo cirúrgico inovador que incorpore ambientes de aprendizagem seguros e avaliações objetivas de habilidades é nítida e precisa ser conduzida por educadores treinados.[16] Se o simulador será usado como uma ferramenta no desenvolvimento de habilidades para um determinado procedimento, é importante obter evidência da melhora do desempenho após o treinamento e consequente redução na taxa de complicações. As avaliações principais desse treinamento devem incluir: propriedade realística do simulador, representação anatômica precisa, avaliação tátil, análise da ferramenta educacional e aplicabilidade clínica.[16]

Múltiplas metanálises demonstraram que associar simulação ao treinamento convencional resulta em melhor desempenho, redução no tempo de cirurgia, redução da taxa de erros e, consequentemente, melhores resultados para os pacientes.[5]

A comunidade neurocirúrgica reconheceu os benefícios potenciais da simulação e se tornou líder em pesquisa dessa ferramenta de aprendizagem. Numerosos estudos relatam métodos modernos de simulação e recentes revisões resumem essas informações.[17-19] Indubitavelmente, no futuro, os simuladores se tornarão uma parte integrante do currículo da maioria dos programas cirúrgicos.

■ Evolução no planejamento pré-operatório: uso do modelo híbrido

O modelo híbrido consiste numa réplica específica do paciente, apresentando as características físicas da sua anatomia (olhos, cabelos, cor da pele etc.) e da sua própria patologia (Figura 20.1).

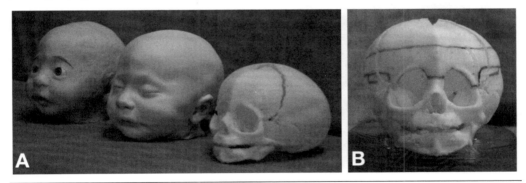

Figura 20.1 A) Modelos simuladores em caso de trigonocefalia (da esquerda para a direita): modelo híbrido, modelo da anatomia superficial e modelo craniano; B) Modelo craniano com demarcações planejadas para o remodelamento supraorbitário.

Fonte: Acervo da Dra. Giselle Coelho e do Dr. Maurício Yoshida.

A primeira etapa desse processo inicia-se obtendo um modelo impresso em 3D. Em seguida, esse dispositivo é aprimorado em um processo artesanal, com uso de diferentes materiais, por um artista plástico. Entre os materiais utilizados, podemos citar a resina e o silicone. O silicone, por exemplo, é útil para a criação de efeitos de pele, assim como para a fabricação das diferentes camadas de tecido. Ainda, é possível obter um infinito número de efeitos de cores adicionando pigmentos ou efeitos em pó. O resultado é um biomodelo com textura, consistência e resistência mecânica muito semelhantes às de tecidos humanos e, inclusive, com as feições do paciente a ser operado. Devido às propriedades físicas tanto da resina quanto do silicone, é possível ainda a utilização de instrumentos cirúrgicos para diérese, preensão e até mesmo para hemostasia com aparelhos de coagulação bipolar, reproduzindo, de maneira fidedigna, o ambiente intraoperatório desde a pele até a dura-máter e seu interior.

■ Caso ilustrativo

Paciente do sexo masculino, 5 meses de idade, apresentava alteração de formato craniano, sendo encaminhado pelo pediatra para avaliação neurocirúrgica (Figura 20.2). Tomografia computadorizada de crânio com reconstrução tridimensional revelou alterações anatômicas frontais e orbitárias, decorrentes de fechamento precoce de sutura metópica, conferindo o diagnóstico de trigonocefalia (Figura 20.2). Nesse momento, foi indicado tratamento cirúrgico: crânio-orbitotomia frontal bilateral para correção de cranioestenose.

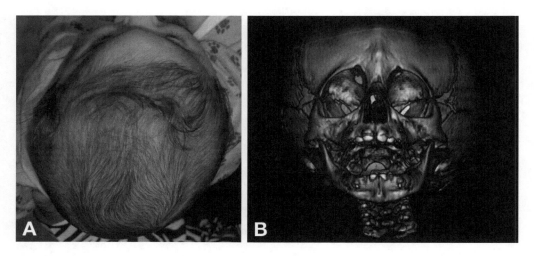

Figura 20.2 A) Criança com trigonocefalia (vista superior). É possível verificar o formato triangular da região fronto-orbital e a diminuição da distância bitemporal. B) Tomografia computadorizada craniofacial (vista anterior). É possível observar a quilha mediana frontal e a deformidade orbital.

Fonte: Acervo da Dra. Giselle Coelho e do Dr. Maurício Yoshida.

A associação da impressão 3D com o detalhamento proporcionado pelo modelo híbrido potencializa o planejamento pré-operatório. A aplicação do biomodelo visa à melhoria da visualização espacial tridimensional e das atividades práticas de cada etapa cirúrgica (Figura 20.3). Essa particularidade foi atingida com planejamento em equipe multidisciplinar: anestesista, neurocirurgiões, cirurgiões plásticos, médicos residentes e instrumentadores cirúrgicos. A importância do uso dos biomodelos é evidente sobretudo em cirurgias como a correção de cranioestenose por causa de seu aspecto não apenas funcional, mas também estético, com a medida precisa e programada das osteotomias. Ao final do planejamento, foi formado um roteiro geral da cirurgia para documentação e uso intraoperatório, fins prognósticos ou preditivos e esclarecimento de familiares.

Impressão 3D em Simulação

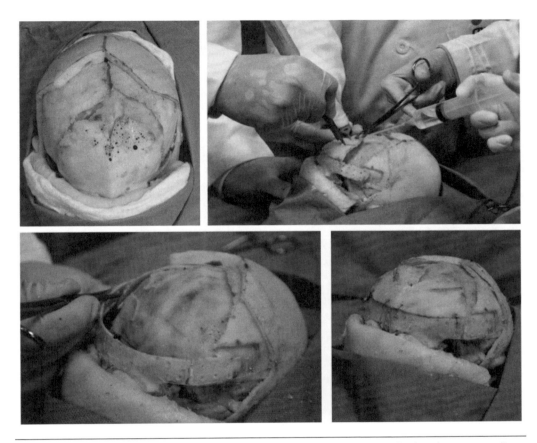

Figura 20.3 Simulação da cirurgia para correção de trigonocefalia em modelo híbrido. Observar o realismo do procedimento.

Fonte: Acervo da Dra. Giselle Coelho e do Dr. Maurício Yoshida.

No exemplo supracitado, o paciente não apresentou complicações e o período total de hospitalização foi de apenas quatro dias. A avaliação do resultado estético pós-operatório, tanto dos pais do paciente quanto da equipe cirúrgica, foi classificada como ótima (classificação de Whitaker I).

■ Considerações finais

A simulação cirúrgica, embora seja intuitiva (melhor se torna quanto mais se pratica), faz os cientistas investigarem uma hipótese para determinar se ela é verdadeira e quais métodos de treinamento resultam no aperfeiçoamento da habilidade técnica e melhores resultados para os pacientes. Embora não seja um substituto para a experiência em sala cirúrgica, pode reduzir o tempo de ensino do residente no período intraoperatório, com consequente redução da morbidade.[17-19]

Ter um modelo e conseguir treinar antes da cirurgia real traz mais segurança ao ato operatório, podendo diminuir o tempo cirúrgico e prever possíveis complicações, além de auxiliar na definição da melhor técnica. Desse modo, de forma geral, o uso de modelos 3D pode melhorar o prognóstico do paciente, uma vez que ele permanece menos tempo internado, diminuindo, dessa forma, os riscos de infecção e outras intercorrências. Nota-se também redução dos custos hospitalares, visto que há otimização do material cirúrgico e também menor tempo de ocupação de sala.

Embora implementar a simulação no processo educacional possa requerer tempo e, inicialmente, apresentar alto custo, um pensamento deve ser enfatizado: se um único paciente pode ser beneficiado com essa forma adjuvante de treinamento, isso por si só já apresenta inegável valor.

■ Referências bibliográficas

1. Satava RM. The future of surgical simulation and surgical robotics. Bull Am Coll Surg. 2007;92(3):13-9.
2. Satava R. Unmanned Air Vehicles (UAV) for vertical take-off and landing, such as helicopters and ducted-fan air vehicles. Courtesy Satava, Richard, and public sources. 2002.
3. Barnes RW, Lang NP, Whiteside MF. Halstedian technique revisited. Innovations in teaching surgical skills. Ann Surg. 1989;210(1):118-21.
4. Reznick RK. Teaching and testing technical skills. Am J Surg. 1993;165(3):358-61.
5. Cobb MI, Taekman JM, Zomorodi AR, Gonzalez LF, Turner DA. Simulation in Neurosurgery-A Brief Review and Commentary. World Neurosurg. 2016;89:583-6.
6. Hasan O, Ayaz A, Jessar M, Docherty C, Hashmi P. The need for simulation in surgical education in developing countries. The wind of change. Review article. J Pak Med Assoc. 2019;69(Suppl 1)(1):S62-8.
7. McGaghie WC, Issenberg SB, Barsuk JH, Wayne DB. A critical review of simulation-based mastery learning with translational outcomes. Med Educ. 2014;48(4):375-85.
8. Ryan JR, Chen T, Nakaji P, Frakes DH, Gonzalez LF. Ventriculostomy simulation using patient-specific ventricular anatomy, 3D printing, and hydrogel casting. World Neurosurg. 2015;84(5):1333-9.
9. Lampotang S, Lizdas D, Rajon D, Luria I, Gravenstein N, Bisht Y, et al. Mixed Simulators: Augmented Physical Simulators With Virtual Underlays. Orlando, FL: Proceedings of the IEEE Virtual Reality; 2013.
10. Vukicevic M, Mosadegh B, Min JK, Little SH. Cardiac 3D Printing and its Future Directions. JACC Cardiovasc Imaging. 2017;10(2):171-84.
11. Wiesel O, Jaklitsch MT, Fisichella PM. Three-dimensional printing models in surgery. Surgery. 2016;160(3):815-7.
12. Halm EA, Lee C, Chassin MR. Is volume related to outcome in healthcare? A systematic review and methodologic critique of the literature. Ann Intern Med. 2002;137(6):511-20.
13. Anders Ericsson K, Towne TJ. Expertise. Wiley Interdiscip Rev Cogn Sci. 2010;1(3):404-16.
14. Rosser JC Jr, Gentile DA, Hanigan K, Danner O. The effect of video game "warm-up" on performance of laparoscopic surgery tasks. JSLS. 2012;16(1):3-9.
15. Birkmeyer JD, Finks JF, O'Reilly A, Oerline M, Carlin AM, Nunn AR, et al.; Michigan Bariatric Surgery Collaborative. Surgical skill and complication rates after bariatric surgery. N Engl J Med. 2013;369(15):1434-42.

16. Robinson AR 3rd, Gravenstein N, Cooper LA, Lizdas D, Luria I, Lampotang S. A mixed-reality part-task trainer for subclavian venous access. Simul Healthc. 2014;9(1):56-64.
17. Alaraj A, Lemole MG, Finkle JH, Yudkowsky R, Wallace A, Luciano C, et al. Virtual reality training in neurosurgery: Review of current status and future applications. Surg Neurol Int. 2011;2:52.
18. Chan S, Conti F, Salisbury K, Blevins NH. Virtual reality simulation in neurosurgery: Technologies and evolution. Neurosurgery. 2013;72(Suppl 1):154-64.
19. Kirkman MA, Ahmed M, Albert AF, Wilson MH, Nandi D, Sevdalis N. The use of simulation in neurosurgical education and training. A systematic review J Neurosurg. 2014;121(2):228-46.

capítulo 21

Ariadne da Silva Fonseca • Fernanda Paula Moreira Silva

Organização, Desenvolvimento e Gestão de um Centro de Simulação Realística

■ Introdução

Diante das constantes mudanças observadas no processo de formação de profissionais de saúde, as simulações como método de ensino vêm ganhando espaço nas universidades em todo o mundo, tornando-se frequentes nos cursos de graduação em saúde. Nesse contexto, elas podem ser compreendidas como "situação ou lugar criado para permitir que um grupo de pessoas experimentem a representação de um acontecimento real, com o propósito de praticar, aprender, avaliar ou entender sistemas ou ações humanas".[1]

Alguns termos relacionados à simulação exigem uma definição. Gaba considera que a simulação representa uma "técnica, e não uma tecnologia, para substituir ou ampliar experiências reais com experiências guiadas, muitas vezes envolventes na natureza, que evocam ou replicam aspectos substanciais do mundo real de uma forma totalmente interativa"[2].

A simulação representa uma metodologia de ensino ativa muito utilizada na formação interdisciplinar em saúde. A utilização da simulação para o trabalho multidisciplinar representa também um avanço para o ensino da saúde. Além de um simulador, para trabalhar com simulação um ambiente customizado, são necessários recursos humanos capacitados, manutenção do espaço físico, equipamentos que atendam às demandas de ensino, organização de horários para que as atividades aconteçam, docentes devidamente capacitados e objetivos claros da aprendizagem. Nesse sentido, a gestão de um Centro de Simulação requer atenção especial no que tange a sua organização e funcionamento. A existência de um Centro de Simulação em determinada instituição não garante por si só que essa metodologia será utilizada de forma substancial e contínua.

Para dar início ao processo de planejamento da construção de um Centro de Simulação até o seu pleno funcionamento, uma série de processos necessitam estar presentes e, dessa forma, torna-se primordial pensar em processos de gestão para que esse espaço cumpra o seu papel e mantenha-se perene dentro de uma instituição, seja de ensino ou de saúde. Nesse sentido, a gestão de um Centro de Simulação perpassa pela implantação de processos que visam à padronização de ações básicas como provimento de materiais, treinamento de colaboradores, controle e agendamento de atividades, desenvolvimento de projetos pedagógicos até a organização para o seu funcionamento sustentável. Consideramos que um Centro de Simulação representa um setor de determinada empresa que lida com clientes e fornecedores, sendo fundamental pensar em processos que fomentem os valores e a missão da empresa que o agrega.

O sistema de gestão da qualidade foi criado para gerir e garantir a qualidade, os recursos necessários, os procedimentos operacionais e responsabilidades, garantindo o fornecimento de produtos e serviços. Os princípios da gestão da qualidade foram definidos e descritos na NBR ISO 9000:2015, servindo de base para a fundamentação dos requisitos e normas descritos na NBR ISO 9001:2015. Os princípios da qualidade devem ser reconhecidos em toda a instituição, sendo consolidados por meio de sua multiplicação. Nesse sentido, esse sistema conta com o desenvolvimento de líderes capazes de propiciar engajamento e direcionamento de equipes em torno de um objetivo comum. Sua utilização deve estar conciliada com a melhoria contínua de seus processos, visando aumentar cada vez mais o seu desempenho e garantindo o envolvimento da organização e melhoria nas atividades desenvolvidas.

Em um Centro de Simulação, a gestão da qualidade possibilita que o produto final pretendido traga resultados satisfatórios para a instituição e para os seus clientes, considerando profissionais, docentes, discentes e todo e qualquer público envolvido em suas demandas.

A implantação de um sistema de qualidade em um Centro de Simulação traz vários benefícios, entre eles, uma melhoria da capacitação técnica do pessoal, aumentando a confiabilidade dos resultados emitidos; além disso, há outros benefícios como: demonstração de qualidade nas atividades ali realizadas, pessoal treinado, redução de custos e otimização do espaço físico, simuladores e materiais didáticos pedagógicos. Nesse sentido, pensar em certificação de qualidade aplicada a um Centro de Simulação representa tornar esse espaço um ambiente controlado focado em resultados e melhoria contínua das suas atividades. Ressaltamos que o processo de gestão independe de certificações institucionais, ele implica a implantação de processos para que o resultado seja satisfatório tanto para a empresa quanto para clientes, neste caso entendendo clientes como o público-alvo das atividades exercidas em um Centro de Simulação. Dessa forma, os processos podem ser descritos como uma combinação de pessoas, equipamentos, materiais, métodos, medição e ambiente, que produzem os resultados esperados. Ou seja, os processos representam um conjunto de atividades que utilizam entradas para entregar resultado pretendido.

■ Estratégias para implantação do processo de gestão em um Centro de Simulação

Planejamento do espaço físico

O planejamento do espaço físico de um Centro de Simulação se inicia com a discussão do projeto educacional a ser desenvolvido nesse espaço. Em um primeiro momento, é relevante compreender as atividades pedagógicas e de ensino que serão desenvolvidas; dessa forma, a orientação da planta física deverá permear a construção de salas de habilidades e/ou simulação, espaço para guarda e processamento de materiais e simuladores, assim como salas para a equipe de colaboradores e gestores que farão parte da equipe. O dimensionamento desse espaço deverá estar alicerçado nas demandas da instituição; um exemplo de um planejamento efetivo é compreender que público atenderemos e quais atividades faremos nesse espaço. Por exemplo, se estamos trabalhando em um projeto para atender alunos de graduação em Medicina e Enfermagem, precisamos compreender as principais habilidades a serem ensinadas para esse público, para, assim, realizarmos o dimensionamento de salas necessárias e a que finalidade elas se aplicarão. Um bom Centro de Simulação, nesse sentido, não é aquele que conta com o maior espaço físico, e sim aquele que contempla espaço, equipamentos e recursos humanos suficientes às demandas da instituição.

A construção do projeto deverá estar focada nas premissas acima descritas e contemplar salas para o exercício de habilidades, salas para a realização de simulações, espaços simulados como consultórios, unidade de cuidados, atenção domiciliar, sala de guarda e manutenção de simuladores e equipamentos, salas para gestão, salas de *debriefing*, espaço que atenda o cliente como sanitários, trocadores e salas de espera.

Após a realização da planta e da obra física, torna-se essencial planejar a equipe de recursos humanos que atuará no espaço. Não existe Centro de Simulação sem colaboradores. Deve-se pensar no acolhimento do cliente, na organização das atividades ou aulas, na programação dos equipamentos, na gestão administrativa e pedagógica do centro e na higienização do espaço. Nesse sentido, a gestão perpassa pela identificação de quais profissionais serão membros da equipe de colaboradores, assim como pela delimitação do número de colaboradores necessários para atender à demanda institucional.

■ Capacitação da equipe

A capacitação pode ser reconhecida como uma importante fase do processo de gestão da qualidade. Essa capacitação inicial consiste em esclarecer aos futuros colaboradores suas principais funções aliadas à missão e à visão institucional. Nesse contexto, torna-se importante capacitar a equipe para compreender as principais atividades executadas em um Centro de Simulação e a sua finalidade para a instituição. Essas capacitações necessitam ser periódicas, de forma a garantir o sucesso na execução dos processos a serem implantados, e devem ser registradas, demonstrando evidências de que essa ferramenta está sendo utilizada em toda sua propriedade.

■ Mapeamento dos processos

O mapeamento dos processos está relacionado ao reconhecimento das principais atividades a serem realizadas nesse setor; nesse sentido, os processos podem ser entendidos como ordenação específica das atividades de trabalho no tempo e no espaço, com um começo, um fim, entradas e saídas claramente identificadas, enfim, uma estrutura para a ação. Um processo é constituído de alguns elementos essenciais:
- Cliente: responsável pelo recebimento das saídas do processo, podendo ser um cliente interno ou externo;

Simulação Clínica e Habilidades na Saúde

- Fornecedor: responsável pelo fornecimento das entradas para o processo, podendo ser um fornecedor interno ou externo;
- Entradas: produtos ou serviços gerados pelo fornecedor;
- Saídas: produtos ou serviços gerados pelo processo.

Reconhecendo os principais processos, faz-se necessário identificar quais os fornecedores internos e externos são essenciais para que as atividades sejam realizadas e qual o produto final a ser devolvido para os clientes da instituição. Nesse sentido, podemos compreender como os fornecedores de todos os setores da instituição e de fora dela contribuem para que as atividades a serem executadas em um Centro de Simulação aconteçam. Um exemplo são setores que dão suporte ao Centro de Simulação como almoxarifado, informática, coordenações pedagógicas, entre outros. As entradas serão descritas nos processos como produtos ou serviços de outros setores da instituição essenciais ao desenvolvimento das atividades realizadas no Centro de Simulação. Os processos serão considerados como as principais atividades realizadas no Centro e sua finalidade, as saídas serão representadas como as atividades realizadas ou entregues ao público-alvo ou clientes, aqui considerando docentes, discentes, profissionais de saúde e qualquer outro usuário do Centro de Simulação. As ações para a identificação e a compreensão desses processos alinhados à qualidade, assim como seu contínuo monitoramento, são denominadas mapeamento de processos[11].

A literatura apresenta algumas técnicas de mapeamento de processos com diferentes enfoques, tornando a correta interpretação dessas técnicas fundamental no processo de mapeamento. Entre as diversas técnicas de mapeamento, podemos citar SIPOC, que representa uma ferramenta utilizada por um time para identificar todos os elementos pertinentes de um projeto de melhoria de processo antes de o trabalho começar. Os lembretes no nome da ferramenta mostram que o time deve considerar[11]:

- **S**uppliers: considerando o fornecedor;
- **I**mputs: considerando as entradas;
- **P**rocess: considerando o processo;
- **O**utputs: considerando as saídas;
- **C**ustomers: considerando os clientes.

Trabalharemos com o mapeamento de processos por meio desse método, que auxiliará a identificar desde as principais atividades realizadas em um Centro de Simulação até a execução e a entrega do seu produto final que será atividades educacionais ofertadas em um Centro de Simulação.

Para melhor compreensão, apresentamos um modelo de mapeamento de processos de um Centro de Simulação fictício realizado por meio do método SIPOC[11] (Figura 21.1).

■ Construção de processos documentais

Após a construção da planta física, a identificação e treinamento de colaboradores e o mapeamento dos processos de um Centro de Simulação, a equipe gestora deverá estar atenta para a construção documental desse espaço. A construção de documentos que regem um Centro de Simulação perpassa pelas primícias da gestão da qualidade. Após a identificação dos processos internos, torna-se necessário construir documentos que padronizem as atividades a serem executadas dentro do centro. Esses documentos

Organização, Desenvolvimento e Gestão de um Centro de Simulação Realística

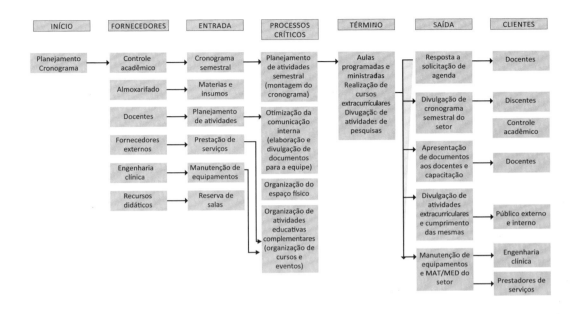

Figura 21.1 Exemplo de fluxograma de mapeamento de processos que envolvem a gestão de um Centro de Simulação.

Fonte: Próprio autor.

refletem a elaboração de formulários como Procedimento Operacional Padrão, que referem de forma sistemática como desenvolver cada atividade de trabalho prevista para cada colaborador que vai atuar no centro. Ressaltamos que esses documentos devem seguir o padrão institucional, conforme as normas da gestão da qualidade. Esses documentos têm como principal objetivo a padronização na execução das atividades. Destacamos que os colaboradores do centro necessariamente precisam estar treinados para consultar os documentos em via eletrônica ou física, assim como para executar as atividades descritas, conforme descrito no formulário Procedimento Operacional Padrão. Citaremos abaixo alguns processos internos de um Centro de Simulação que precisam ser descritos de forma clara e objetiva:

- Acolhimento do cliente;
- Agendamento de atividades;
- Montagem de salas de habilidades e de simulação;
- Manutenção preventiva dos equipamentos;
- Higienização dos equipamentos;
- Controle de estoque.

Os exemplos anteriores citados representam alguns processos que fazem interface com as atividades realizadas nesse espaço. Cabe ressaltar que cada gestor identificará os processos pertinentes ao processo de gestão de cada instituição.

Capítulo 21

Exemplo de formulário para a construção de manual de procedimentos

LOGO PADRÃO	Pop – PROCEDIMENTO OPERACIONAL PADRÃO	Padrão nº: POP – SIGLA DO SETOR – 00X
		Estabelecido em: mês/ano da elaboração do documento
Atividade: Nome da rotina que será descrita		
Responsável: Cargo do responsável pela execução da tarefa		
OBJETIVO:		
ABRANGÊNCIA:		
MATERIAL NECESSÁRIO:		
SIGLAS:		
DESCRIÇÃO DO PROCEDIMENTO:		
REFERÊNCIAS BIBLIOGRÁFICAS:		

Responsável pela impressão: _____ Nº da versão: _____

Assinatura do responsável do setor: _____ Data da impressão: _____

Fonte: Próprio autor.

■ Provimento de recursos

Os custos relacionados às atividades de um Centro de Simulação necessitam de atenção especial, visto que se trata de um setor de elevado investimento patrimonial. O elevado custo dos equipamentos e simuladores requerem manutenções preventivas e corretivas. Essas manutenções necessitam ser registradas e documentas, ficando a cargo do gestor administrativo monitorar para que seja garantida a vida útil dos seus equipamentos. Essas manutenções devem ser realizadas continuamente pelos colaboradores técnicos que atuam diretamente com a montagem das atividades e a programação dos simuladores, devendo estar descritas de forma calara em formulário de padronização exemplificado acima. Aliado às manutenções contínuas, a gestão dos materiais consumíveis faculta o levantamento dos custos e otimiza o reprocessamento de materiais, visto que estamos tratando de um ambiente de ensino. Destaco que materiais perfurocortantes necessitam de descarte apropriado. O descarte desses materiais deverá seguir o programa de gerenciamento de resíduos sólidos de saúde estabelecido pela instituição.

Destacaremos a seguir alguns ambientes que são importantes para o funcionamento, porém não são imprescindíveis, pois cada centro pode ter a estrutura que melhor atender à demanda:

- Recepção;
- Sala de estudo;
- Toaletes;
- Vestiário;
- Sala de habilidade;

Organização, Desenvolvimento e Gestão de um Centro de Simulação Realística

- Auditório;
- Sala administrativa;
- Sala de reunião;
- Copa;
- Sala de alta fidelidade;
- Sala de controle;
- Estoque;
- Sala de *debriefing*;
- Sala do técnico;
- Sala de apoio;
- Sala de higiene;
- Espaço para *coffee break*.

A recepção deve ter capacidade de abrigar a recepcionista e ter uma sala de espera para receber os participantes dos treinamentos. A sala de estudo ou biblioteca deve conter computadores e acesso à internet para busca de banco de dados, além de livros e periódicos. A sala de habilidade deve ser um espaço versátil que possibilite elaborar os treinamentos de diferentes modalidades e ter mesas, balcões, cadeiras, recursos audiovisuais e sistema de áudio e vídeo (Figura 21.2).

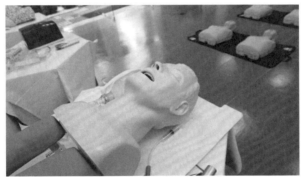
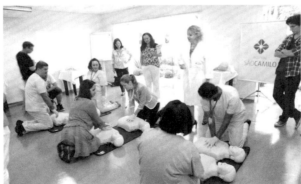

Figura 21.2 Sala de habilidade.
Fonte: Próprio autor.

Capítulo 21

Simulação Clínica e Habilidades na Saúde

A sala de simulação de alta fidelidade deve reproduzir a realidade, sendo assim, o cenário a ser elaborado para treinamento deve conter os objetos que estariam presentes no cotidiano dos profissionais (Figura 21.3).

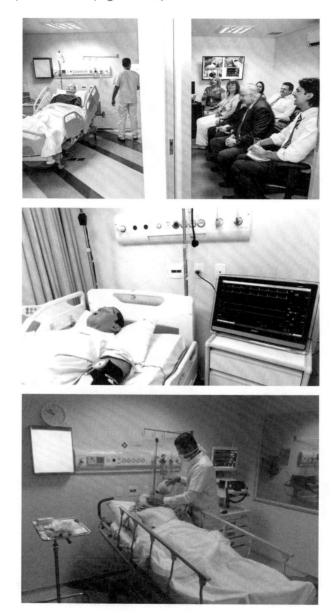

Figura 21.3 Sala de alta fidelidade.
Fonte: Próprio autor.

Organização, Desenvolvimento e Gestão de um Centro de Simulação Realística

A sala de controle deve estar acoplada à sala de alta fidelidade e possibilitar ao tutor observar e controlar o cenário a ser executado, devendo ter vidro unidirecional, que possibilita ao tutor visualizar as atividades realizadas na sala de alta fidelidade. Essa sala deve dispor de sistema de gravação e sistemas que controlam os manequins de alta fidelidade (Figura 21.4).

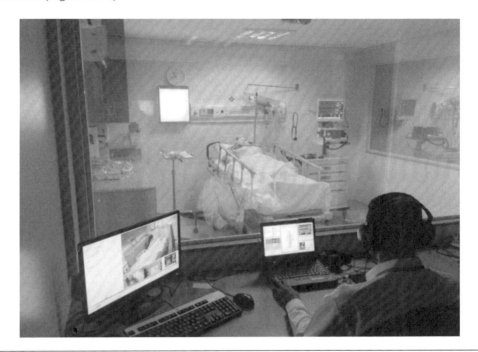

Figura 21.4 Sala de controle de alta fidelidade.
Fonte: Próprio autor.

A sala de *debriefing* deve estar acoplada, preferencialmente, à sala de alta fidelidade e possibilitar que um grupo de aproximadamente 15 pessoas acompanhe a execução do cenário que está sendo realizado na sala de alta fidelidade. Essa sala deve ter vidro unidirecional, cadeiras, mesa de reunião, televisão e sistema de som.

A sala de apoio deve possibilitar a guarda de materiais e equipamentos das salas de alta fidelidade, quando há necessidade de troca de mobiliário para a mudança de cenário.

A Figura 21.5 representa um desenho esquemático da sala de alta fidelidade, da sala de controle, da sala de *debriefing* e da sala de apoio.

O auditório deve ser equipado para receber as imagens da sala de alta fidelidade, e habilidade, além de poder transmitir a imagem e o som dos treinamentos para outras localidades (videoconferência).

Na sala de reunião, é importante ter uma televisão para a captação da visualização e do som das salas de habilidade e de alta fidelidade.

Simulação Clínica e Habilidades na Saúde

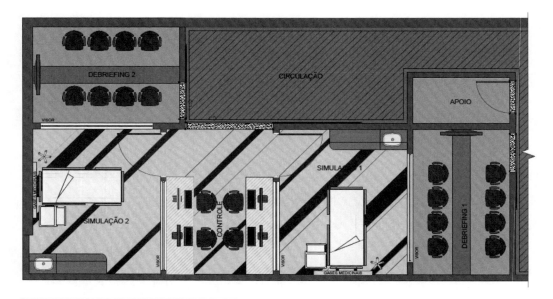

Figura 21.5 Planta das salas de alta fidelidade, controle, *debriefing* e apoio.
Fonte: Próprio autor.

O estoque deve conter armários, pia para a limpeza dos equipamentos, suporte de soro de parede, balcão, entre outros itens que sirvam para o armazenamento e o preparo dos materiais de consumo que serão utilizados durante os treinamentos.

O vestiário tem a importância de possibilitar que os participantes utilizem roupas próximas daquelas que serão utilizadas em situações de atendimento real, devendo ter armários para a guarda de materiais pessoais, sendo recomendável sua instalação próximo à entrada do Centro de Simulação, garantindo-se que os participantes não entrem com nenhum material na área de treinamento.

O espaço para *coffee break* deve ser pensado considerando que alguns cursos têm carga horária acima de 6 horas. Como os participantes utilizam roupas apropriadas, é mais fácil e cômodo ter um espaço para alimentação próximo à área de treinamento.

O toalete, a sala administrativa, a copa e a sala de higiene devem conter materiais e equipamentos-padrão, de acordo com cada instituição, e o tamanho deve ser de acordo com o número de pessoas que o centro pretende atender.

■ Planejamento e organização dos treinamentos

O Centro de Simulação Realística pode oferecer treinamentos para profissionais, estudantes e outros profissionais da área da saúde. As instituições de saúde e de ensino manifestam o interesse em realizar treinamentos, e o Centro de Simulação entra em contato para orientações, viabilizando a realização da atividade.

De acordo com o objetivo da aula, são preparadas estações para a prática de habilidades ou cenários realísticos que serão executados pelos alunos ou profissionais sob a

Organização, Desenvolvimento e Gestão de um Centro de Simulação Realística

supervisão do professor/tutor. O proponente deve ser orientado a visitar o Centro previamente, a fim de conhecer os recursos e realizar o planejamento do treinamento.

As estações de habilidade devem ser organizadas a partir do objetivo da aula ou curso proposto, considerando o número de participantes. Essa modalidade deve estar estruturada de modo a oportunizar a cada pessoa a execução completa do procedimento. As atividades práticas desenvolvidas no Centro de Simulação são desenvolvidas considerando a presença, o desenvolvimento do procedimento baseado na guia em formato de *checklist*, que é diferente para cada curso/treinamento.

Para cada estação, utilizam-se os recursos necessários de equipamentos e manequins, que, associados à guia, direcionam o aluno para uma prática de habilidade próxima do real. A utilização de guias tem sido recomendada para facilitar o aprendizado de habilidades técnicas, e consiga acompanhar o passo a passo do procedimento a ser realizado, podendo repetir várias vezes, a fim de favorecer a compreensão e a memorização da técnica[4]. Durante a execução das atividades, os participantes são orientados pelo docente/tutor do centro.

As guias podem ser elaboradas pelos profissionais do Centro de Simulação em formato de *checklist*, atendendo às diferentes habilidades realizadas (Figuras 21.6 e 21.7).

Exemplo de um *checklist* utilizado em um treinamento de habilidade:

HABILIDADE TÉCNICA DE PUNÇÃO VENOSA PERIFÉRICA

HABILIDADE: Desenvolver a habilidade da venopunção.
CONHECIMENTOS PRÉVIOS NECESSÁRIOS:

- Higienização das mãos
- Uso de EPI
- Identificação correta do paciente
- Dispositivos disponíveis e suas indicações
- Anatomia (rede venosa)

checklist

	Sequência de ações	Realizado satisfatoriamente		Observação
		Sim	Não	
a	Verificar prescrição médica			
b	Higienizar as mãos			
c	Separar material e levá-lo próximo ao paciente			
d	Higienizar as mãos			
e	Apresentação ao paciente e acompanhante			

(continua)

Simulação Clínica e Habilidades na Saúde

	Sequência de ações	Realizado satisfatoriamente		Observação
		Sim	Não	
f	Identificar paciente através da pulseira de identificação: nome e data de nascimento			
g	Orientar paciente e/ou acompanhante sobre o procedimento a ser realizado			
h	Selecionar o cateter adequado			
i	Higienizar as mãos e calçar luvas de procedimento			
j	Posicionar o paciente, mantendo o membro apoiado a ser puncionado apoiado			
k	Escolha o local de inserção do cateter e aplique o garrote 10 em cima do local			
l	Realizar antissepsia com fricção em movimentos circulares, de dentro para fora, com álcool a 70%, por 30°. Deixar secar espontâneo			
m	Inserir o bisel da agulha do cateter voltado para cima, em um ângulo de 30° a 45° (dependendo do cateter e veia)			
n	Observar o refluxo de sangue na câmara de refluxo			
o	Introduzir somente o cateter no interior da veia lentamente			
p	Soltar o garrote			
q	Retirar o introdutor metálico (agulha), conforme orientações do fabricante			
r	Conectar o dispositivo (extensão/equipe/conector valvulado)			
s	Realizar o *flushing* com SF 0,9% para assegurar a permeabilidade do cateter			
t	Estabilização do cateter no sitio de inserção			
u	Pode-se retirar as luvas de procedimento. Aplicar a cobertura estéril			
v	Identificar com data e nome do responsável			

(continua)

Organização, Desenvolvimento e Gestão de um Centro de Simulação Realística

	Sequência de ações	Realizado satisfatoriamente		Observação
		Sim	Não	
w	Descartar dispositivos em local apropriado			
x	Higienizar as mãos			
y	Orientar o cliente e deixá-lo confortável			
z	Documentar em prontuário do cliente			

Pontos para discussão:

- Ética
- Segurança do paciente
- Privacidade
- Prevenção de infecção
- Postura profissional
- Acolhimento, cuidado humanizado e individualizado
- Habilidade técnica

DESCRIÇÃO DO MATERIAL NECESSÁRIO PARA REALIZAÇÃO DO PROCEDIMENTO

- Prescrição médica
- Luvas de procedimento
- Garrote
- Álcool 70% swab
- Material para cobertura estéril
- Cateter venoso periférico de tamanho apropriado para faixa etária e terapêutica
- Soro fisiológico 0,9% (ampola 10 mL)
- Seringa descartável 10 mL
- Agulha para aspiração
- Conector valvulado
- Extensões ou acessórios
- Tela para fixação, se necessário
- Algodão seco
- Tesoura

OBSERVAÇÕES: _____
_____
_____
_____

Figura 21.6 *Checklist* de habilidade técnica.
Fonte: Próprio autor.

Simulação Clínica e Habilidades na Saúde

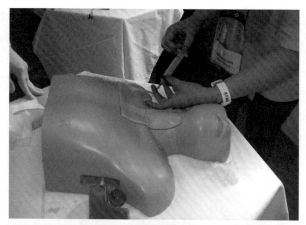

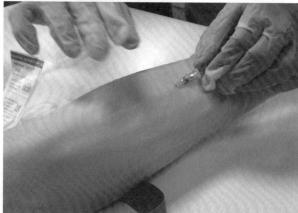

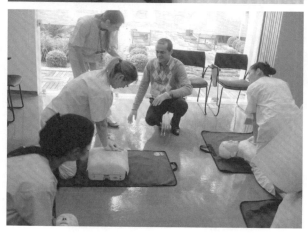

Figura 21.7 Prática de habilidade.
Fonte: Próprio autor.

Organização, Desenvolvimento e Gestão de um Centro de Simulação Realística

O participante poderá executar também cenários virtuais, contextualizando a técnica aprendida. Na simulação virtual, são utilizados *softwares* técnicos, como importante ferramenta para estimular o raciocínio clínico e a tomada de decisão. Um dos modelos de *software* é o de venopunção, em que o participante seleciona o caso, que pode ser de adulto, idoso ou pediátrico, a ser executado de acordo com o nível de aprendizado (Figura 21.8). Após a seleção do caso, o participante decidirá qual o material adequado e o melhor acesso a ser puncionado. A seguir, ele executará a técnica, com inserção do dispositivo no simulador. No final, será emitido pelo sistema um relatório de avaliação do desempenho do estudante ou profissional, que pode ser analisado também pelo tutor. De posse do relatório, o participante poderá recorrer aos filmes que demonstram os procedimentos corretos e indicam os pontos que ainda precisam ser melhorados.

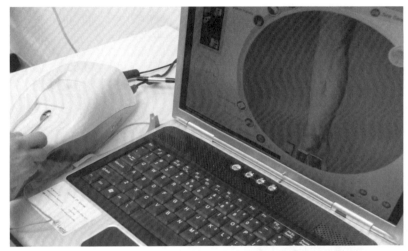

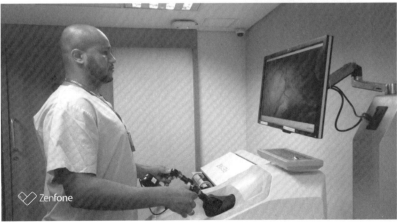

Figura 21.8 Simulação virtual.
Fonte: Próprio autor.

Simulação Clínica e Habilidades na Saúde

Para treinamentos envolvendo a simulação realística de alta fidelidade, os cenários devem proporcionar ambientes que possam remeter os participantes às unidades onde os cuidados são prestados. Esses cenários são preparados pela equipe a partir do planejamento prévio com o solicitante. Após a elaboração, o caso clínico deve ser testado, a fim de se realizarem as adequações do espaço, recursos e tempo.

Na simulação avançada, os cenários podem ser previamente programados no manequim, que, dependendo da atuação da equipe, apresentará a respostas de melhora ou piora do quadro, conforme o planejamento prévio do tutor, ou serem inseridas pelo facilitador, na medida em que o cenário é executado.

Os cenários são executados pelos participantes sob a orientação do facilitador/tutor, podendo este complicar ou não a evolução da cena de acordo com a atuação dos participantes. Esses cenários devem ser transmitidos simultaneamente aos demais participantes que observam a execução do cenário e ser retransmitidos no final da aula (ou parte do cenário) para fomentar as discussões do *debriefing*.

Os cenários possibilitam diversas situações que contribuem para o aperfeiçoamento técnico e relacional do profissional. No entanto, orienta-se que cada cenário tenha um objetivo primário claro e preciso, para que ele seja alcançado. Os cenários devem estar adequados ao nível de complexidade compatível com o conhecimento dos participantes, ser envolventes e prezar pela alta fidelidade, remetendo-os à cena real.

Antes da execução do cenário, os participantes realizam o reconhecimento dele em relação aos recursos disponíveis e ao manuseio dos equipamentos, para que estejam familiarizados com o ambiente da simulação, minimizando o estresse (Figura 21.9).

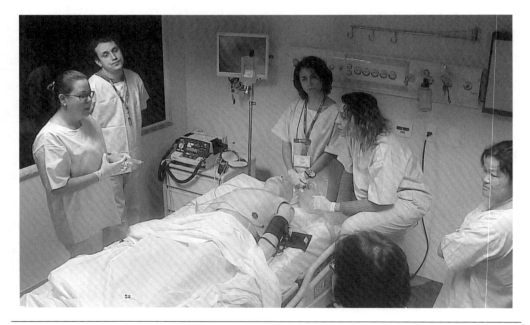

Figura 21.9 Reconhecimento do cenário.
Fonte: Próprio autor.

Organização, Desenvolvimento e Gestão de um Centro de Simulação Realística

Os cenários devem ser breves, com duração máxima de 10 minutos por grupo, e contam com um número reduzido de participantes, aproximadamente três a cinco (Figura 21.10). As simulações de catástrofe ou múltiplas vítimas podem ter tempo de duração maior, e o número de participantes pode ser ampliado, tendo em vista que são utilizadas pessoas ou atores para interpretar vítimas, que são maquiadas para compor o cenário (Figura 21.11).

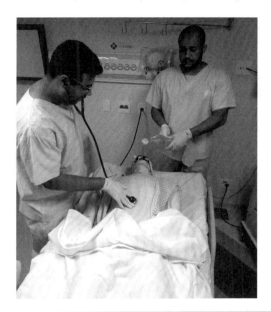

Figura 21.10 Execução do cenário.
Fonte: Próprio autor.

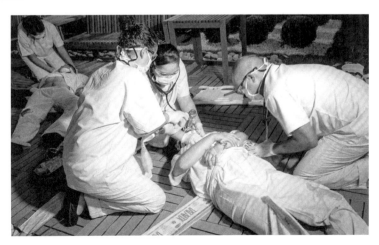

Figura 21.11 Execução do cenário de catástrofe.
Fonte: Próprio autor.

Enquanto alguns componentes executam o cenário, os demais participantes assistem na sala de *debriefing* ou em uma sala de aula apropriada, utilizando o recurso da transmissão simultânea. Apoiados por um *checklist* de ações, eles acompanham a cena e fazem registros para posterior discussão (Figura 21.12).

Exemplo de um *checklist* para observação de um cenário:

CENÁRIO: Choque hipovolêmico				
Data: ___/___/___				
Checklist:				
	Comportamentos e/ou Habilidades técnicas	Sim	Não	Comentários
1	Identificação do paciente			
2	Apresentação adequada do profissional (nome/função)			
3	Avaliação do paciente – ABCDE			
4	Avaliação dos sinais vitais			
5	Solicitar ajuda especializada			
6	Reavaliar o paciente			
7	Trabalho em equipe: liderança, distribuição das funções, interação com a equipe.			
Comentários adicionais:				

Figura 21.12 *Checklist* para cenários.

Após a execução do cenário, todos participam do *debriefing*, que é um momento de revisão, reflexão e proposições sobre o cenário executado, em que se descreve sucintamente o cenário e se abordam os pontos fortes e as fragilidades ocorridas, com proposição de melhorias no plano de trabalho individual ou em equipe[5] (Figura 21.13).

O *debriefing* é percebido pelos profissionais como importante elemento da simulação realística, uma vez que possibilita que eles observem seu próprio desempenho, o que favorece o aprendizado.[6]

■ Funcionamento

Para o bom funcionamento do Centro de Simulação Realística, é importante ter as normas e regulamentos descritos. As normas de funcionamento do centro devem ser de conhecimento dos colaboradores e dos usuários, a fim de garantir o bom funcionamento da estrutura tecnológica e evitar danos aos recursos existentes.

Instruções e orientações devem ser fornecidas, por escrito ou verbalmente, a todos os participantes, ao se iniciarem os treinamentos. Esclarecimentos sobre direitos de imagem e procedimentos permitidos dentro do Centro de Simulação são importantes para garantir um bom desenvolvimento do treinamento, evitando transtornos posteriores.

Organização, Desenvolvimento e Gestão de um Centro de Simulação Realística

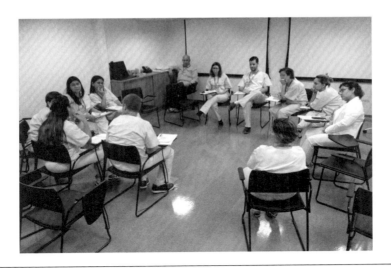

Figura 21.13. *Debriefing.*
Fonte: Próprio autor.

Os profissionais do Centro de Simulação devem estar atentos e treinados para supervisionar os locais durante os treinamentos, além de estar preparados para dar orientações aos usuários.

A supervisão visa ao cumprimento das normas e regulamentos do local, por exemplo, no que diz respeito ao não uso de canetas, evitando riscos acidentais nos simuladores, pois sabe-se que a tinta da caneta adere ao material e não é possível a sua retirada.

Para maior segurança do local e dos usuários, portas com detectores de metais e câmeras de segurança devem ser planejadas em locais estratégicos.

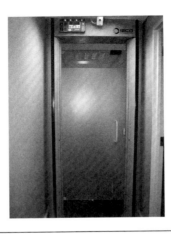

Figura 21.14. Porta detectora de metal na entrada de acesso às salas de treinamento.
Fonte: Próprio autor.

Capítulo 21

■ Higienização dos equipamentos

Ao técnico do Centro de Simulação competem a limpeza e a organização dos equipamentos e simuladores. Para tanto, é necessário seguir as recomendações de cada fabricante quanto ao uso de produtos e materiais permitidos para a limpeza e a conservação da peça.

A maioria dos fabricantes recomenda a limpeza com sabão neutro e pano macio para sujidades visíveis. Alguns recomendam a conservação do simulador com a aplicação de talcos e até de cremes hidratantes para evitar a aderência de sujidades.

Tendo em vista o alto custo dos equipamentos de um Centro de Simulação, sugere-se que todos os usuários utilizem luvas de procedimento no manuseio dos simuladores. Assim, evita-se que a oleosidade, sujidade e esmaltes das mãos entrem em contato com a superfície dos equipamentos, mantendo-os conservados por mais tempo.

É necessário que se realize um controle da periodicidade de limpeza desses simuladores, o qual deverá estar descrito de forma clara no documento Procedimento Operacional Padrão relacionado a esse processo, conforme descrito anteriormente. Além da limpeza após cada uso, recomenda-se que algumas peças sejam desmontadas para que passem por uma limpeza mais profunda e detalhada. Nesse momento, o técnico deve aproveitar para realizar uma inspeção e detectar quaisquer necessidades de manutenção corretiva.

Esse controle da periodicidade de limpeza dos simuladores deve ser realizado em planilhas de acompanhamento e controle, o que facilitará a distribuição das atividades entre os técnicos do Centro de Simulação e a supervisão pelo responsável.

■ Armazenamento e organização dos equipamentos

Os simuladores requerem um armazenamento em local e temperatura adequados. Isso auxiliará na conservação deles.

Muitos materiais que compõem os simuladores necessitam ser mantidos em locais frescos e arejados, pois locais com altas temperaturas podem danificar a textura dos materiais. Recomenda-se o uso de ar condicionado para obter o controle da temperatura do ambiente.

Deve-se evitar expor os equipamentos ao sol e à poeira.

Armários, prateleiras e compartimentos de diversos tamanhos são úteis para o armazenamento dos simuladores, equipamentos e materiais permanentes e de consumo (Figuras 21.15 e 21.16).

■ Materiais de consumo

Para reproduzir cenários próximos à realidade, é necessário o uso de materiais e equipamentos utilizados no cotidiano de um ambiente hospitalar. Para tanto, prover materiais como cateteres venosos, equipos e sondas nas aulas de habilidades e cenários requer a compra e o preparo desses materiais de consumo. Muitos materiais podem ser reutilizados, uma vez que não são contaminados. Isso certamente diminuirá os custos do Centro de Simulação e contribuirá para a gestão sustentável do centro.

Organização, Desenvolvimento e Gestão de um Centro de Simulação Realística

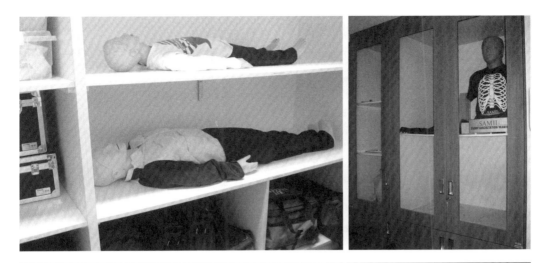

Figura 21.15 Prateleiras para armazenamento dos manequins.
Fonte: Próprio autor.

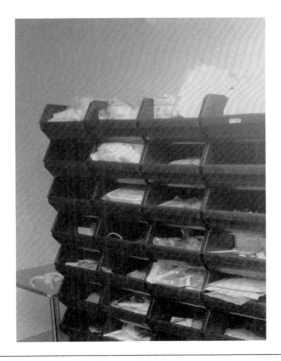

Figura 21.16 Compartimentos para guarda de materiais de consumo.
Fonte: Próprio autor.

Simulação Clínica e Habilidades na Saúde

Sugerem-se o uso de seladoras para reembalar os materiais de consumo e a montagem de *kits* para as aulas de habilidades. O técnico do centro poderá realizar essa atividade em local apropriado para esse fim. A previsão e o controle de materiais de consumo como lubrificantes, simuladores de sangue, entre outros, devem ser considerados para não prejudicar o bom andamento das atividades. Para um controle rigoroso desses materiais de consumo, uma planilha informatizada de entrada e saída de materiais pode ser útil (Figura 21.17).

Os itens que devem compor a planilha dependerão da necessidade de cada centro.

\multicolumn{10}{c}{Controle de material de consumo do centro de simulação realística}

Lote	Nº item	Descrição/Especificação	Marca/ Modelo	Quantidade recebida	Unid.	Valor unitário	Recebido	Saída	Estoque atual
1	1.1	Agulha hipodérmica de infusão venosa com conexão. Haste plástica. Espessura aproximada: 1 × 4,5 mm.	XYZ	3.000	Peça	R$ 0,04	1000		
	1.2	Agulha hipodérmica de infusão venosa com conexão. Haste plástica. Espessura: 20 × 5,5 mm.	XYZ	3.000	Peça	R$ 0,05	1000		
	1.3	Agulha hipodérmica de infusão venosa com conexão. Haste plástica. Espessura: 25 × 7 mm.	XYZ	3.000	Peça	R$ 0,04	1000		
	1.4	Agulha hipodérmica de infusão venosa com conexão. Haste plástica. Espessura: 25 × 8 mm.	XYZ	3.000	Peça	R$ 0,04	1000		
	1.5	Agulha hipodérmica de infusão venosa com conexão. Haste plástica. Espessura: 30 × 7 mm.	XYZ	3.000	Peça	R$ 0,04	1000		
	1.6	Agulha hipodérmica de infusão venosa com conexão. Haste plástica. Espessura: 30 × 8 mm.	XYZ	3.000	Peça	R$ 0,04	1000		
	1.7	Agulha hipodérmica de infusão venosa com conexão. Haste plástica. Espessura: 40 × 12 mm.	XYZ	3.000	Peça	R$ 0,04	1000		
	1.8	Agulha para coleta de sangue a vácuo. Espessura: 25 × 8mm. 21 G	XYZ	200	Peça	R$ 0,30	30		
	1.9	Tubo plástico de coleta de sangue a vácuo. Volume de aspiração: 4,5 mL.	XYZ	200	Peça	R$ 0,27	50		
	1.9	Tubo plástico de coleta de sangue a vácuo. Volume de aspiração: 2 mL.	XYZ	200	Peça	R$ 0,27	50		

(continua)

Organização, Desenvolvimento e Gestão de um Centro de Simulação Realística

Lote	Nº item	Descrição/Especificação	Marca/ Modelo	Quantidade recebida	Unid.	Valor unitário	Recebido	Saída	Estoque atual
	1.9	Tubo plástico de coleta de sangue a vácuo. Volume de aspiração: 5 mL.	XYZ	200	Peça	R$ 0,27	50		
	1.9	Tubo plástico de coleta de sangue a vácuo. Volume de aspiração: 2 mL.	XYZ	200	Peça	R$ 0,27	50		
	1.9	Tubo plástico de coleta de sangue a vácuo. Volume de aspiração: 2 mL.	XYZ	200	Peça	R$ 0,27	50		
	1.10	Seringa plástica descartável, sem agulha, bico slip ou luer lock. Estéril, apirogênica e atóxica. Capacidade: 1 mL.	XYZ	5.000	Peça	R$ 0,16	1000		
	1.11	Seringa plástica descartável, sem agulha, bico slip ou luer lock. Estéril, apirogênica e atóxica. Com graduação. Capacidade: 3 mL	XYZ	5.000	Peça	R$ 0,12	1000		
	1.12	Seringa plástica descartável, sem agulha, bico slip ou luer lock. Estéril, apirogênica e atóxica. Com graduação. Capacidade: 5 mL.	XYZ	5.000	Peça	R$ 0,16	1000		
	1.13	Seringa plástica descartável, sem agulha, bico slip ou luer lock. Estéril, apirogênica e atóxica. Com graduação. Capacidade: 10 mL.	XYZ	5.000	Peça	R$ 0,24	1000		
	1.14	Seringa plástica descartável, sem agulha, bico slip ou luer lock. Estéril, apirogênica e atóxica. Com graduação. Capacidade: 20 mL.	XYZ	5.000	Peça	R$ 0,30	1000		
	1.15	Scalp com ponta ultrafina e siliconizada. Asas flexíveis com encaixe nas pontas. Tubo vinílico transparente, atóxico e apirogênico. Tamanho 19.	XYZ	2.000	Peça	R$ 0,10	1000		
	1.16	Scalp com ponta ultrafina e siliconizada. Asas flexíveis com encaixe nas pontas. Tubo vinílico transparente, atóxico e apirogênico. Tamanho 21.	XYZ	2.000	Peça	R$ 0,10	1000		

Figura 21.17 Planilha de controle de estoque dos materiais de consumo.
Fonte: Próprio autor.

Capítulo 21

Enxoval e processamento de roupas

Um rol de peças de vestuário e roupa de cama deve ser previsto para o funcionamento do Centro de Simulação. Além de ser imprescindível para reproduzir um cenário de alta fidelidade, os simuladores ficam protegidos e apresentáveis.

Ao prever a quantidade e os tipos de peças no momento da aquisição, devem-se considerar as trocas de roupas para serviço de lavanderia e o desgaste natural.

Um controle dos itens que compõem o enxoval deve ser considerado para evitar o extravio de peças nos processos de lavanderia, costureira, entre outros. A conferência pelo técnico do Centro de Simulação, antes e após o envio a esses serviços, é imprescindível para a manutenção do enxoval (Figura 21.18).

TERMO DE ENVIO DE PEÇAS PARA O SERVIÇO DE LAVANDERIA							
A XXXXX LAVANDERIA LTDA – ME – CNPJ 000000000000-00 Endereço, 000 – Bairro – São Paulo – SP – CEP 04378-300 Telefone (11) 00000000 - email@com.br							
Data de envio: _____/_____/_____ O Centro de Simulação YYY, com sede no endereço _____, São Paulo – SP, vem requisitar o serviço de lavagem, para os seguintes itens:							
Item	Estoque (peças)	Para lavagem (peças)	Descrição	Tamanho	Especificação	Devolução	
1	10	03	Avental cirúrgico, manga longa	G	algodão	03	
2	20	09	Campo cirúrgico fenestrado	0,60 × 0,60	algodão	02 peças	
3	20	05	Fronha adulto	0,50 × 0,70	algodão	05	
4	20	07	Lençol de adulto com elástico	1,60 × 2,50	algodão	07	
5	10	02	Lençol de berço	0,60 × 0,90	algodão	01	
6	10	02	Toalha de rosto	0,45 × 0,80	algodão	02	
Total de peças para lavagem		28	Observação:				
As peças deverão ser retiradas no prazo de até 24 (vinte e quatro) horas a partir do recebimento desta solicitação e devolvidas tratadas no prazo de até 05 (cinco) dias úteis contados da retirada, no Centro de Simulação YYY, situado no endereço ....., São Paulo, sP, CEP 000-000, no horário das 08h00 às 18h00, da segunda a sexta-feira.							
Responsável pelo envio: Responsável pela conferência e recebimento.							

Figura 21.18 Termo de envio de peças ao serviço de lavanderia.

Fonte: Próprio autor.

■ Manutenção dos equipamentos

Para o bom funcionamento dos equipamentos do Centro de Simulação, torna-se imprescindível a manutenção preventiva regular dos simuladores, evitando, assim, custos desnecessários e a interrupção das atividades. Alguns simuladores necessitam da troca periódica de algumas peças, como, por exemplo, do sistema de peles e veias, filtros dos pulmões, entre outros, devido ao desgaste natural por seu uso. O planejamento e a programação dessa manutenção preventiva podem ser realizados com a empresa fabricante.

A criação de um arquivo com os manuais dos equipamentos que compõem o Centro de Simulação pode ser útil para consultas eventuais quanto à descrição e ao funcionamento do equipamento.

Uma planilha para o controle de uso dos simuladores e equipamentos pode ser utilizada para a previsão das manutenções preventivas e o controle dos desgastes de equipamentos. Esse controle indicará a frequência/horas de uso de determinada peça, o que norteará a manutenção e apontará a necessidade de trocas ou novas aquisições de equipamentos para o Centro de Simulação.

■ Descarte de material perfurocortante

Os materiais perfurocortantes oriundos da utilização nas aulas e treinamentos, devem ser descartados em recipientes adequados para esse fim. Embora não sejam materiais contaminados, eles devem ter um fim apropriado para garantir a integridade física dos usuários.

Deve-se disponibilizar a caixa coletora para materiais perfurocortantes durante os treinamentos, atendendo ao preconizado pela Agência Nacional de Vigilância Sanitária (Anvisa), conforme a Resolução RDC nº 306, de 7 de dezembro de 2004.[7]

■ Termo de consentimento de cessão de uso de imagem

Todas e quaisquer imagens provenientes dos treinamentos ocorridos no Centro de Simulação não devem ser divulgadas sem a prévia autorização do participante envolvido.

O termo de consentimento deve conter nome completo, número do registro de identidade e endereço, e informar a autorização e a cessão do uso de imagem em veículos de comunicação e atividades científicas (Figura 21.19).

Para obter essa autorização, o Termo de Consentimento de Cessão de Uso de Imagem deve ser aplicado a todos os usuários do Centro de Simulação, previamente ao treinamento, quando se tem a pretensão de utilizar as imagens dos treinamentos posteriormente. Dessa forma, evitam-se constrangimentos e infrações éticas com o uso de imagens indevidas.

Nos casos em que as imagens das execuções de cenários não serão utilizadas, deve-se ter a cautela de apagar os arquivos, zelando, assim, pela privacidade dos usuários envolvidos.

Autorização – Divulgação e Publicação de Imagem

Eu _____, portador do RG nº _____
CPF nº _____, residente e domiciliado à _____
_____ na cidade de _____, Estado de _____; autorizo o Centro de Simulação XXXXXX, com sede à Rua YYYYYY, 000, na cidade de São Paulo, publicar e divulgar a minha imagem através dos veículos de comunicação do (nome da instituição): vídeo institucional, eventos e projetos científicos. Declaro ter conhecimento que a cessão de imagem ora concedida é isenta de qualquer ônus, nada sendo devido à mim ou qualquer pessoa de minha família.

Considerando, a pela ciência das condições acima AUTORIZO o (nome da instituição), produzir fotos e divulgá-las na forma e nas condições neste documento descritas.

São Paulo, ___ de _____ de 202___.

Nome: _____

Assinatura: _____

Testemunha RG: _____   Testemunha RG: _____
CPF: _____   CPF: _____

Figura 21.19. Termo de Consentimento de Cessão de Uso de Imagem.

■ Agendamentos e solicitação de uso do Centro de Simulação

Para melhor organização, recomenda-se estabelecer um prazo mínimo de antecedência para a requisição do uso de espaço e equipamentos do Centro de Simulação. Dessa forma, a equipe do centro terá um tempo hábil para preparar e organizar a atividade.

No caso de treinamentos que envolvam a execução de cenários, recomenda-se que o docente/tutor envie o planejamento do cenário para que o técnico possa programar o cenário antecipadamente no *software* e todo o ambiente simulado.

A depender do tipo de atividade, o local e os recursos deverão ser definidos. Uma aula de prática de habilidades não deverá utilizar um simulador avançado e requer um espaço para práticas como, por exemplo, um laboratório estruturado para essa finalidade.

Uma planilha pode ser padronizada com a relação dos materiais e equipamentos que o docente/tutor utilizará durante o treinamento. E certamente isso facilitará o trabalho do técnico, e o solicitante terá conhecimento dos materiais existentes no Centro de Simulação.

■ Considerações finais

A implantação de um Centro de Simulação consiste em planejamento e monitoramento contínuo de suas atividades. Nesse sentido, os processos de gestão representam uma importante ferramenta para que esse espaço cumpra a sua função de forma efetiva. O mapeamento dos processos e o reconhecimento por parte da equipe gestora da necessidade de padronização e implantação de ferramentas que regem as atividades diárias de um Centro de Simulação são indispensáveis e tornam-se fundamentais para a execução desse trabalho. Nesse contexto, a capacitação da equipe de trabalho, da equipe gestora e da equipe pedagógica de um Centro de Simulação colabora para seu sucesso e autossustentabilidade.

Temos observado que, em virtude da proximidade com a realidade, os alunos e profissionais se envolvem em todo o processo, realizando o treinamento em todas as suas fases. Acredita-se que a receptividade e a satisfação demonstradas pelos participantes nos treinamentos expressem a importância da simulação como estratégia facilitadora no processo de ensino-aprendizagem, contribuindo para a formação de profissionais seguros, crítico-reflexivos, humanistas e conscientes da importância do aprimoramento profissional para a prática da assistência qualificada.

■ Referências bibliográficas

1. Aebersold M, Tschannen D, Bathish M. Innovative simulation strategies in education. Nurs Res Practice. 2012.
2. Gaba D. The future vision of simulation in health care. Qual Safe Health Care. 2004;13(1):2-10.
3. Correia KSA, Leal F, Almeida DA. Mapeamento de processo: uma abordagem para análise de processo de negócio. Curitiba: Enegep; 2002.
4. Perrenoud P. Avaliação: a excelência à regulação das aprendizagens. Porto Alegre: Artes Médicas; 1999.
5. Zabala A. A prática educativa: como ensinar. Porto Alegre: ArtMed; 1998.
6. Mizoi CS, Kaneko RMU, Filho Moreira CA. A simulação realística como estratégia de treinamento para profissionais da saúde. Einsten: Educ Contin Saúde. 2007;5(3):100-1.
7. Brasil. Agência Nacional de Vigilância Sanitária (Anvisa). Resolução RDC nº 306, de 7 de dezembro de 2004. Disponível em: http://www.anvisa.gov.br/hotsite/segurancadopaciente/documentos/rdcs/RDC%20N%C2%BA%20306-2004.pdf. Acesso em:14/10/2019.
8. ABNT. NBR ISO 9000:2015: Sistemas de Gestão da Qualidade – Fundamentos e Vocabulário. Rio de Janeiro: ABNT; 2015.
9. ABNT. NBR ISO 9001:2015: Sistemas de Gestão da Qualidade – Requisitos. Rio de Janeiro: ABNT; 2015.
10. Ueno TJ. Gestão da Qualidade. São Paulo: Editora Senac; 2017.
11. Silva CL. Gestão e Melhoria de Processos: Conceitos, Técnicas e Ferramentas. São Paulo: Editora Brasport; 2015.

Índice Remissivo

■ A

Acessibilidade, 203, 212
ACRM (*Anesthesia Crisis Resource Management*), 144
Adereços, 133
Adesão do participante ao cenário, 128
Advanced Trauma
  Care for Nurses (ATCN), 196
  Life Support (ATLS), 196
Agendamentos e solicitação de uso do centro de simulação, 254
Agente avaliador na simulação clínica, 67
Alinhamento dos objetivos de aprendizagem, 212
Alta fidelidade, 43
Ambientação, 167
Ambiente, 115
  de alta fidelidade, 46
Análise da atuação, 105
Andragogia, 6
Anesthetists' Non-Technical Skills (ANTS), 163
Ann Myers Medical Center, 205
Apoio aos estudantes, 28
Aprendizado
  baseado em simulação, 95
  em pacientes, 105
Aprendizagem
  ao longo da vida, 122
  significativa, 26
  social, 6
Apresentação eficaz, 117
Aquisição de habilidades e competências nos serviços de pós-graduação, 107
Área
  fria, 189
  morna, 189
Armazenamento e organização dos equipamentos, 248
Aspectos psicométricos, 46, 90
Assessment, 63
Ator(es), 133, 171, 175
Autoavaliadores, 120
Autoeficácia, 35
Autonomia do paciente, 174
Autorregulação, 34, 36
Avaliação, 117, 122
  autêntica, 62
  com simulação clínica, 65
    extensão da, 66
    finalidade ou intenção da, 64
    guia, 62, 68
    instrumentos de, 68
  de competências, 82
  de múltiplas fontes, 120
  e treinamento de habilidades não técnicas, 161
  globais com comentários no final do *round*, 118
  por pacientes, 120
  por pares, 120

■ B

Baixa fidelidade, 42
BEME (*Best Evidence Medical Education*), 143
Blended learning, 204
Blueprint, 91
Breaking Bad News Assessment Schedule (BAS), 166

■ C

Capacitação
  da equipe, 231
  dos profissionais da saúde para atuar no local do desastre, 188
Caracterização dos ambientes simulados, 46
Cenário(s)
  adesão do participante, 128
  características gerais, 126
  comportamental, 174
  conceito, 126

contexto, 134
falhas no desenvolvimento, 135
fidelidade, 130
funcionamento, 246
relevância, 126
utilidade, 131
Centers for Disease Control (CDC), 205
Centro de simulação realística, 229, 238
agendamentos e solicitação de uso do, 254
funcionamento do, 246
Checklists, 49, 50
OSCE, 88, 90
para cenários, 246
treinamento de habilidade, 239
Cliente, 231
Competências, 19, 82, 104
Complexidade, 42
Comunicação profissional-paciente-familiar, 162
Concepção da apresentação, 212
Conformidade com os padrões, 212
Conhecimento, 167
Construção
da guia, 58
de cenários simulados, 125
em oito passos, 131
de guias para baixa fidelidade, 53
de processos documentais, 232
Conversational Skills Rating Scale (CSRS), 166
Convite à participação, 167
Critérios de Glassnick, 117
Crítica reflexiva, 117
CRM (*Crew Resource Management*), 144
Customers, 232
Customização, 203

■ D

Dano, 12, 14
Debriefing, 28, 42, 63, 105, 143, 149, 151, 152, 154, 183
centro de simulação, 247
no ensino, 99
Definição
de metas e objetivos de aprendizagem, 115
do cenário, 188
dos objetivos de aprendizagem, 132
Derretimento seletivo a *laser*, 221
Desafio da experiência anterior, 121
Desastre, 187
Descarte de material perfurocortante, 253
Diagnóstico de necessidades de treinamento, 114
Dimensões da aplicação da simulação, 98
Documentação de suporte, 134
Documento de *design* de *game*, 208

Domínios de competências para a segurança do paciente, 14
Durabilidade, 203

■ E

E-learning, 204
Educação
do adulto, 56
médica continuada, 113, 114
Emoções, 168
Emotions, 168
Ensaios estruturados, 118
Ensino tradicional de aprendizagem com simulação clínica, 54
Entradas, 232
Enxoval e processamento de roupas, 252
EPAs (Atividades Profissionais Confiáveis), 72
ambientes não controlados da prática profissional, 75
e educação baseada em competências, 73
no contexto da educação médica no Brasil e no mundo, 71
nos ambientes controlados de habilidades médicas e simulação clínica do Curso de Medicina da USCS, 76
Erro como uma oportunidade de aprendizagem, 63
Especificidade da tarefa, 47
Estações de habilidade, 239
Estados físicos e emocionais, 35
Estereolitografia, 221
Estratégia(s)
e resumo, 168
hot seat, 129
para implantação do processo de gestão em um centro de simulação, 230
Eventos adversos, 12
Exame(s)
clínico objetivo estruturado, 81
orais, 119
Excesso de adereços, 136
Execução do cenário, 245
de catástrofe, 245
Experiência
clínica simulada, 150
direta, 35
vicária, 35
Extensão da avaliação com simulação clínica, 66

■ F

Facilitador na simulação, 143, 144
FAIR (*Feedback*, *Activity*, *Individualisation* e *Relevance*), 7

Falhas no desenvolvimento de cenários, 135
Fase
    da antecipação, 34
    de autorreflexão, 35
    de execução, 34
Feedback, 29, 42, 64, 149, 154
    e adaptação, 212
    funções, 155
    OSCE, 83, 86
Ferramentas
    de apoio ao ensino, 135
    hands on, 46
Fidelidade, 42
    da simulação, 165
    do cenário, 130
    do simulador, 27
Flexibilidade, 203
Formação dos profissionais de saúde, 149
Formulário
    de debriefing para simulação in situ, 184
    para a construção de manual de procedimentos, 234
Fornecedor, 232
Frequência, 181

G

Games, 206, 209
Gamificação, 206, 209
Gestão do risco clínico, 105
Granularidade, 203
Guia(s)
    a partir de um modelo integrado, 57
    avaliação na, 62
    elementos e características da, 60
    para o ensino baseado na simulação, 54
    para baixa fidelidade, 53

H

Habilidades, 104
    não técnicas, 161
    técnicas, 161
Higienização dos equipamentos, 248

I

Imigrantes digitais, 201
Implementação, 117
Impressão 3D em simulação, 219
Imputs, 232
Incidente, 14
    sem lesão, 14
Informação excessiva, 135
Inserção curricular, 97

Institute for Healthcare Improvement (IHI), 12
Instrumento(s) de avaliação
    da comunicação profissional-paciente-familiar, 166
    de HNT, 162
    em simulação clínica de baixa fidelidade, 68
    para uma guia de oficina, 63
Inteligência artificial, 107
Interoperabilidade, 203
Inventário de recursos, 132
Invitation, 167
IOM (Institute of Medicine Report), 143

J

Jogos, 207
    colaborativos, 207
    digitais educacionais, 207

K

Knowledge, 167

L

Learning by doing aproach, 105
Logística, 182

M

Manutenção dos equipamentos, 253
Mapeamento dos processos, 231
Maquiagem, 195
Materiais de consumo, 248
Média fidelidade, 43
Método SIPOC, 232
Metodologia, 115
Métodos apropriados, 117
Modelagem de deposição fundida, 221
Modelo(s)
    cognitivista, 3
    comportamentalista ou behaviorista, 2
    da aprendizagem social, 3
    de simulação educacional, 58
    de triagem, 190
    híbrido, 223
    humanista, 3
    interacionista(s), 3
        cognitivista, 3
    teórico(s)
        do processo de ensino aprendizagem, 2, 5
        interacionista, 3
    tradicional, 2
    3D e educação médica, 221
Motivação, 212

Movimento Internacional para Segurança do Paciente, 12

■ N

Nativos digitais, 201
Near miss, 14
Neurocirurgia, 220
Níveis de confiança e autonomia em ambientes com ausência de risco, 75
Non-Technical Skills for Surgeons (NOTSS), 163
NPSF (*National Patient Safety Foundation*), 143

■ O

Objetivos
    claros, 117
    da simulação, 27
    de aprendizagem, 201, 202
Objetos de aprendizagem, características, 203
Observações
    diretas estruturadas com guias de observação/diretrizes, 119
    para o instrutor, 135
Oficinas de autorregulação, 58
    com simulação clínica, 66
Orientação da porta, 87
OSCE (*Observed Structured Clinical Examination*), 81, 83
    planejamento geral do, 84
    recomendações psicométricas, 92
Outputs, 232

■ P

Pacientes padronizados, 83
    e exame clínico objetivo estruturado (ECOE), 119
    incógnitos, 119
Parâmetros iniciais e instruções para o operador, 134
Part task trainers, 42
Participantes, 114
Percepção, 167
Perception, 167
Pergunta(s)
    de formato emparelhamento extenso, 118
    de melhor resposta única, 118
    de múltipla escolha, 118
    de respostas curtas, 118
    sobre aspectos-chave e concordância clínica, 118
Persuasão social, 35
Pirâmide de Miller, 82
Planejamento
    do espaço físico, 230
    e organização dos treinamentos, 238
    geral do OSCE, 84
    pré-operatório, 223

Plano de resposta ao desastre, 187
Política de segurança do paciente, 12
Portfólios, 120
Posto médico avançado (PAM), 196
Prática deliberada em ciclos rápidos, 29
Prehospital Trauma Life Support (PHTLS), 196
Preparação adequada, 117
Preparo
    do manequim, 195
    dos serviços de emergência, 199
Process, 232
Processo(s)
    de modelagem impressa 3D, 220, 221
    ensino-aprendizagem, 2
Programa Nacional de Segurança do Paciente, 13, 14
Promoção do aprendizado de processos cognitivos e julgamento clínico, 122
Protocolo e segurança, 15
Provimento de recursos, 234

■ Q

Quadruple AIM, 144
Qualidade do conteúdo, 212
Questões de prova, 47

■ R

Realidade
    aumentada, 107
    virtual, 107, 204
        imersiva, 205
        não imersiva, 205
Realismo, 59
Reconhecimento do cenário, 244
Recursos diagnósticos e terapêuticos, 133
Referências, 135
Reflexão
    na ação, 64
    sobre a ação, 64
Regulação emocional, 36
Relacionamento com o ambiente de prática real, 122
Resolução de problemas, 27
Resultados
    de aprendizagem, 122
    significativos, 117
Reusabilidade, 203
Risco, 14
Role player, 44
Roteiro de cenário de simulação, 137

■ S

Safety Attitudes Questionnaire (SAQ), 164

Índice Remissivo

Saídas, 232
Sala
    de alta fidelidade, 236
        de controle de, 237
    de *debriefing*, 237
    de habilidade, 235
SAQ (*Safety Attitudes Questionnaire*), 164
Second Life (SL), 205
Segurança do paciente
    definição de, 14
    protocolo e, 15
    simulação e, 15
Seleção de metodologias educacionais, 115
Serious game, 206-209
Setting, 167
Simple Triage and Rapid Treatment (START), 190
Simulação(ões), 22, 26, 27
    apoiada por objetos de aprendizagem
        aspectos técnicos e pedagógicos, 209
    avançada, 244
    autorregulação, 36
    clínica
        cenário ideal para a aprendizagem interprofissional, 122
        na educação médica continuada, 113, 121
    com manequim estático - baixa fidelidade, 42
    com paciente padronizado, 45
    conceitos básicos, 25
    de alta tecnologia, 120
    de desastre, 187
    definição, 56
    e regulação emocional, 36
    e segurança do paciente, 15
    em atendimento pré-hospitalar, 193
    estratégia de aprendizagem significativa, 26
    finalidade, 21
    híbrida, 45
    impressão 3D em, 219
    in situ, 179
        formulário de *debriefing* para, 184
        objetivos, 180
    na segurança do paciente, 11
    no ensino
        da graduação, 95
        de pós-graduação, 103

    profissional, 105
objetivos da, 27
on-line baseadas em vídeos pré-gravados, 108
vantagens da, 106
virtual, 243
    e objetos de aprendizagem, 201, 202
Simulador(es), 220
    de alta fidelidade, 43
    de média fidelidade, 43
    físicos, 220
Strategy and Summary, 168
Supervalorização do detalhe, 136
Suppliers, 232

■ T

TCI (*Team Climate Inventory*), 164
Team Emergency Assessment Measure (TEAM), 164
Técnicas de mapeamento de processos, 232
Tecnologia Polyjet, 221
Tempo insuficiente, 136
Temporalidade, 65
Terminologias aplicadas ao uso de simuladores, 41
Termo de consentimento de cessão de uso de imagem, 253
Transporte, 198
Treinamento
    com o ator, 175
    de CRM (*Crisis Resource Management*), 165
    de tarefas parciais (*Part Task Trainer*), 133
    simulado em saúde, 104

■ U

Uso da simulação
    para avaliação e treinamento de HNT, 165
    para o treinamento de habilidades comunicacionais, 167
Utilidade do cenário, 131
Utilização interativa, 212

■ V

Validação, 91